JN017450

CRISIS

危機がチャンスに変わる

クライシス・プラン入門

精神医療・保健・福祉実践で
明日から使える協働プラン

PLAN

狩野俊介・野村照幸 編著

中央法規

はしがき

日本の精神医療保健福祉臨床の場でクライシス・プランが使われるようになったきっかけは，2003（平成15）年に成立し，2005（平成17）年に施行された心神喪失等の状態で重大な他害行為を行った者の医療及び観察等に関する法律（以下，医療観察法）です。この医療観察法の施行以降，一般精神医療保健福祉の制度上でもクライシス・プランが示されてきました。また，こうした領域に従事する一専門職である精神保健福祉士の国家試験（第21回，第25回）の問題にも出題され，臨床現場で必要とされる知識・方法になってきているといえます。

クライシス・プランは，主にイギリスで研究されているJoint Crisis Plan（JCP）を参考にしており，これまでにJCPを作成することで有望な成果が得られることが明らかにされています。我々編者はこのJCPの有効性に注目しつつも，クライシス・プランは作成だけでなく活用することにも意義があると考え，作成方法とともに活用方法についても検討してきました。そして，こうしたクライシス・プランを本書では「Crisis Plan-Japanese version：CP-J」として示しています。

我々は，精神医療保健福祉を利用する当事者と支援者が協働し，希望や目標に向かうためのツール「CP-J」を普及・啓発し，学ぶ場として，2017（平成29）年に「クライシス・プラン（CP-J）研究会―クラプラネット―」を立ち上げました（代表:野村照幸，事務局:狩野俊介）。これまでに各種研修会や研究報告などを定期的に行い，2024（令和6）年3月現在の会員数は966名，全国の臨床家や研究者，CP-Jユーザーが登録しています。今後も，日本でCP-Jを指向する臨床家やユーザーが確実に増加していくことが期待されます。

日本の精神科入院患者数や平均入院日数は，OECD（経済協力開発機構）の中でも突出しており，自立した地域生活への包括的な支援が喫緊の課題です。さらに，直近では障害者の権利に関する条約の批准国に対する国際連合の委員会の審査により，精神科病院への非自発的入院及び非自発的治療を認める法規定の廃止が勧告されました。このような精神医療の現状から，より多くの臨床家にCP-Jを日常的に実践できるように，私たちのCP-Jに関する知見を報告する時が来たと考えています。

本書は二部に分かれています。第1章では総論として，クライシス・プランの研究の歴史，CP-Jの作成方法，活用方法が説明されます。そして，第2章が本書の中核であり，様々な臨床現場で実践されたCP-Jの実践事例が紹介されます。第1章で概説されるように，CP-Jの実践方法には共通性はありますが，臨床現場や当事者のニーズに応じてその実践方法は多彩です。各実践事例から，当事者が主体的に自らの治療支援に積極的に関与できるようCP-Jが当事者と支援者の「Weのプラン」となるために，対話を積み重ねて作成し活用することの重要性が伝わってくると思います。また，CP-J の発展として，精神医療に関連する臨床現場でも用いることができる可能性を示すために，多様な現場で CP-J を応用した事例も紹介されます。CP-J が当事者にとって有益であることはもちろんのこと，支援者にとっても自らの専門職性や価値を実践で体現できるツール・方法であることを読者に理解していただければ幸いです。

なお，クライシス・プランの具体的な実践事例や実践内容を知りたいという方は，第 2 章の事例から読み始めていただいて構いません。まずは，読者それぞれの興味・関心をもとに本書を開いていただき，本書が新たな臨床的な知見や実践へと拓いてくれることを切に願います。

2024 年 3 月

編者　狩野俊介　野村照幸

目次

第1章

総論

1 クライシス・プランとは何か，なぜ重要か

1・クライシス・プランとは何か

1 本書におけるクライシス・プランとは何か

“クライシス・プラン”と聞いて，どのようなプランをイメージしますか？　本書を読み進めていただくにあたり，このような質問を投げかける理由は“クライシス・プラン”と呼称されていても，プランの内容や使い方が異なるものが存在し，これまでに混同されて用いられてきているからです。そのため，読者の方々も様々にイメージされたのではないかと推測します。海外の研究論文を眺めていても，総称的にCrisis PlanningやAdvance Directivesなどとして記されていたり，それらに含まれる具体的な計画の名称が示されていたり，読み手としてややこしさを感じていました。そのため，本書では私たちがこれまでに実践や研究に取り組んできた「Crisis Plan-Japanese version：CP-J」を紹介するにあたり，“クライシス・プラン”とは何かという概念の整理を行ってからのほうが，より読者の皆さんにCP-Jを理解していただけるのではないかと思い，まずはその位置づけから整理していきます。

諸外国のCrisis Planningなどは，Advance Decision Making：ADMのための1つの方法に位置づけられます。ADMとは「意思決定能力を失うかもしれない将来のために，事前に自身の治療に関する計画を立てること」です[1)]。邦訳すると，「事前（の）意思決定」と表せると思います。このような事態は，身体面・精神面にかかわらず様々な治療・ケアの場面で起こり得るわけですが，Crisis Planningなどとして総称される計画は，主に精神面に関する治療・ケア（以下，メンタルヘルス）に関するADMの方法になります。つまり，本書で示す“クライシス・プラン”においても，事前（の）意思決定のための計画としての側面が存在することになります。

メンタルヘルスに関連したADMの具体的な方法として，現在までに国内外でいくつかの方法が研究され，実践されています。例えば，当事者のセルフヘルプツールとして開発されたWellness Recovery Action Plan：WRAP[2)]，アメリカで法的拘束力が認められているPsychiatric Advance Directive：PAD，イギリスで中心に研究されてきたJoint Crisis Plan：JCP，そして本書のCP-Jなどがあげられます。JCPやPADの詳細は次の

「2 クライシス・プランはどう発展してきているか」でも紹介しますが，WRAP，PAD，JCP，CP-J の概要について，「何を目的とするか？」「誰と使うのか？」，その内容に「何を含むのか？」という観点から整理すると表1のようになります。

WRAP は，病気・障害の危機的な状態から良い状態への回復（リカバリー）やそれを維持することを目的に，当事者のみやファシリテーターなどのピアグループで作成するセルフヘルプのためのツールです。WRAP は6つのプランから構成されていますが，自らの状態を自己管理するためのプランなどとともに，危機状態に焦点化したクライシスプランが含まれています。

そして，PAD は将来の危機時における医療に関する同意や拒否に関する内容の指示と代理人を指示することで，判断能力を失った際の自己決定の尊重を目的としています。PAD は作成時に，情報提供はされるものの基本的には当事者のみで実施するもので，その内容は自らが判断能力を失った際の治療・ケアの事前の指示が中心です。

一方で，JCP は病状悪化等によって判断能力を失った際の対応について事前に関係者間で合意を得ることを目的に，当事者と独立したファシリテーター，さらに治療・ケアを担

表1 WRAP，PAD，JCP，CP-J の対照表

	何を目的とするか？	誰と使うのか？	何を含むのか(中心となる項目)？
WRAP	病気・障害の危機的な状態から良い状態へと回復（リカバリー）し，それを維持すること（生活の主導権を握る，望む人生を送る）	当事者のみ（またはファシリテーター等のピアグループ）のセルフヘルプツール	WRAP を構成する６つのプランの１つにクライシスプランがあり，それは自分自身で対処できない病状悪化時のサポーターに求める対応など
PAD※1	将来の危機時における医療に関する同意や拒否に関する内容の指示と代理人を指示すること（判断能力を失った場合の自己決定権を尊重するため）	当事者のみ（または家族／代理人など）	判断能力を失った際の自らが受ける治療内容の希望や拒否，代理となる意思決定者などの項目など
JCP	病状悪化等によって判断能力を失った際の対応について，事前に関係者間で合意を得ること（病状悪化や危機時の権利擁護のため）	当事者(家族／友人など)，独立したファシリテーター，治療・ケアを担当する専門職など	本人の希望や願い，再発時の早期警告症状，病状悪化時に希望する／希望しない治療内容，危機時に行ってほしい事柄など
CP-J	安定して地域生活を送ること，病状悪化時の自己決定する権利を擁護すること（希望する生活を送る，自己決定する権利）	当事者(家族／代理人など)と治療・ケアを担当する専門職など	希望や目標，安定した状態から悪化した状態までと，それに応じた自己対処と支援者の対応についての包括的な内容など

※1：PAD の作成をマニュアル化し，トレーニングを受けた専門職が作成するためのファシリテーターとして関与する Facilitated Psychiatric Advance Directive：FPAD という方法が存在します。

当する専門職などと作成します。JCP に含まれるのは，再発時の早期警告症状，病状悪化時に希望する／希望しない治療内容など，自らの意思決定が行えなくなった際の対応を示す内容が中心とされています。

対して，CP-J は安定して地域生活を送ること，病状悪化時の自己決定する権利を擁護することを目的に，当事者と直接治療・ケアを担う専門職などと使います。そして，その内容は安定した状態から悪化した状態までと，それに応じた自己対処と支援者の対応について包括的な内容が含まれます。

これらはメンタルヘルスに関連する ADM の一部ですが，「誰と使うのか？」という観点から，当事者のみ（支援者のみの場合も含む）で当事者（支援者）のために使う計画なのか，当事者と支援者がともに使う計画なのかに分類できます。また，「計画に何を含むのか？」という観点では，危機時に焦点化した内容なのか，安定から悪化までの包括的な内容なのかでも分類できます。つまり，メンタルヘルスに関する ADM は状態に応じた自己対処や支援者の対応といった状態のマネジメントの側面も有しているといえます。そのため，本書ではメンタルヘルスに関する ADM について「状態のマネジメント及び事前の意思決定に関する計画」ととらえていきます。

これに含まれる具体的な計画の分類として，表 2 のように整理できると考えます。その

表 2　メンタルヘルスにおける ADM の位置づけ

クライシスプラン

クライシス・プラン

		誰が使うか？	
		当事者のみ／支援者のみ（ために）	当事者と支援者など（ともに）
何が含まれるか？	危機時を中心とした焦点的な内容	・Crisis Card ・WRAP に含まれるクライシスプラン ・Psychiatric Advance Directives（PAD） ※上記は，セルフヘルプのためのツール ※支援者が当事者のために良かれと思い作成するもの	・Facilitated Psychiatric Advance Directives（FPAD） ※作成するための専門職による支援を受けて PAD を作成する ・Joint Crisis Plan（JCP） ※ JCP は当事者が希望する項目を含めることができるが，その目的は危機時の権利擁護である
	安定から悪化までの包括的な内容	※ WRAP には，クライシスプラン以外に日常生活を管理するためのプランなどが含まれている（この場合，本書では WRAP と表記する）。	・Crisis Plan-Japanese version（CP-J） ※以下が，CP-J の特徴である ①当事者と支援者などとの協働作成 ②安定から悪化までの状態とそれに応じた対処・対応の計画 ③活用と継続的な話し合いに用いられるツール

うえで，私たちは当事者と支援者が協働して使う計画（Weのプラン）であることを重要視し，当事者のみ（または支援者のみ）で使う（Iのプラン）と区別したいと思います。そこで，Weのプランを「クライシス・プラン」，Iのプランを「クライシスプラン」と分けて表記します。

2 クライシス・プランはどう発展してきているか

クライシス・プランはどのように用いられるようになり，今日に至っているのでしょうか。ここでは，Facilitated Psychiatric Advance Directive：FPAD（PADを含む）やJCPを中心に，その研究成果の概要などから確認していきます。また，日本でのクライシス・プラン（CP-Jを含む）に関する動向もみていきます。

① FPADやJCPを中心としたクライシス・プランの歴史と動向

メンタルヘルス領域に関するADMは，1980年代初頭，精神障害を有する当事者本人が正しく判断できる間に，将来の理性的な判断ができなくなった場合に非自発的な精神医学的な介入を拒否する権利を認めるべきとして提唱された“Psychiatric Will”[3]に始まります。これは，本人の精神的，身体的能力の回復が不可能となった際に医療行為の中止を含め，どの程度までの治療を望むのかを意識を喪失する前にあらかじめ文章で遺すLiving Willを精神医療にまで拡大したものです。このLiving Willは，将来の希望する／希望しない治療内容を文書で示す内容指示型の事前指示（Advance Directive）の起源ともされています[4]。ここから，精神医療を利用する当事者が自らの意思に基づき，判断能力を失うような危機の場合でも治療への希望や拒否の意向を表明するための事前の指示書がPADと理解できます。

PADは，精神障害により判断能力が低下した場合でも非自発的治療を最小限にし，希望する治療・ケアが受けられるよう自己決定権の尊重を目指すもので，アメリカでは現在までに26の州でPADに法的効力を認める法律が施行されています[5]。しかし，アメリカの5都市における1,011人の精神科の外来患者を対象としたPADの作成に関する調査研究において，PADを完成できたのは4~13%であったと報告されている[6]など，PADを当事者だけで作成することは相当困難なことだと指摘されてきました。

その中で，PADの作成方法をマニュアル化し，作成のためにトレーニングを受けた専門職（ファシリテーター）がサポートするFPADの方法が提案され，その検証結果から多くの当事者がPADを完成できることが明らかにされました。加えて，ファシリテーターが関与することで，作成における困難さを軽減させ，治療・ケアを提供する支援者への信頼を高め，葛藤を解消する側面があることも示されました。これは，PADを作成する際に当事者とファシリテーターや家族などとの対話が促されていたことによるものとされ[7]，PADという事前の意思決定としての権利擁護のための完成した書面（計画）だけでなく，その作成するプロセスにも重要な要素があるとして関心が向けられます。これを理由に，FPADとは異なるファシリテーションモデルであるJCPに注目することも指摘されました。

JCPは，事前の意思決定に向けて当事者と家族や友人，そして当事者の治療・ケアを直接的に担う支援者らが関与し，構造化された場で協議し，病状悪化等によって判断能力を失った際の対応について関係者間で事前の合意をもとに作成するものです。また，この協議の場には，支援者とは無関係な精神保健専門職が独立したファシリテーターとして立ち合い，当事者が自由な意思表明できることが保障されています[8)]。また，JCPの作成手順は初回の会議でファシリテーターが当事者とケアコーディネーターにJCPの説明とともに項目等について協議し，2回目の会議で当事者の治療・ケアに直接関与する支援者らを含んでJCPの内容を計画するという計2回の協議が行われます。

JCPの始まりは，1980年代後半に精神医療サービスを利用する当事者の権利擁護団体「Survivors Speak Out」が，当事者の権利擁護ツールとしてCrisis Cardを導入したことに始まります。Crisis Cardは，治療・ケアを担当する支援者との合意とは無関係に，精神障害による予期しない危機状態のために自らの治療等の意向に関する希望や願いを事前に書き出すものとして，当事者のみで短時間で作成できるものです。1990年以降，様々な当事者団体や非営利団体，地域精神保健サービスによって用いられ始め，その後，現在の治療計画や危機前に提供を受けたいサービス等について当事者だけでなく治療・ケアを担当する支援者と協働して作成されるようになり，それがCrisis Planとして用いられるようになりました。そして，Crisis Planを作成する際，当事者と支援者との話し合いにより，その計画の最終的な選択・決定権が当事者に与えられ，その内容の合意が得られたものがJCPとして位置づけられました。

JCPはイギリスで最も研究されてきたADMの方法であり，強制的な治療の減少を主要なアウトカムとして効果を検証されています。これまでにJCPの研究に関する系統的レビューとメタ分析を行った研究では，強制的治療の全体の減少はみられないものの強制的入院が有意に減少させられることや[9)]，JCPを含むCrisis Planningのメタ分析でも任意入院を含む入院全般の減少は認められていませんが，強制的な入院の減少が確認されています[10)]。加えて，複数ある心理社会的介入の方法のなかで，強制的な入院を防ぐための効果が認められるのは再発予防を含むセルフマネジメントとCrisis Planningが最も有力であると報告されています[11)]。ただし，Crisis CardとJCPの比較検証において強制的な入院の回数や期間，再入院率などでJCPが優位な結果は示されなかった報告もあり[12)]，JCPの強制的な入院の側面における有効性は一貫しているとはいえません。

もう1つ，JCPの利点として当事者の自己評価に基づく支援者との支援関係が改善するということが示されています[13)]。この背景には，支援者からの当事者の意向や希望，治療を受けてきた経験などに対する尊重がJCPの作成の中で示されているためだとされています[14)]。また，当事者と支援者ともにJCPは有用なツールであるという認識がされつつ，当事者のほうがJCPを用いることの満足度が高いという報告があります[15]。その理由は，当事者はJCPを危機的状況に陥ったときだけでなく，日常生活上のサポートや安心のためのツールとして使用しているためだといわれています。つまり，JCPの利点は強制的な入院の減少だけでなく，治療・ケアにおける当事者と支援者との関係性の改善に期待でき，そのためにはJCPを作成する際の支援者の姿勢と，当事者が日常生活上で活用できる方法が重要であることが示唆されます。

近年，イギリス（イングランド地域及びウェールズ地域）ではメンタルヘルスに関するADMについてAdvance Choice Documents：ACDsという名称で法定化することが目指されています（スコットランド地域，北アイルランド地域では法定化されています）。そして，イギリスのJCPに関するクライシス・プランの発展は，医療政策や制度化，そして実践上のガイドラインづくりが進められていく方向性にあります。

② 日本におけるクライシス・プランの動向

日本においてクライシス・プランが用いられるようになったのは，2005（平成17）年に心神喪失等の状態で重大な他害行為を行った者の医療及び観察等に関する法律（以下，医療観察法）が施行されたことがきっかけです。医療観察法は，重大な他害行為を行った精神障害の「病状悪化による再他害行為防止」と「社会復帰」を目的とした司法精神医療制度になります。この制度では，退院後の地域処遇のために処遇実施計画書を作成するのですが，その計画には「緊急時対応計画」欄があり，その内容を別紙に「クライシス・プラン」として作成するようになりました。こうしたクライシス・プランは，患者と直接治療・ケアを担当する支援者がともに話し合い，可能な限り合意がなされるように作成していく点で，JCPと共通するといわれています[16)17]。

医療観察法制度が日本でクライシス・プランが法制度上に位置づけられた始まりといえますが，その後，医療観察法以外の一般精神医療保健福祉制度のガイドラインやテキスト，診療報酬制度などにもクライシス・プランととらえられる要素が含まれていきます。表3に，これまでの経過を示してみました。

医療観察法施行後のクライシス・プランの動向として，2014（平成26）年に「精神保健及び精神障害者福祉に関する法律の一部を改正する法律」（以下，改正精神保健福祉法）が施行され，医療保護入院患者の早期退院や長期化を防ぐために，医療と福祉が連携してクライシス・プランを作成することが示されました。そして，2016（平成28）年には日本医師会精神保健委員会から「長期入院精神障害者に対するアウトリーチを含めた地域移行のあり方の報告書」により，退院した当事者の地域生活における揺らぎに対してクライシス・プランを作成することの必要性と診療報酬化することの重要性がまとめられました。

さらに，2018（平成28）年には「措置入院の運用に関するガイドライン」及び「地方公共団体による精神障害者の退院後支援に関するガイドライン」が通知され，措置入院患者や医療保護入院患者等の退院後支援に関する計画の作成が提示され，クライシス・プラ

表3 日本におけるクライシス・プランの法制度上の変遷

2005年（平成17年）	心神喪失等の状態で重大な他害行為を行った者の医療及び観察等に関する法律の施行 ・退院後の処遇実施計画における緊急時対応計画が，クライシス・プランとして作成されるようになる
2014年（平成26年）	精神保健及び精神障害者福祉に関する法律の一部を改正する法律の施行 ・退院後生活環境相談員が創設され，そのガイドラインにおいてクライシス・プランの検討・作成が業務の１つに示される ・改正精神保健福祉法に関する業務従事者研修のテキストにおいて，医療と福祉が連携し，早期対応できるようにクライシス・プランの作成や活用が推奨される
2016年（平成28年）	「長期入院精神障害者に対するアウトリーチを含めた地域移行のあり方の報告書」（日本医師会精神保健委員会） ・退院した当事者の危機的状況を入院という手法を使わずにクライシス・プランを参考にして乗り切ることが提案される
2018年（平成30年）	「措置入院の運用に関するガイドライン」及び「地方公共団体による精神障害者の退院後支援に関するガイドライン」 ・退院後支援に関する計画における“病状が悪化した場合の対処方針”の作成が推奨される
2020年（令和２年）	令和２年度診療報酬改定（精神医療）：療養生活環境整備指導加算 ・一定の要件に該当する通院患者で，療養生活環境を整備するための指導の実施にあたり，カンファレンスにおいて多職種が共同して支援計画；療養生活の支援に関する計画書を作成することとされ，その計画書の項目にクライシス・プランの内容が含まれる ・支援計画の作成には「包括的支援マネジメント実践ガイド」を参考にすることとされ，そのなかには“緊急受診・相談面接のプラン”という補助ツールにおいて，事前の危機時対応に関する計画が含まれる
2022年（令和４年）	令和4年度診療報酬改定（精神医療）：療養生活継続支援加算 ・一定の要件に該当する重点的な支援を要する通院患者で，多職種が共同して支援計画；療養生活の支援に関する計画書を作成することとされ，その計画書の項目にクライシス・プランの内容が含まれる ・上記同様に支援計画の作成には「包括的支援マネジメント実践ガイド」を参考にすることとされる

ンととらえられる【病状が悪化した場合の対処方針】が作成の推奨項目とされました。そして実際に，近年の診療報酬の改定においてクライシス・プランの内容が位置づけられました。それは，療養生活環境整備指導加算（令和２年度改定）や療養生活継続支援加算（令和４年度改定）として新設された項目で，これを算定するうえでその支援等に関する計画書を作成することが求められており，その計画書の項目にクライシス・プランの内容が含まれるようになっています。

以上のように，日本の精神医療保健福祉制度におけるクライシス・プランの動向として，退院後の医療等の継続支援，退院促進や地域生活への定着の支援の充実のために，クライシス・プランが様々に位置づけられ，そして実践に導入されてきています。その一方で，クライシス・プランの内容や一部の項目のみが先行して示され，その使い方（作成方法や活用方法）が併記されることはこれまでにありませんでした。また，“クライシス”という文言から，病状悪化や危機時の対応のみに焦点化した計画であったり，中には当事者のために良かれという思いで支援者のみで計画を作成し（本書でいう「・」なしの「クライシスプラン」に該当），そして当事者の病状や生活を支援者が管理するようなものとして使われたりしていることが少なからず存在しているのではないかと懸念しています。

③ CP-J として位置づける理由とその定義

“クライシス”の表記について前述しましたが，“危機”や“ネガティブ・否定的な方向に結びつく望ましくない出来事”をイメージされるかもしれません。しかし，その語源には「出来事の極めて重要で，決定的な状態で良くも悪くも変化が来なければならない点」として，ポジティブ・肯定的な方向に結びつく転機としての意味も含まれているととらえられます。こうした観点から，クライシス・プランは状態が悪化した際の自己決定権を保障するための計画であるとともに，クライシス・プランを使う当事者が掲げる人生の目標や望む生活を目指す目標志向のための計画でもあると考えられます。このことを背景に，本書では表２で整理した「状態のマネジメント及び事前の意思決定に関する計画（ADM）」におけるクライシス・プランの中に，あえてCP-Jとして位置づける理由についてここまでの内容と重なる部分もありますが，あらためて示したいと思います。

１つ目は，CP-Jは当事者と支援者などで協働して作成し，ともに活用するWeのプランであるということです。つまり，その主体は当事者と支援者などであり，当事者と支援者，支援者間で連携し，ともに使うということになります。この点は，JCPが将来の危機状況における治療・ケアについて共同意思決定（Shared Decision Making：SDM）を促進する方法の１つとされている[18]ことと共通します。また，クライシス・プラン（CP-Jを含む）の性質を考えると，当事者と支援者の協働性により，当事者の好みや目標をもとに治療・ケアの選択など話し合う相互作用的な合意のためのプロセスが重視されていることが理解いただけると思います。なお，このときの当事者と協働する中心になる支援者はどの職種でも構いません。

２つ目は，CP-Jは安定から悪化までの状態に応じた当事者の対処と支援者の対応方法における包括的な内容を含む計画であるということです。クライシス・プランはリスクマネジメントに偏ることなく，安定した状態を続け，当事者が希望する地域生活を実現するための目標志向型の計画であり，ストレングスを基調にして実践できることで当事者の動機づけが高められます[19) 20)]。さらに，クライシス・プランは危機・悪化時の権利擁護と安定時の地域生活を継続できることを保障する実践とされています[20)]。そのために，CP-Jでは包括的な観点から用いることを重視しています。

３つ目に，CP-Jは作成することだけでなく，活用することにも重点を置いているということです。これまでのメンタルヘルスに関連するADMは，作成方法の研究が多く，作成に重点が置かれてきました。しかし，実際には当事者や支援者の重要性の認識が高まらず，活用されるまでに至らなかったとされています[13]。加えて，当事者においては危機的状況だけでなく，日常生活上のサポートや安心のためのツールとして使用しているという報告があります[15]。こうしたことから，CP-Jでは日常生活上で活用することも重視しています。

これまでに国内で示されてきたクライシス・プランの定義として，野村[21]は「安定した状態の維持，また病状悪化の兆候がみられた際の自己対処と支援者の対応，病状悪化時の自己対処と支援者の対応について病状が安定している時に合意に基づき作成する計画」としています。また，狩野[20]は「安定した地域生活を送ること及び病状悪化時の自己決定を保障することの権利の擁護を目的に，安定から悪化までの病状や生活状態に応じた自己対処と支援者の対応方法を事前に当事者と支援者らで作成し，合意された計画」と述べています。これらにはCP-Jが重視すべき点が含まれていますが，あらためてCP-Jの定義として示したいと思います。

CP-Jは，当事者が望む地域生活を送るための状態のマネジメントと，悪化時の自己決定を保障するための事前の意思決定を目的に，「安定から悪化までの生活・病気の状態に応じた自己対処及び支援者の対応，さらに悪化時の希望について，当事者と支援者が協働的に作成するプロセスにより合意された計画」と定義します。つまり，①安定した状態を維持・増進する，②状態の変化に早期に気づいて，安定した状態に戻る，③悪化した状態に速やかに対処・対応する，④事前に状態が悪化して自らの治療・ケアの判断や決定が難しくなった場合の意向を表明する，これらのために当事者の対処と支援者の対応などの計画を作成し，活用することといえます。

加えて，実際にCP-Jを用いる場合には“プロセス”という側面も大切になります。この“プロセス”とは，前述した定義のように当事者と支援者が協働的に作成する“プロセス”とともに，作成したCP-Jを地域生活上の治療･ケアにおいても協働的に活用する“プロセス”，さらには活用しながら当事者の生活･病気の状態の変化に合わせて修正する“プロセス”を意味します。したがって，CP-Jには“計画”という「Crisis Plan」としての静的な側面とともに，協働的に作成し活用する“プロセス”という動的な側面である進行形で表す「Crisis Planning」としての意味合いも含んでいると理解します。

また，CP-Jの“計画”に含む内容や“計画”のフォーマットは，定義に示した内容だけでなく当事者の生活上の目標，状態が悪化した際の望まない支援対応などといった当事者の個別性や当事者が含めたいと希望する内容などに応じて柔軟に取り入れ，工夫して表すことが大切です。

2・なぜ今，クライシス・プランは注目に値するのか

ここでは，「当事者の生活・病気の状態像」「支援者の臨床実践」「社会的文脈」の３つの側面から，クライシス・プランに注目すべき点を示します。

1 当事者の生活・病気の状態像の側面から

統合失調症などの精神疾患を抱えた状態は，疾病と障害が併存し，安定と悪化が連続線上に位置する慢性的な状態としての特徴があります。そのために，自らの状態を客観的にとらえることや適切な対処を取ることが困難になり，その程度によっては判断能力が損なわれ，非自発的な入院や強制的な治療を受けることが余儀なくされてしまう場合があります。そうした際を想定し，事前の意思決定として自己決定権の保障を目的とした権利擁護が求められます。

その一方で，生活・病気の状態が安定しているときには，その状態を維持・増進し，自ら望む地域生活を送れるよう well-being のためのかかわりも求められます。そのために，当事者が能動的に自らの状態に応じて自己対処し，必要時には支援者からの治療・ケアを主体的に利用できるよう計画できていることも必要でしょう。なぜなら，多くの人は状態の悪化をしないために生活・人生を送るのではなく，自身の望む生活・人生を送りたいという希望を有していると考えられるからです。つまり，クライシス・プランはこうした安定と悪化が連続線上に位置する状態像にある人に対する包括的な支援を可能にするツールであり，方法ともいえます。

このように記載すると，「もしかして，精神疾患を抱えた人の支援以外にも用いることができるかもしれない」と思われるかもしれませんが，そのとおりです。本書第２章では，安定と悪化が連続線上に位置する状態像を有する人の支援にクライシス・プランを応用した事例を紹介しています。また，“健康”“ストレス”などという切り口から考えてみると，誰にでも用いていただくことができるのかもしれません。

2 支援者の臨床実践の側面から

支援者の臨床実践の側面から注目すべき理由は，クライシス・プランが当事者のリカバリーのための実践の方法に位置づけられているためです。「Rethink Mental Illness」という慈善団体による，メンタルヘルス専門職が精神疾患を抱える本人を中心にしたリカバリーに焦点をあてた支援について示しているガイドがあります[22)]。このガイドは，イギリス各地で展開されている精神保健サービス改革のプロジェクトによる開発・評価から，エビデンスが反映されたリカバリーを支援する介入が示されたもので，クライシス・プラ

ンが1つの方法に位置づけられています。そこには，メンタルヘルス専門職が，クライシスに陥る前にクライシスの早期の兆候を当事者とともに見つけて特定できるように支援することや，クライシスが起きる前にあらかじめ日常的に事前の指示や他の手段を用いて，責任能力の低下を最小限にとどめられるよう支援することなどの実践のポイントが示されています。こうしたことから，支援者が自身の臨床実践にクライシス・プランを使えることで当事者のリカバリーにかかわらせてもらえることになるともいえるでしょう。

また，日常的な臨床実践において当事者と精神疾患のことについて話題にする抵抗感や，緊急時に対応する不安感，関係機関との連携における困難さなどを有している読者もいるのではないでしょうか。クライシス・プランは，こうした臨床実践上で抱く感覚に対しても有効性が期待できます。それは，クライシス・プランは作成する際に当事者や関係機関の関係者と状態像や対処・対応方法について共有できる機会になりますし，こうして作成したクライシス・プランは支援上での共通の話題となるコミュニケーションツールとして活用できるからです。これは，当事者との間だけでなく，関係機関との情報共有にも活用することができます。クライシス・プランを臨床実践に用いることで，もしかすると今，あなたが抱いている臨床実践上の困り感をほんの少しでも軽減できるかもしれません。

3 社会的文脈の側面から

2020（令和2）年患者調査の概況によれば，「精神及び行動の障害」の分類における退院患者の平均在院日数は294.2日とされています。また，2021（令和3）年度衛生行政報告例の概況では医療保護入院届出数が18万5145件とされています。これまでにも国内の平均在院日数が長期に及んでいる問題は指摘されてきていますし，加えて，年間相当な件数の本人の同意に基づかない非自発的な入院治療が行われている現状もあります。こうしたなかで，クライシス・プランは退院促進，退院後の医療等の継続による地域生活への定着支援のために有用性が期待され，実践に導入されてきています。

さらに，2014（平成26）年に障害者の権利に関する条約（以下，障害者権利条約）を批准している日本政府に対して，2022（令和4）年に国際連合の障害者の権利に関する委員会による勧告が行われました[23)]。その所見において「法律の前にひとしく認められる権利」（第12条）に関してすべての障害者の自律，意思及び選好を尊重する支援を受けて意思決定をする仕組みを設置すること，「身体の自由及び安全」（第14条）では障害者の非自発的入院による自由の剥奪を認める法規定の廃止とともに，障害者が強制的な治療を強いられず，自由な同意の権利を保護されるために，権利擁護，法的及びその他の必要な支援を含む保障を確保することなどが示されました。つまり，クライシス・プランは当事者本人の事前の意思決定として本人の意思や選好を尊重した支援の方法として用いることができ，諸外国の先行研究の結果から非自発的入院の減少に有効性が期待できます。こうした社会的文脈から，クライシス・プランは今後さらに注目される方法であると考えられます。

3・クライシス・プラン(CP-J)は何に良いのか(何を期待できるのか)

これまでの私たちの研究結果[24)25)]や実践経験をもとに,CP-Jを中心にしたクライシス・プランは何に良いのか,そのためにどのようなことが大切になるのかなどの関係性を整理してみますと,図1のようなロジックモデルを想定することができます。なお,クライシス・プラン(CP-J)の詳細な作成方法や活用方法については次節で紹介します。

クライシス・プラン(CP-J)の有効化に関連する側面として,当事者の関与と参加が当然ながら,当事者の意向に基づいて家族や友人などの関与と参加も大切であると考えられます。そして,クライシス・プラン(CP-J)を用いる際の専門職や当事者のレディネスや動機も関連します。また,専門職の側面ではクライシス・プラン(CP-J)を用いるための通常業務との兼ね合いや,所属機関や周囲の関係者などの理解も関連すると考えられます。その他には,クライシス・プラン(CP-J)の普及啓発状況や事業・制度への位置づけなどの側面もあげられます。

こうしたクライシス・プラン(CP-J)の使い方として,当事者を中心に家族や専門職がクライシス・プラン(CP-J)を用いる目的・目標などを共有することや,その内容について話し合われ合意を得ることが大切です。こうした話し合いの中で作成し,合意されたクライシス・プラン(CP-J)は当事者の経験や専門職の知識が盛り込まれた内容となり,実際に治療・ケアを担う専門職とも共有され,活用する機会が設けられることでクライシス・プラン(CP-J)に期待できる成果が得られやすくなると考えます。

こうして実際に作成する過程や作成した書面によって,当事者のセルフマネジメントスキル・能力が向上し,疾病・障害などの状態について共有した理解や地域生活上の治療・ケアにおける関係性の構築が得られることが期待できます。

また,日常的に活用できることで当事者と専門職,専門職間のコミュニケーションが促進され,当事者の治療・ケアへの信頼が高まるとともに,関係機関の連携が強化されることが期待できます。さらには,当事者のリカバリーやエンパワメントが促進される成果も得られるでしょう。そして,悪化時に活用できることで,新たなトラウマが生じるような体験や強制的な治療を回避でき,当事者の意向や選好に基づく治療・ケア内容の提供が可能になると考えられます。

こうしたクライシス・プラン(CP-J)を長期的に活用することで,強制的な入院期間・機会が減少でき,当事者の治療・ケアに対する安心感・安全感が高まることが期待できます。また,Weのプランとして用いられていたクライシス・プラン(CP-J)から,Iのプランとしてのセルフヘルプツールに移行していくことも考えられます。

図1 クライシス・プラン(CP-J)の成果として想定されるロジック・モデル

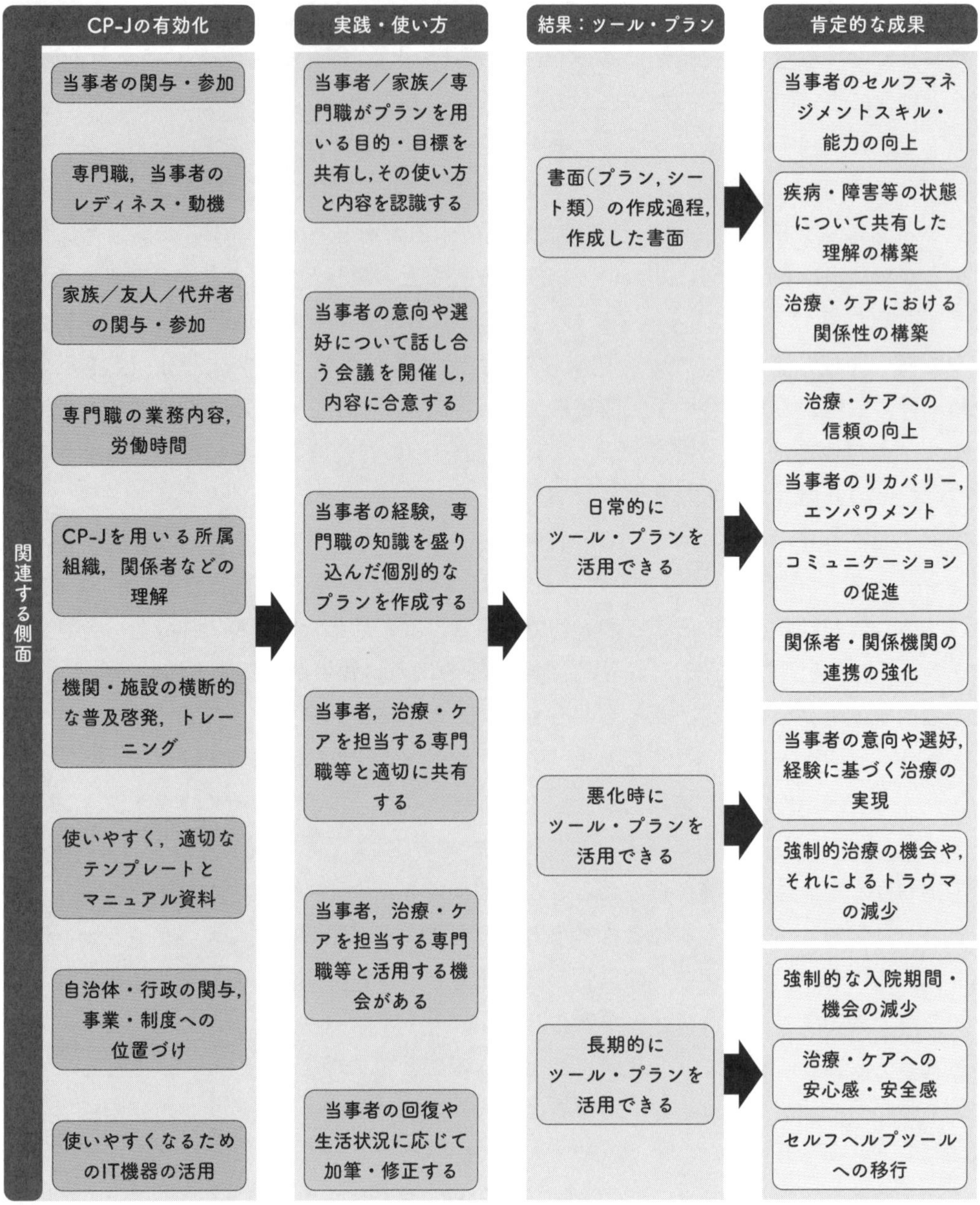

CP-Jの有効化（関連する側面）

- 当事者の関与・参加
- 専門職，当事者のレディネス・動機
- 家族／友人／代弁者の関与・参加
- 専門職の業務内容，労働時間
- CP-Jを用いる所属組織，関係者などの理解
- 機関・施設の横断的な普及啓発，トレーニング
- 使いやすく，適切なテンプレートとマニュアル資料
- 自治体・行政の関与，事業・制度への位置づけ
- 使いやすくなるためのIT機器の活用

実践・使い方

- 当事者／家族／専門職がプランを用いる目的・目標を共有し，その使い方と内容を認識する
- 当事者の意向や選好について話し合う会議を開催し，内容に合意する
- 当事者の経験，専門職の知識を盛り込んだ個別的なプランを作成する
- 当事者，治療・ケアを担当する専門職等と適切に共有する
- 当事者，治療・ケアを担当する専門職等と活用する機会がある
- 当事者の回復や生活状況に応じて加筆・修正する

結果：ツール・プラン → 肯定的な成果

- 書面（プラン，シート類）の作成過程，作成した書面
  - 当事者のセルフマネジメントスキル・能力の向上
  - 疾病・障害等の状態について共有した理解の構築
  - 治療・ケアにおける関係性の構築
- 日常的にツール・プランを活用できる
  - 治療・ケアへの信頼の向上
  - 当事者のリカバリー，エンパワメント
  - コミュニケーションの促進
  - 関係者・関係機関の連携の強化
- 悪化時にツール・プランを活用できる
  - 当事者の意向や選好，経験に基づく治療の実現
  - 強制的治療の機会や，それによるトラウマの減少
- 長期的にツール・プランを活用できる
  - 強制的な入院期間・機会の減少
  - 治療・ケアへの安心感・安全感
  - セルフヘルプツールへの移行

引用文献

1）Anderson, IM, Haddad, PM, Scott, J.：Bipolar disorder. BMJ. 2012 Dec 27; 345 doi：10.1136/bmj.e8508.
2）Copelamd, ME.：Wellness Recovery Action Plan., West Dummerston, VT：Peach Press, 2002.（久野恵理訳『元気回復行動プラン WRAP』道具箱，2008.）
3）Szasz, TS.：The psychiatric will：A new mechanism for protecting persons against "psychosis" and psychiatry., *American Psychologist*, 37(7), pp.762-770, 1982.
4）服部俊子「アドバンス・ディレクティブの倫理問題」『医学哲学 医学倫理』第 22 号，pp.27-35，2004.
5）Easter, MM., Swanson, JW., Robertson, AG., et al.：Facilitation of Psychiatric Advance Directives by Peers and Clinicians on Assertive Community Treatment Teams., *Psychiatric Services*, 68(7), pp.717-723, 2017.
6）Swanson, JW., Swartz, M., Ferron, J., et al.：Psychiatric advance directives among public mental health consumers in five US cities：Prevalence, demand, and correlates., *Journal of American Academy Psychiatry Law*, 34(1), pp.43-57, 2006.
7）Van Dorn, RA., Swanson, JW., Swartz, MS., et al.：Reducing Barriers to Completing Psychiatric Advance Directives., *Administration and Policy in Mental Health and Mental Health Services Research,* 35, pp.440-448, 2008.
8）Henderson, C., Lee R., Herman, D., et al.：From Psychiatric Advance Directives to the Joint Crisis Plan., *PSYCHIATRIC SERVICES*, 60(10), p.1390, 2009.
9）De Jong, MH., Kamperman, AM., Oorschot, M., et al.：Interventions to reduce compulsory psychiatric admissions a systematic review and meta-analysis., *JAMA Psychiatry*, 73(7), pp.657-664, 2016.
10）Molyneaux, E., Turner, A., Candy, B., et al.：Crisis planning interventions for people with psychotic illness or bipolar disorder：systematic review and meta-analyses., BIPSych Open.2019. 5, e53, 1-9. doi：10.1192/bjo. 2019. 28.
11）Bone, JK., McCloud, T., Scott, HR., et al.：Psychosocial Interventions to Reduce Compulsory Psychiatoric Admissions：A Rapid Evidence Synthesis., *EClinicalMedicine*, 10, pp.58-67, 2019.
12）Rixe, J., Neumann, E., Möller, J., et al.：Joint Crisis Plans and Crisis Cards in Inpatient Psychiatric Treatment., *Deutsches Ärzteblatt International*, 120, pp.125-132, 2023.
13）Thornicroft, G., Farrelly, S., Szmukler, G., et al.：Clinical outcomes of Joint Crisis Plans to reduce compulsory treatment for people with psychosis：a randomized controlled trial., *Lancet*, 381, pp.1634-1641, 2013.
14）Farrelly, S., Lester, H., Rose, D., et al.：Improving Therapeutic Relationships：Joint Crisis Plannig for Individuals With Psychotic Disorders., *Qualitative Health Research*, 25(12), pp.1637-1647, 2015.
15）Lequin, P., Ferraro, P., Suter, C., et al.：The Joint Crisis Plan：A Powerful Tool to Promote Mental Health., *Frontiers in Psychiatry*, 12, pp.1-10, 2021.
16）平林直次「疾患セルフマネジメント――疾患教育とクライシスプラン」『日本社会精神医学会雑誌』第 21 巻第 4 号，pp.518-522，2012.
17）狩野俊介「精神障害者の地域生活支援におけるクライシス・プランの有用性と活用に向けた今日的課題」『精神保健福祉』第 48 巻第 2 号，pp.130-138，2017.
18）Farrelly, S., Lester, H., Rose, D., et al.：Barriers to shared decision making in mental health care：qualitative study of the Joint Crisis Plan for psychosis., Health Expectations, 19(2), pp.448-458, 2016.
19）野村照幸・森田展彰・村杉謙次ら「医療観察法指定通院医療機関におけるクライシス・プランの活用に影響を与える要因について」『司法精神医学』第 12 巻第 1 号，pp.2-10，2017.
20）狩野俊介著『クライシス・プラン実践ガイド――精神障害者の地域生活を支援するための新たなケア計画』玄武書房，2020.
21）野村照幸「特集：これからは「クライシス・プラン」をつくっておこう」『訪問看護と介護』第 22 巻第 6 号，pp.445-482，2017.
22）Mike Slade：100 ways to support recovery second edition, Rethink Mental Illness (www.rethink.org), 2013.
23）United Nations：Concluding observations on the initial report of Japan, Committee on the Rights of Person with Disabilities，2022.
24）狩野俊介・野村照幸「精神障害者の地域生活支援におけるクライシス・プランの実践に関する実態調査」『八戸学院大学紀要』第 62 号，pp.153-171，2021.
25）狩野俊介・野村照幸「精神障害者支援のためにクライシス・プランを用いた事例の類型化とその効果」『精神医学』第 63 巻第 4 号，pp.515-526，2021.

2 クライシス・プランの作成方法と活用方法

1・クライシス・プランの作成方法

1 クライシス・プランの作成の前に考えておくこと

クライシス・プランを作成してみようと思っても，どのように作成していけばよいかわからない人も多いかもしれません。ここではクライシス・プランの中でもCP-Jの作成方法について説明していきます。

まず，作成するうえでの心構えがありますので，それらについて説明します。

① クライシス・プランは目的ではなく手段である

支援者は時々，クライシス・プランを目的としてしまいがちですが，これは当事者に抵抗感を生む可能性があります。例えば，睡眠時間が短い当事者に「対処法をやらなきゃ」と押しつけるのではなく，プランが手段であることが伝わるよう，「仕事をするためにはしっかり睡眠を取ることが大切ですね。何かできそうな対処法はありますか？」と問いかけると，当事者はより受け入れやすくなります。

② 完璧を目指さない

支援者はしばしば「完璧なプラン」を目指しますが，重要なのはすべての可能性を網羅することではなく，当事者にとって適切で実行可能なプランづくりです。完璧を追求するあまりプラン作成のハードルを上げてしまうと，当事者や支援者がためらう可能性があるため，まずは実行可能な対処や支援策から始め，それをもとに加筆や修正を行うことが重要です。

③ 一方的に作成せず，協働的に作成する

クライシス・プラン，特にCP-Jは当事者と支援者がともに作成することが重要です。その理由は，当事者が納得した内容であり，なおかつ支援者も納得できる折り合いをつけた内容であればあるほど，より現実的で効果的なプランになるからです。当事者だけでは気づかないことを支援者が指摘したり，または逆に支援者だけでは見えない当事者独自の視点や経験を取り入れたりすることが可能となります。また，協働して作成すること自体が治療関係をより良いものにしてくれます。そして，当事者と支援者がコミットしたプランであればあるほど，そのプランへの理解を深め，実行することができます。

④ 本人の言葉を大切にする（例：思考障害→「頭が忙しい」）

クライシス・プラン作成においては，当事者の感情や思考を本人自身の言葉で表現することが重要です。これにより，当事者はプランへの親近感を増し，支援者も当事者と深く共感する言葉を学びます。例えば，「思考障害」という専門用語を，「頭が忙しい」という当事者の表現に変えることで，状況が具体的に理解しやすくなります。本人の言葉を活用することで，当事者は自分の生活・状態の変化や病状を理解しやすくなり，プランの実施や評価がスムーズに進むことにつながります。

2 クライシス・プランに含まれる内容

オーソドックスなクライシス・プランの内容では，「安定した状態」「注意状態」「要注意状態」といった段階に分け，それぞれの状態に応じた当事者の自己対処と支援者の対応をまとめます。他には「（リカバリーの）目標」「自分で気づける生活・状態の変化」「周囲の人が気づく生活・状態の変化」「自己対処」「支援者の対応」「ストレス」「病状悪化時の希望」などがあります。もちろん，上記とは異なる項目を記載することも自由です。フォーマットも決まったものがあるわけではありませんが，シンプルなフォーマットは信号機タイプのものです。他にも表タイプやグラフタイプなどもあります。

インターネットなどで検索すると出てくるクライシス・プランの例の中には「安定した状態」についてふれられていないものもありますが，これは重要な要素です。「注意状態」や「要注意状態」だけが書かれたプランは，病状が安定しているときに見返すことがなくなりがちで，病状が不安定になって初めてプランを取り出すと，どこに保管したか忘れていたり，「そんなのつくったっけ？」という状況になりやすいのです。そして，「クライシス・プランを見てみましょう」と提案すること自体が，「今，あなたの状態は良くないと思いますよ」というメッセージになってしまいます。このため，特にCP-Jでは，「安定した状態」時の情報を明記し，その状態を維持するために何に気をつけ，どんなルーティーンを保つべきかなどを具体的に書きます。そうすることで，病状が安定しているときも話題にしやすくなり，また病状が悪化したときでも違和感なく話題にできます。

3 クライシス・プランの作成プロセス

ステップ① 当事者の選定

クライシス・プランの作成のプロセスは様々ですが，CP-Jではステップがわかりやすく示されています（図1）。まず，クライシス・プランが効果を発揮するのは疾患を問わず，以下のような傾向がある人です。

・状態や症状に波がある人
・病状悪化を防ぎたい人
・就労など，環境変化を伴うチャレンジをしたい人

図1 クライシス・プランの作成と活用の流れ

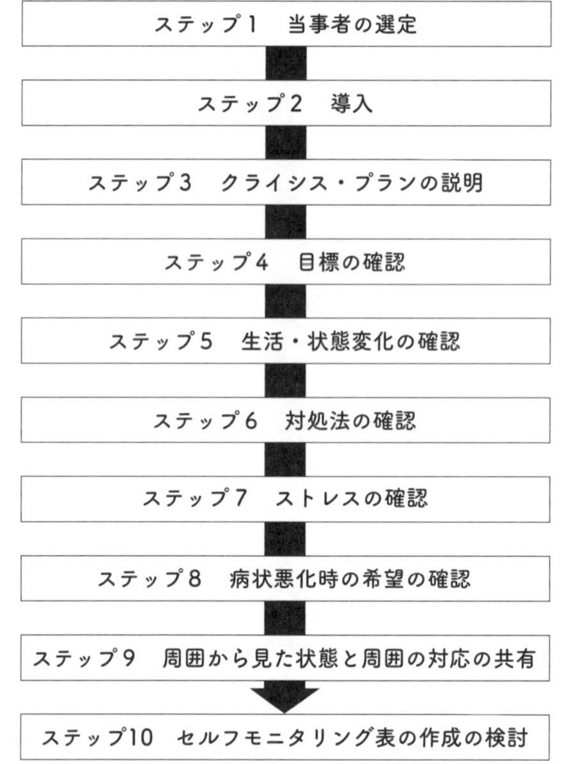

・具合が悪いときにどうしたら良いかわからなくなる人

このような人は目標を立てやすく，動機づけも図りやすいことから，クライシス・プランの作成経験が乏しい支援者も導入しやすいと考えられます。また，臨床場面で対応が難しいと感じやすい以下のような人にも有効な場合があります。

・病状が不安定になると行動化（電話や自傷など）が頻回になる人
・病状が悪化すると自分ではどうしたら良いかわからなくなる人

このような人は当事者も支援者も対応や対処に行き詰まることが多くありますが，クライシス・プランを作成することで“いつ”“誰が”“何をすれば良いか”がわかりやすくなり，行き詰まりが打開されるきっかけになり得ます。なお，前記のクライシス・プランが効果を発揮しやすい人については精神疾患に限らず当てはまる人はいますので，学校などの教育分野，就労支援事業所や高齢者施設などの福祉分野，少年院などの保護分野など，様々な分野に導入することが可能です。

ステップ② 導入

導入については当事者が自分で調べたり，情報を入手したりして，自ら関心をもつ場合もありますが，多くは当事者と支援者が話す中で，「もう入院したくない」「仕事をしたい」「○○な生活をしたい」などの目標や希望を話してくれたタイミングや，支援者が有用と思ったタイミングで支援者からクライシス・プランを紹介すると良いでしょう。支援者が有用だと感じても当事者が受け入れない場合は，無理に説得せずタイミングを見計らいます。

ステップ③ クライシス・プランの説明

説明は，「クライシス・プランは良い状態を続け，早期に具合の変化に対応するための方法です」と伝えます。理解力が乏しい人には，「風邪に早期に対処するように，精神の調子も早期に気づいて対処すると良い状態が続く」という例を使って説明すると理解しやすいでしょう。中にはクライシス・プランを“難しそう”“大変そう”ととらえる人もいますので，そのような人にはシンプルなクライシス・プランの例を見てもらうと，イメージがわきやすく，一緒に取り組みやすくなる場合があります。場合によっては支援者自身のプランを見てもらい，“誰でも経験する生活・状態変化に備えることであり，特別なことではない”というメッセージを伝えることが効果的です。

ステップ④ 目標の確認

クライシス・プラン，特にCP-Jは目標や希望のための手段として用いることで協力関係がつくりやすく，スムーズに活用することが可能になります。そのため，この部分は非常に重要です。ただ，希望や目標といっても，“就労支援事業所に通う”“仕事をする”，などの前向きなものである必要はありません。“入院しないで生活する”“穏やかに生活する”などでも構いません。人は誰でも希望や目標は変化しますし，安定した状態を持続できると，目標も変化することはよくあることです。支援者側が“前向きであるべき”といった支援者観をもっていることもあり，それを押しつけないようにし，当事者の希望や目標のベクトルがどちらに向いているのかを対話を通じて教えてもらう機会でもあります。

なかなか希望や目標が浮かばない人は「どんなことをしているときが心地良いですか？」といった質問によって当事者の価値観や大切にしていることが見えてくることもあり，希望や目標を考えるきっかけになります。

ステップ⑤ 生活・状態変化の確認

当事者の生活面や状態の変化を確認します。「安定した状態」「注意状態」「要注意状態」といった形で分けて考えるほうが整理しやすいかもしれません。「安定した状態」は当事者の平常時の状態を示します。「注意状態」は潜在的な問題を示すサインを意味し，「要注意状態」は危機が近づいているか，またはすでに発生していることを示す状態や症状を示します。これらの項目を考える際には“考え方（自分を責める，被害的になる，など）”“感情（イライラする，不安になる，など）”“行動（ひきこもる，お金の使い方が荒くなる，など）”“身体（だるくなる，肩がこる，など）”“睡眠（眠れなくなる，夜中に何度も目が覚める，など）”“症状（幻聴が聞こえる，周囲があやしく感じられる，など）”“生活面（部屋が散らかる，3食食べなくなる，など）”の変化に注目すると考えやすいです。例えば安定しているときには“前向きに考えられる”のが，注意状態で“悲観的”になり，要注意状態では“絶望的”に考えるといった“考え方”の変化もあれば，安定しているときは“睡眠時間が７～８時間”取れているのが，注意状態では“5時間以下が３日以上続く”，要注意状態では“3時間以下が３日以上続く”といった“睡眠”の変化もあるでしょう。

項目作成において留意することが望ましいのは“具体的であること”です。例えば“眠れない”という項目がある場合，当事者と支援者との間にズレが生じやすく，支援者間でも基準は様々です。しかしながら，“0時を過ぎても眠れない”という項目はズレが生じにくくなります。特に当事者と複数の支援者でクライシス・プランを活用したい場合にはこの点が特に重要になります。また，地域生活を考えると日常生活でできていることができなくなってしまうことは重要な生活・状態変化のサインになります。例えば部屋の片づけができずに部屋が散らかってしまったり，3食取っていたのが２食になったりするといった変化です。入院している人とクライシス・プランを作成する場合はどうしても入院環境の中で見つけられる変化に注目しがちで，こうした変化を見つけにくい傾向があります。そのため，入院環境の中でできるだけ退院後に近い生活環境を設定したり，外泊訓練をより長期に設定する，家族やかかわりのあった人から話を聞くなどによって補う必要があります。同時に限界もありますので，退院後の加筆・修正が重要となります。

ステップ⑥ 対処法の確認

これは当事者が生活・状態変化や病状変化の段階に応じてどのように対処するかを詳細に計画するステップです。当事者が本人なりの対処を考えることができる場合には「それぞれの状態や病状のときにはどんなことをすると，良い状態に戻すことができましたか？注意状態（要注意状態）のときにはどんなことがこれまでに役立ちましたか？」などと尋ね，これまでの本人の対処でうまくいったものを探します。この取り組み自体がストレングスを見つける作業でもあります。なかなか対処法が見つからない場合には「注意状態のときには音楽を聴いたり，休養を取ったり，追加の薬を飲んだりする人もいますが，○○さんの場合には何か役立ちそうなことはありますか？」など，提案してみることも有効な場合があります。

なお，対処には大きく分けて“認知系（考えること系）”と“行動系（やること系）”があります。前者は「幻聴に反応せず，受け流す」「物事の原因を自分，他者，状況・偶然の３つから考える」などの頭の中でできる対処です。後者は「リラクセーション（呼吸法や筋弛緩法など）」「相談する」「追加薬を飲む」などの行動を伴う対処です。注意が必要なのは“注意状態”や“要注意状態”の対処については“病状が不安定でもできること”“どこでもできること”が重要です。また，時々“好きなものを食べる”“買い物をする”などの対処をあげる人がいますが，お金がかかる対処は“体重増加”や“資産の減少”といった新たなストレスにつながることもありますので，そのような視点も踏まえて持続可能な方法を考えることが重要です。なお，“安定した状態の維持”のための対処は日常生活のルーティーンを守ることや気分転換を図ること，薬を欠かさず飲むことなどがあげられます。

ステップ⑦ ストレスの確認

当事者が日常生活におけるストレス源を理解し，それらが自身の生活・状態変化や病状にどのように影響を与えるかを認識することは重要です。特にストレスは病状悪化の引き金になるため，ストレスマネジメントは安定した状態を維持するために重要です。“ストレス”という用語は一般的によく使われるので理解している人も多いため，理解できている人には「ストレスは精神面に影響するものです。〇〇さんにとって注意状態や要注意状態にさせるようなストレスはありますか？」などと聴いていきます。ストレスについての理解が乏しい人には「〇〇さんは『こういうことがあると嫌な気持ちになる』ということがありますか？　例えば，初めて会う人が家に来たり，家族とけんかしたりするとか」など，具体的に聴いていくと良いでしょう。なお，ストレスには身体面（体の病気や疲れなど），心理面（不安や恐れなど），社会面（人間関係，初めての場面など），経済面（お金がない，収入がないなど），家族面（家族の病気・死，家族関係など），その他（気温，騒がしい環境など）があります。

ストレスマネジメントについては，**ステップ⑥**の対処法であげたように認知系の対処（“マインドフルネス”や“楽しかった記憶や安らげる場所や人を思い出す”など）と行動系の対処（“相談する·気持ちを話す”“問題を解決しようとする”など）がありますので，対処法と同様に実行可能なもの，そしてお金がかからないものを含めて準備すると良いでしょう。

ステップ⑧ 病状悪化時の希望の確認

これは，当事者が危機時（要注意状態時）にどのように対応されることを望むかを理解するためのステップです。クライシス・プランにおいて，権利擁護も重要な柱です。当事者の希望にできるだけ沿うように対応することは「大切に扱ってくれている」という感覚につながり，治療関係をより良いものにもしてくれます。この部分については「もし，要注意状態になったときに，周りにしてほしいこと，逆にしてほしくないことはありますか？」などと尋ねます。なお，権利擁護については以下のような項目を検討すると良いでしょう。

・医療スタッフに希望すること（受けたい医療，受けたくない医療）
・医療スタッフ以外の支援者に希望すること（してほしいこと，してほしくないこと）
・以前の病状悪化時に役立ったこと
・自分の考えを代弁してくれる人
・避けたい薬や治療，支援
・かかわってほしい人，かかわってほしくない人
・入院を使うタイミング

これらについて話し合うことを通じて，当事者のこれまでの医療や支援に対する不満や希望を理解し，クライシス・プランを有効なツールとして活用します。特に「入院を利用

するタイミング」は重要で，入院を自分が“使う”ものであると認識することで，医療を能動的に利用するスタンスが育ちます。また，当事者が考える入院の必要なラインが明確になることで，そのすり合わせの準備ができます。この“入院を使うタイミング”については，次のステップで詳細にすり合わせます。

ステップ⑨ 周囲から見た状態と周囲の対応の共有

ここでは当事者の生活・状態変化や病状に応じて支援者が当事者に対してどのような対応を行うかを話し合います。当事者だけのツールであればこれまでのステップで良いのですが，CP-J のように当事者と支援者の“We のプラン”をつくるためには当事者の支援者や家族などと内容をすり合わせていく必要があります。

まず，これまで整理した項目をクライシス・プランのフォーマットに書き出し，それを見ながら検討することが効率的かつ有効です。場面としては面談やケア会議などの複数のスタッフが集まる場面で行うと良いでしょう。それぞれの項目を見ながら，「私から見ると，注意状態のときには部屋の片づけが大変そうに見えたけど，どう？」など，当事者に尋ねます。合意できる内容を加え，合意が得られないものは無理に加えることはありません。支援者の対応についても，「注意状態のときはいくつも対処があげてあるので，それらの対処をしてみたか確認して，やっていないものを勧めるのはどうでしょう？」など，こちらから提案し，合意を得たうえで加えます。ただ，どうしても加えたい項目があれば，「合意できないことを合意している」という前提で記載します。あくまで，当事者にとって重要なプランと認識してもらうことが重要なので，支援者のプランにならないように注意する必要があります。

その他，病状悪化時の希望について，当事者の希望と支援者の対応可能な範囲をすり合わせます。例えば“要注意状態が 1 週間持続したら入院する”という本人の入院に対するラインがあったとしても，過去の経過からもう少し早く入院したほうが立て直しが早いと考えられる場合，支援者としては「3 日続いたらというのはどうか」と提案することもあります。そのような対話によって双方が納得できるラインを見つけ，権利擁護と病状管理の両立を図れるよう試みることが重要です。ここまでで，クライシス・プランの原型（図 2）ができあがります。

ステップ⑩ セルフモニタリング表の作成の検討

セルフモニタリング表は，当事者が自分自身の状態を客観的に判断し，生活・状態変化や病状変化のサインを早期にとらえるために役立つツールです。当事者はセルフモニタリング表を使用して，自分の状態や症状を日々記録し，必要に応じて対処を行います。特に，外来受診や訪問看護，支援者との定期的な面接の場面で，前回から今回までの間の変化を当事者から支援者に伝える際に見てもらうことで，その変化が支援者に伝わりやすくなります。また，当事者が自分の状態をキャッチしにくい場合にも，変化を感じやすい項目から開始して，セルフモニタリング表をもとに振り返ることで徐々に自分自身の生活や状態

図2 クライシス・プランの例

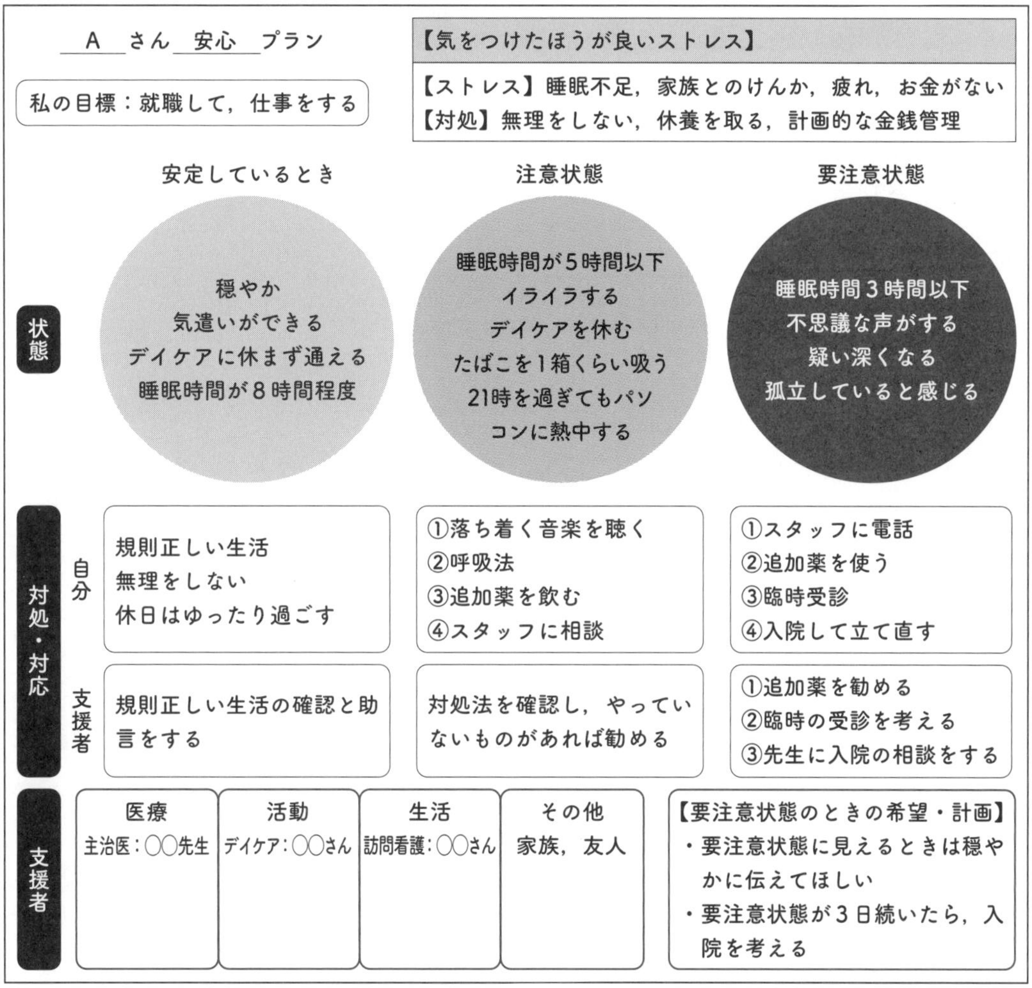

A さん 安心 プラン

私の目標：就職して，仕事をする

【気をつけたほうが良いストレス】
【ストレス】睡眠不足，家族とのけんか，疲れ，お金がない
【対処】無理をしない，休養を取る，計画的な金銭管理

		安定しているとき	注意状態	要注意状態
状態		穏やか 気遣いができる デイケアに休まず通える 睡眠時間が8時間程度	睡眠時間が5時間以下 イライラする デイケアを休む たばこを1箱くらい吸う 21時を過ぎてもパソコンに熱中する	睡眠時間3時間以下 不思議な声がする 疑い深くなる 孤立していると感じる
対処・対応	自分	規則正しい生活 無理をしない 休日はゆったり過ごす	①落ち着く音楽を聴く ②呼吸法 ③追加薬を飲む ④スタッフに相談	①スタッフに電話 ②追加薬を使う ③臨時受診 ④入院して立て直す
	支援者	規則正しい生活の確認と助言をする	対処法を確認し，やっていないものがあれば勧める	①追加薬を勧める ②臨時の受診を考える ③先生に入院の相談をする

支援者	医療	活動	生活	その他	【要注意状態のときの希望・計画】
	主治医：〇〇先生	デイケア：〇〇さん	訪問看護：〇〇さん	家族，友人	・要注意状態に見えるときは穏やかに伝えてほしい ・要注意状態が3日続いたら，入院を考える

の変化に気づきやすくなります。このようなメリットがあることから，クライシス・プランを作成した当事者は可能な限りセルフモニタリング表をセットで作成することをお勧めします。

セルフモニタリング表は**ステップ⑤**で整理した生活・状態変化を整理したものを表にし，数日間チェックできるようにまとめたものです（表1）。それらの項目以外に睡眠時間や追加薬使用など，生活・状態変化にかかわる項目を追加することも有効です。なお，チェックのつけ方についても当事者と話し合い，当てはまるものを「✓」で示したり，「0～2」までの3段階で記すものなどがあります。

ここまで“作成”について示しましたが，①～⑩のステップすべてに取り組まなくてはいけないわけではありません。“目標”“生活・状態変化の確認”“対処法”の3つから

表1 セルフモニタリング表の例

状態	項目	月 日	月 日	月 日	月 日	月 日	月 日	月 日	つけ方
安定した状態	穏やか	✔		✔	✔	✔	✔	✔	当てはまるもの……✔ 当てはまらないもの……空欄
	気づかいできる	✔	✔	✔	✔	✔	✔	✔	
	デイケアに休まず通える			✔	✔	✔	✔	✔	
	睡眠時間が8時間程度	✔			✔	✔	✔	✔	
注意状態	睡眠時間が5時間以下		✔	✔					
	デイケアを休む		✔						
	イライラしやすい	✔	✔						
	たばこを1箱くらい吸う								
	21時を過ぎても パソコンに熱中する	✔							
要注意状態	睡眠時間が3時間以下								
	不思議な声が聞こえる								
	疑い深くなる								
	孤立していると感じる								
ストレス	睡眠不足	✔		✔					
	家族とのけんか		✔						
	疲れ	✔							
	お金がない								
追加薬の使用	不穏時薬		23：30						時間を記入
	不眠時薬								
睡眠時間		22→5	24→4	24→4					時間→時間
総合評価		黄	青～黄	青					状態の色

スタートし，一緒に確認する中で，徐々に必要な追加をすることでクライシス・プランはより良いものになっていきます。

2・クライシス・プランの活用方法

1 クライシス・プランの活用について

クライシス・プランを作成しても，活用しなければ意味がないと言っても過言ではありません。不完全な内容であっても，実際に使っていくうちにより良いプランにブラッシュアップしていくことが可能です。具体的な活用方法としては以下のようなものがあります。

① 全般

・当事者が自分自身で日々チェックし，必要に応じて対処を行う
・診察の際の当事者からの状態報告や支援者による状態の確認
・支援者と当事者の面談や面接の際の状態報告とその確認
・支援者同士の情報共有
・ケア会議等の会議場面での状態報告・共有
など

② 入院中

・朝や夕方の当事者からの状態報告や支援者による状態の確認
・外出や外泊などの前後の当事者からの状態報告と支援者による確認
・当事者が追加薬を希望するときの当事者からの状態報告と支援者による確認
など

③ 地域生活

・仕事や就労支援事業所，デイケアなどの日中活動の開始前や終了時の当事者からの状態報告・支援者による確認
・仕事や就労支援事業所，デイケアなどの日中活動の欠席や遅刻，早退の際の当事者からの状態報告・支援者による確認
・訪問看護や保健師の訪問の際の当事者からの状態報告・支援者による確認
・臨時受診の際の当事者からの状態報告・支援者による確認
・家族との状態確認
など

クライシス・プランは当事者と支援者の双方が持っておくと良いでしょう。医療機関であれば電子カルテに入れておくなどの方法も有効です。理想的なのは当事者が診察や面談の場面で自分からクライシス・プランを使ってコミュニケーションを取ることです。そのためには活用場面を想定したコミュニケーションの練習を取り入れると，より活用につながります。一方で，そこまで意欲的に活用する人ばかりとは限らないので，支援者側も所持しておき，診察や面談の際にテーブルに広げておくといった方法が有効です。

2 クライシス・プランの活用プロセス

ステップ① 状態や病状の安定しているとき

セルフモニタリング表を持っている場合には，まずそれを確認し，次にクライシス・プランを見て一緒に対処法を確認します。安定している場合には，「今，安定した状態が続けられている理由として思いつくことはありますか？」と尋ね，取り組んでいることを評

価し励ますことも重要です。

セルフモニタリング表を継続している当事者とかかわっていると，クライシス・プランを確認することが疎かになることはよくあることですし，すでにクライシス・プランを導入している人の中にも「安定しているときには必要がない」と言う人もいます。しかしながら，日常的な活用こそ，病状悪化時に活用するための“種まき”です。これは，日常的に話題にしておらず，病状悪化時になって「クライシス・プランを見てみましょう」と言うと，特に病状の悪化を認めることは葛藤が伴うことが多く，そのときにクライシス・プランを見ることを提案されると，当事者は“具合が悪いと言いたいのかな”と構えてしまうことがあるからです。それを避けるためにも，日常的にクライシス・プランにふれることで，その存在が自然なものとなり，抵抗なく利用することが可能となります。しかし，毎回クライシス・プランを詳細に確認することは難しい場合もあります。そのような場合でも，「今日はクライシス・プランでいうと，どの段階（どの色）？」などと簡単にふれるだけでも良いのです。そのようなちょっとした言葉かけの種まきをしておくと，病状悪化時にスムーズに活用できるのです。

ステップ②　注意状態や要注意状態のときのコミュニケーション

セルフモニタリング表を持っている場合には，まずそれを確認し，次にクライシス・プランを見て一緒に対処法を確認します。その際に病状悪化を当事者が認識できている場合と認識できていない場合があります。認識できている場合には「対処でやってみたことは

図3　クライシス・プランの活用と加筆・修正の流れ

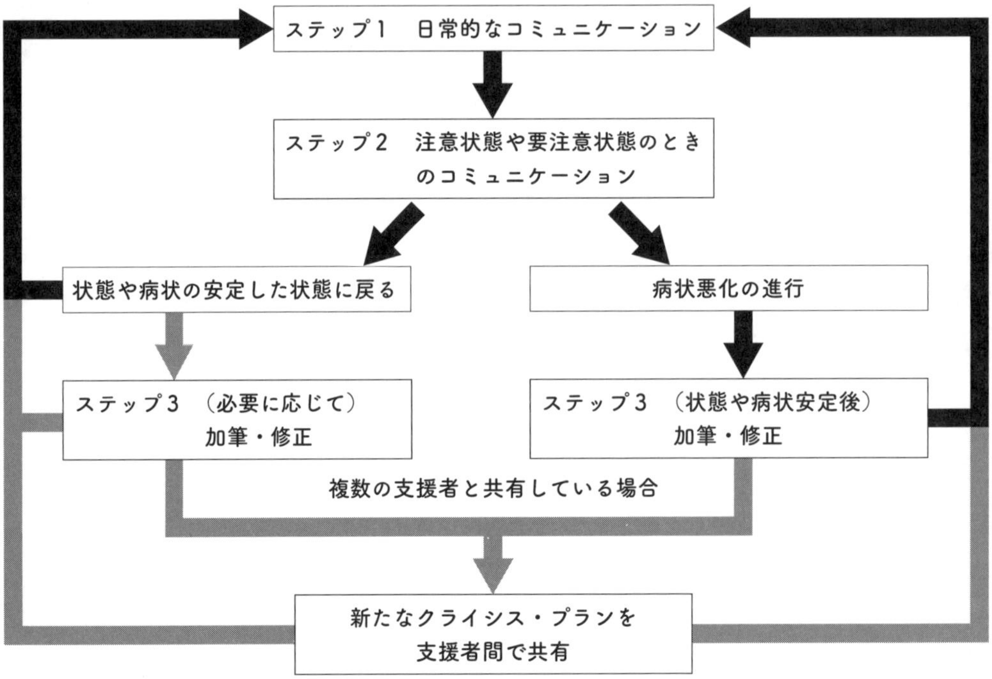

ありますか？」「やっていない対処はありますか？」などと確認します。もちろん，書かれている対処以外でもお勧めできるものがあれば提案します。

当事者の状態や病状の悪化の認識が乏しい場合についてはまず，支援者として理解していくべきことがあります。それは“状態や病状の悪化に伴って，当事者が自分自身を客観的に見ることが難しくなることは自然なこと”という前提です。それは，状態や病状悪化とともに客観的に自分の生活・状態変化や病状を判断する脳の働きが低下するためです。このような状態や病状のときに説得して状態や病状悪化を受け入れさせようとするのは対立を生むことにもなるので注意が必要です。例えば，病状悪化が進行し，睡眠時間が要注意状態になっている当事者に対してクライシス・プランを使い，要注意状態であるのではないかと伝えたとします。ところが「この数日ですから，問題ないと思います」などと言われたらどうしますか？　このような場合には“実験的な視点”をもつことが役立ちます。説得からは抵抗感が生まれるため，「私としては睡眠時間が◯◯さんの状態のバロメーターだから，気になっています。目標のためにも睡眠時間が取れたほうがいいと思いますし，次回の面談のときに，その後どうだったかを教えてもらえますか？」などと声かけし，面談の間隔を短くするなどして経過を観察し，支援者間で情報共有をしながら，当事者が立て直せるか，立て直しが難しいかを当事者とも話し合いながら判断していくことが望ましいといえます。また，当事者の目標や希望と絡めることができると効果的です。例えば仕事に就きたいという目標のある当事者で，睡眠時間が短くなり，注意状態になっている人がいたとします。そのような場合には「◯◯さんの目標は仕事をすることですよね。仕事をするとなれば，しっかりと睡眠を取って，生活リズムを整えることが重要だと思いませんか？　だからこそ，睡眠時間が短くなっていることが気になっています。◯◯さんなりにできそうなことはありますか？」といった声かけもできるでしょう。このとき，睡眠時間にフォーカスしすぎ，支援者が何とかしようとしてクライシス・プランを実行させようとすることは対立を生む可能性があります。例えば，「◯◯さん，睡眠時間が短いですよね。追加薬は飲みましたか？　書いてあるんだから，やらなきゃダメじゃないですか」といった声かけです。重要なことは，1の「1クライシス・プランの作成の前に考えておくこと」にも書きましたが，クライシス・プランは目的ではなく当事者の目標や希望に向かうための手段であるということです。クライシス・プランが目的化してしまうと“守らせるもの”になってしまい，“協働的”ではなく，“管理的”になってしまいます。管理的な態度に対して，反発心をもつのは皆さんも理解できるのではないでしょうか。加えて，解決策を与えられて状態を立て直す経験よりも，自分で判断して乗り越えた経験は自信になります。

状態や病状の悪化とともに客観的に自分の状態を判断することが難しくなりますが，注意状態や要注意状態を乗り越える経験を通じて，自分の状態を客観的に見ることが徐々にできるようになってきます。つまり，クライシスは成長のチャンスでもあるといえます。

ステップ③ クライシス・プランの加筆・修正

クライシス・プランを活用する中で，内容が合わなくなってきたり，病状悪化を立て直すことができなかったりした場合には，内容を加えたり，修正したりすることも十分あり得ます。そのようなときには当事者と支援者とで話し合いながら内容の加筆・修正を行うことで，現実に即したプランを維持することができます。加筆・修正が必要な場面には以下のようなものがあります。

・記載内容が当事者の病状や生活・状態と合わなくなったとき
・病状悪化を食い止められなかったとき
・当事者の環境変化があったとき
・トラブルや問題が生じたとき
・3か月～半年などの定期的な見直し

このようなタイミングで当事者と加筆・修正が必要かどうかを話し合います。加筆・修正の進め方は作成と同様に当事者の考えを尊重しながら，支援者の考えも伝えて折り合いをつけていくことが重要です。加筆・修正をする支援者は1人と決まっているわけではありませんが，複数の支援者とクライシス・プランを共有している場合には変更についての共有をすることが望ましいです。なお，微細かつ頻繁な変更は当事者と1人の支援者で使用している場合には問題ありませんが，複数の支援者で共有している場合には煩雑になってしまい，関係者が混乱することもあるため，注意が必要です。可能であればケア会議など，支援者が集まる場でクライシス・プランの加筆・修正を当事者とともに行うことができると配布の手間もなく，効率的です。

3・クライシス・プラン作成と活用のためのヒントと助言

1 ステップ5の生活・状態変化の確認について

生活・状態変化の確認をする際に，いきなり状態や病状の悪化時のことを聴くと，当事者も構えてしまったり，抵抗感を示してしまったりすることもあるため，まずは「安定した状態」について聴いていくと良いでしょう。また,「安定した状態」の次に「要注意状態」について聴き，そこに至るまでにどのような変化があるのかを聴いていくことで,「注意状態」がスムーズに整理できます。

また,「客観的に観察可能な項目」を入れておくことが重要です。当事者だけがわかる項目（例えば“イライラする”）はある一方で，他の人も認識できる項目（例えば，部屋の整理状態，金銭管理の方法，食事の回数，衛生状況，定期的な通院や服薬の状況，日中活動の程度等）も重要です。もちろん，当事者は葛藤しつつも，これらの情報は病状とともに自分自身を客観的に見る力が低下してきた場合でも状況をより明確に認識し，対処や対応を検討する手助けになります。

2 クライシス・プランがうまく活用できなかった場合

クライシス・プランを用いても，時には強制的な介入（例えば，医療保護入院）が必要となることもあります。しかし，その結果を“失敗”とみなさず，“何が学べるか”という観点からとらえ，当事者と一緒に対話し，プランをアップデートすることが重要です。慢性的な精神疾患，例えば統合失調症や双極性障害のような疾患は，病状が悪化することが繰り返し起こります。そのため，病状の悪化は，次回の病状悪化を防ぐため，また効果的に対処・対応するための貴重な情報となります。この情報を整理する際に，すでに作成し活用していたクライシス・プランは非常に役立ちます。

3 全体の情報量について

クライシス・プランにはついついたくさんの項目を取り入れたくなるものです。しかしながら，「要注意状態」のときには脳の機能が低下し，たくさんの文字が書かれているプランを見ることが負担になります。作成については状態・病状悪化時のときでも一緒に見ることができるよう，情報量を抑える工夫ができるとなお良いでしょう。最初からできなくても，活用しながら，本当に重要な項目が見えてくることもありますので，加筆・修正をする中でシェイプしていくこともできます。

4・最後に

ぜひ，多くの人がチャレンジする後押しになれば幸いです。なお，ここで記した作成や活用のステップをスムーズに進めるために役立つものとして筆者（野村照幸）と大鶴卓先生（琉球こころのクリニック院長）が住友ファーマ株式会社の協力のもとで作成したワークブック「クライシス・プラン」が非常に役立ちます。医療機関の人は住友ファーマ株式会社にお問い合わせいただくと，無料で入手できます。医療機関以外の人は住友ファーマ株式会社のホームページからダウンロード可能ですので，ぜひご活用ください。また，「クライシス・プラン研究会」では無料で会員登録でき，臨床で役立つ情報が得られたり，クライシス・プランやセルフモニタリングのフォーマット，疾患に応じたクライシス・プランの例などをダウンロードできたりします。ぜひ，インターネットで検索のうえ，ホームページからご入会ください。

第2章

事例

事例

1 一般精神科病院における事例

一般精神科病院において，クライシス・プランを作成し，それが患者自身の病識の獲得及び家族への疾患理解に結びついた事例について紹介します。

1 ▸ 事例概要(紹介)：ケイさん(仮名), 40 歳代男性

① 生活歴及び病歴

ケイさんは元来，内向的で優しさのある性格です。出生時は特に変わった異常はなく，高校を卒業した後，企業に就職しました。約10年ほど勤務した頃に不安や焦燥感が出現し，不眠を訴えるようになり精神科外来を初診し，統合失調症と診断されました。投薬により改善がみられ，その後も約10年は就労していました。しかし職場環境の変化，人間関係の変化にて徐々に被害妄想，不眠が出現し，「俺を監視するな」「俺の女が裏切った」などのことを言い，他者への暴言が目立つようになりました。その後入院加療を繰り返し，今回は3回目の入院です。

② 家族歴

家族構成は，父親は他界，母親（70歳代）と2人で持ち家にて暮らしています。実兄（50歳代）は同敷地内に住んでおり，通院の付き添いを行ったりしていましたが，ケイさんとの折り合いが悪く，何かと病気のせいにし口論することが多かったようです。

そんな中，ケイさんは長く交際をしている女性（40歳代）と一緒にいる時間が最も長く信頼関係ができあがっている様子でした。

③ 入院前の状態

就労先が変わったのを機に自分の能力以上のことを求められるようになり，徐々に変調をきたし職場の従業員への迷惑行動が出てきました。職場で使用するヘルメットを派手に加工したり，自分の排泄物を女性従業員にわざと見せたり，コミュニケーションが一方的で会社から退職を求められました。退職してからも，「俺は芸能事務所に所属する，有名なドラマに出ないといけない」など誇大的な発言があり，高価な車，高価な装飾品などの浪費も目立ち，実兄と口論となり，暴言，暴力もあることから家族からの依頼もあって，医療保護入院となりました。

④ 入院後の状態

入院後は興奮状態もあったため，隔離室にて内服治療を行っていました。すべての窓に

トイレットペーパーを貼り「俺を見るな」と威嚇するように話し，他者を近寄らせないような雰囲気でした。入院時に装飾品の時計やネックレスなどは危険物となり得る可能性があるため預かりましたが，金のフレームの眼鏡だけはつけたいと要望があったため，そちらは使用していました。

2・クライシス・プランを作成，導入するまでの経過

※：以下，「　」はケイさん，＜　＞は担当看護師の発言を示します。

入院後13日目で興奮状態も落ち着き隔離は解除になりました。

隔離解除時，ケイさんは「二度と入院なんかしたくないっすね」と話し，＜少しずつでいいのでどうして入院になったかを振り返っていきましょう＞と話したところ，「兄貴が俺のことを入院させたがるんですよ」と自分の病気のことは気にせず家族に責任転換をしている様子がありました。その他にも「金のネックレス，金の時計が欲しい」等，現実的に難しいことを要求し，金のフレームの眼鏡はかかさずつけていてどこか威圧的な態度と口調がある様子でした。その状態では教育的な指導も「大丈夫」と言って，簡単に流されてしまう状況でした。

1 治療的信頼関係の獲得のための関係づくり

まず，ケイさんの普段の生活状況などを聞いてみようと思い，コミュニケーションを中心にかかわりました。精神科一般病床の性質上，患者1人に費やす時間は限られていますが，毎日，他愛もない雑談でも良いからケイさんと対話することを心がけていました。

ケイさんが生活上一番頼りにしているのが，長く付き合っている彼女，日常の世話をしてくれる母，折り合いは悪いけれど色々と気にしてくれる兄であり，その3人がケイさんにとって大事な存在なのだと確認できました。

コミュニケーションの中で＜私も少なからずケイさんの力になりたい＞と伝えていきました。最初は表情もやや強張っていましたが，徐々にケイさんの表情が柔らかくなっていき，様々なことを話してくれるようになりました。その中でわかったことが，仕事の悩みが大きなストレスになっていることでした。ケイさんは「毎日，彼女と電話で仕事の悩みは話してストレスは吐き出せてはいたと思うんですけど，何か話せなくなるときがあって……。そうなると何か自分を守るじゃないけど自分を大きく見せようとして派手な物が欲しくなったり，たばこを吸いすぎることもあるかもしれないっす」＜それがエスカレートすると今回の入院のようなことをしてしまうんですかね？＞「それはあるかもしれないっす。後は眠れなくなって夜中に起きて冷蔵庫をあさるとか……。それで兄貴に怒られるっすね」

コミュニケーションを通して何となく精神状態悪化の原因が見えてきました。

図1 ケイさんの状態悪化のプロセス

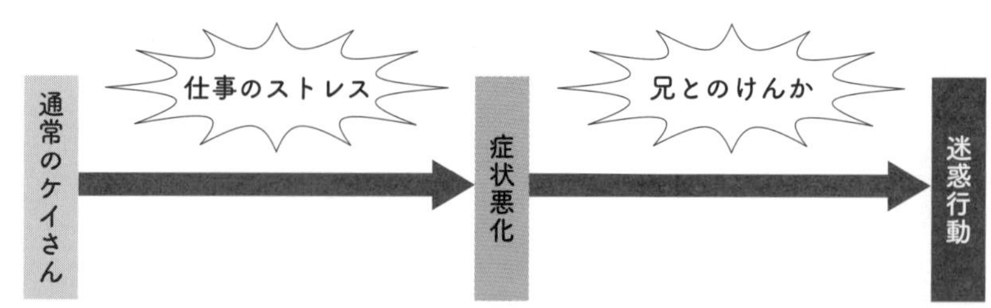

日々のかかわりの中で，徐々にケイさんからの質問が増えていき，「眠れないときはどうしたらいいですか」「感情をコントロールできないときはどうしたらいいですか」等と病状管理を思わせるキーワードがケイさん自身から出てくるようになり，＜そんなに病状のことを考えられていて素晴らしいです＞と称賛の声かけをしていきました。気兼ねなく会話ができるレベルまでになっていき，ケイさんから「正直，こんなに色々なことを考えてくれる人に会ったことがなくて……。○○さんには，本当に色々と相談していきたいです」とケイさんの中で担当看護師を認めてくれる発言もあり，＜そしたら私と一緒にクライシス・プランというツールを使って誰にでもわかる病状管理を行っていきましょう＞と協働的に作成することに同意が得られました。

3・クライシス・プランの作成過程

まず最初に目標を設定しました。本人が入院時に話していた「再入院しないこと」にし，クライシス・プランだとイメージが悪いことを連想してしまうと言っていたことから“ハッピープラン”に変更しました。

そして，自分の病状について青信号（安定している），黄信号（注意状態），赤信号（危険状態）として簡単に病状の整理を行っていきました。ケイさんとともに考え，青信号と赤信号は何とかまとめることができました。しかし黄信号が難しいという話がケイさんからありました。＜調子を完全に崩す前の前駆症状をゆっくり考えてみましょう＞と声かけし，担当看護師の出勤日は短い時間でも2人でクライシス・プランを考えるのが習慣となっていきました。担当看護師が意識的に行っていた声かけでは答えを出すことはせず，今までの情報や入院時の状態で問題だと思う事柄を自ら整理してもらうよう言葉かけをしました。また主治医との診察の際には，自らクライシス・プランを用いて自分の病状を説明する姿もありました。そういったかかわりの中で，黄信号（注意状態）を考えていた際にケイさんより「俺ってストレスがたまってくると自分を大きく見せようとする部分があって気持ちが憧れの芸能人になっちゃうんです。普段はこんな眼鏡（金のフレーム）かけてないのに今はかけてて，そのこと自体がおかしいって気づきました。もうやめます。母に普段使っている普通の眼鏡を持ってきてもらいますね。これもクライシス・プランに当てはまりますよね？　こんなバカなことをやってた自分が恥ずかしいです。こういうことに気づかないと赤信号まっしぐらですね。よくわかります。そういうことなんですね。気づくの遅くてすいません」と作成中に自らの奇抜な容姿を見直す発言もあり，眼鏡も普通のものに変更するといった変容もありました。ケイさんより「今まで病気についてこんなに考えたことも，考えてくれた人もいなかったです。今回の入院はとても意味のある入院になりました」という発言があり，クライシス・プラン作成を通してケイさんとの関係性がより良いものになりました。入院生活で些細なことがあったときもすぐにケイさんから相談を受けるように徐々に変化していきました。

おおむね，クライシス・プランの青・黄・赤（状態欄）の記入が終わり，対処法を考え

図2　ケイさんのクライシス・プラン

私のハッピープラン

【気をつけたほうが良いストレス】
- 他者とのコミュニケーション
- 仕事の悩みをため込む
- 将来への不安

私の目標：再入院しないこと

		安定しているとき	注意状態	要注意状態
状態		・穏やか ・よく眠れる ・間食をしない ・面倒見がよい ・家の手伝いができる ・人に気配りができる	・過食（食事量が上がる） ・買い物欲が強まる（高価なもの） ・たばこの本数が増える（10本／日） ・家の手伝いができなくなる	・気分が芸能人になってしまう ・奇抜な恰好（金の時計、眼鏡、ネックレス） ・たばこの本数（2箱／日） ・気持ちが興奮して眠れない ・威圧的な口調になる ・不安感が強くなる
対処	自分	規則正しい生活を送る（早寝早起き）	・病院に電話して相談する ・外来受診を早める ・支援者からプランを用いて異常を指摘してほしい ・頓服薬を飲む	・自殺願望が出るので過去は気にしない ・支援者から異常を強く指摘してほしい ・頓服薬を飲む
	周囲	生活が乱れていないか見守る	・本人と静かな環境で話をする機会を設ける ・状況に応じて頓服薬を勧める	・入院の可能性があることをプランを用いて説明する ・外来受診を勧める

【私の支援者】
- 兄貴　・母親
- 彼女　・友人

【病状悪化時の希望・計画】
- 入院を希望します
- 色々隠すことをせず担当の先生に話します

計画同意者：

る場面では「どういったことが対処法になるのかわからない」との発言があり，<仕事で嫌なことがあったときに彼女と電話をしていたと入院当初に聞きました。そういったこともストレス対処行動の１つになると思います>と伝え，自然にやっているであろう対処行動を１つひとつ考えていきました。対処法には“自分でできること”と“周囲にしてほしいこと”があります。自分でできることは大切ですが，ケイさんの病気は自覚症状を感じにくいこともあるので，日常生活を支援してくれる人にもクライシス・プランを伝え，何かがおかしいと思ったらクライシス・プランを用いて説明してもらえるようにやっていきましょうと決めていきました。

4・活用に向けた取り組み

1 医師との診察の場での活用

当初，担当医師はクライシス・プランがどういったツールであるのか知りませんでした。そこで担当看護師から簡単にクライシス・プランを説明し，まずはやってみましょうという承諾を得ました。おおよそ７～８割，完成した時点で担当医師に見せたところ，ケイさんの病気に対する理解が予想以上にできていることに驚いていました。これまで診察してきて，担当医師はケイさんの病識の獲得がなかなか進まないことを悩んでいました。しかしクライシス・プランを通して確実に病識の獲得につながっているという言葉をいただきました。診察の場面では，クライシス・プランを用いるのが当たり前の状態になっていき，さらなる病識の獲得や現在の精神状態の把握にも役立ちました。受診時からケイさんを担当している医師のため，入院前の状態も客観的に把握していることから細かい状態像の情報を得ることができ，退院後の生活をイメージしたクライシス・プランを作成することができました。

2 病棟内のスタッフとの共有

クライシス・プラン作成を担当したスタッフ以外とも共有するために，作成したクライシス・プランを印刷し専用のファイルをつくり，スタッフなら誰にでも目の届く位置に置き，スタッフ全体での共有も行いました。そうすることで，日常の検温の際にも現在の精神状態に対してクライシス・プランを用いて説明できるため，対処法の統一ができました。より色々なスタッフと共有することによりプランの細かい追加修正等もケイさんと考えながら行っていき，より具体的なクライシス・プランになっていきました。

3 自宅に戻ったときの支援者への説明

① ケイさんの精神的な支えになっている交際相手への説明

隔離解除になってから面会を２週間に１回はしていたので，クライシス・プラン完成時に面会に同席し，ケイさんとともにプランの対応法についての共有を行いました。

彼女から『(プラン) すごくわかります。赤信号になったら私の話は聞いてくれなくなりますからね, 対処法についても理解はできました。もしも赤信号になったらこの表を使って説明して聞かせていきたいと思います』との発言もあり，クライシス・プランの活用を応援してくれました。

② 兄への説明

これまでのかかわりで何度か電話で話すことはありましたが，兄は『自宅に戻るのはもう難しい』と何度も話していました。そこでケイさんの疾患についてとケイさんの特徴について理解してもらおうと考えました。ケイさんに＜お兄さんの協力は不可欠です。一緒にプランの説明をしましょう＞と促しましたが「どうせ兄は何もわかってくれないと思いますよ。今までだってそうでしたから。でもこんなに色々と病気のことを考えたのは初めてだからダメ元で説明しますよ」と兄への説明前には意気消沈している様子でした。

兄へのプラン説明にはケイさんが中心となって病状を踏まえた説明を行い，兄へお願いすることなどを説明しました。その結果，兄より『弟が病気のことをこんなに勉強してくれたのは初めてです。こういった機会を与えてくれてありがとうございました。もう一度，弟のことを信用してやっていきたいと思います』との発言があり，自宅退院の許可が出ました。

ケイさんは退院の際に涙を流しながら「本当にこんな俺のために色々と考えてくれてありがとうございました。これからのことを兄ともっと話をしてハッピープランも自分の家の冷蔵庫にでも貼って目の届く位置にしたいと思います。母は耳が遠いので俺から説明しておきます。本当にありがとうございました」。

退院後しばらくして，清掃会社へ再就職し外来にも通院しています。時折，会う機会があり，現状を聞いたりしていますが，調子を崩しかけたことが何度かあるようでそのたびにハッピープランを使用して兄や彼女に協力を求めながら生活をしているようです。

5・まとめ

事例のまとめとして，協働的にクライシス・プランを作成できた３つのポイントについて考察します。

１つ目のポイントは，患者との治療的信頼関係を構築することです。クライシス・プランは自分の病状をさらけ出せないとうまく活用はできません。見ず知らずの医療者へはなかなか，自分の病状を説明できないものです。そのうえで，医療者との信頼関係の構築を行っていき「この人には何でも話していきたい」と思ってもらうかかわりが何より一番大切なことだと思います。一般精神科病棟だと患者１人ひとりと時間をかけてかかわるのは難しいですが，それでも１日数分でも患者とのコミュニケーションを図っていくことが治療的信頼関係を築く近道でもあり，効果的なクライシス・プラン作成につながります。また，病状について話し合うクライシス・プランを作成するプロセスにより，自然に治療的信頼関係を築けます。

２つ目のポイントは，病状を振り返ることにより病識の獲得につながることです。ケイさんはプラン作成過程で，自分の症状を深く考える姿があり，記載内容以外にも様々な学びができていました。プランを用いて日常的にかかわることによって，知識も深まり，支援者へも自ら説明できるようになり，退院に対し否定的であった兄にも説得力がある説明で自己アピールできたのだと思います。

３つ目のポイントはケイさんにかかわる人，全員で共有できたことです。今回の事例では，家族，信頼している彼女に対して面会時に介入しプランの説明をできたことによって，さらにプランがケイさんにとって印象の大きいものになったといえます。自分１人でプランを活用しようと思っても，疾患の自覚症状が感じにくいものでは，病状管理の面では難しい部分があります。ケイさんにかかわる人で共有することにより，ケイさんを含めた「We」のプランになるといえます。

クライシス・プランは病院から地域への“バトン”のようなものだと考えます。作成する過程はもちろん大事ですが“バトン“を渡すときも大切です。

ケイさんだけではなく精神疾患を抱えている人は他者からの助けが必要な人が多いです。そして精神症状もそのときに置かれた環境によって日々，変化していきます。すべてが決めたプランどおりの症状というわけではありません。また，院内からでは退院していった後の生活の予測はできますが，完全ではありません。環境によっては様々なストレスがあり病状コントロールもうまくできない場合もあります。そんなときにそのときの支援者とプランの追加修正をしていったり，対処法を本人と相談していったりという機会も重要になってきます。プランを基にかかわることによってよりその環境にあったプランが作成できるといえます。そしてその“バトン”を落としたりしないように次の環境に渡すときを大切にしていければその人らしい生き方をサポートできます。

最後にクライシス・プランを通しての病棟内でのかかわりで思うことは，今までは，入院加療をして病状が何となく良くなったから退院という流れでしたが，しっかり病気に関して患者とともに振り返りができることによって支援者，患者とともに疾患に対する理解が深まり，協働的に作成していくことによって，不思議な絆のようなものを感じました。

お互いの治療的信頼関係が深まれば深まるほどにどんな特効薬より効果的な「ヒト薬」のような効果も生み出すのでは？と思います。

編者コメント

本事例では，精神科病院に入院した患者さんに対してクライシス・プランを導入し，その作成過程と活用方法のプロセスを全体的に示しています。そして，クライシス・プランを用いることで，患者さんと支援者の関係性，支援者・支援機関間の連携などにおける効果が得られている点などから，CP-J を精神科病院で実践していくためのモデルとなる事例といえるでしょう。さらに，執筆者が示している患者さんとの間で感じた「不思議な絆」は，クライシス・プランをツールとして用いることにより私たち支援者にとって新たな臨床が拓かれることにつながることを期待させてくれます。

事例 2

精神科病院における措置入院者への退院後支援の事例

措置入院後の本人・病院スタッフ・保健所等が協働して作成するクライシス・プラン

2016（平成28）年7月26日，神奈川県相模原市にある知的障害者施設「津久井やまゆり園」の入所者らの多くを元施設職員が殺傷する事件が発生しました。この元施設職員には過去に措置入院歴があり，退院後に適切な地域での支援が行われていなかったことが大きな問題となりました。この事件を受け厚生労働省は2018（平成30）年3月に「地方公共団体による精神障害者の退院後支援に関するガイドライン」（以下，ガイドライン）を通知しました。その趣旨では「精神障害者が退院後にどの地域で生活することになっても，社会復帰の促進及び自立と社会経済活動への参加の促進等のために必要な医療等の包括的な支援を継続的かつ確実に受けられるようにすることで，地域でその人らしい生活を安心して送れるようにすることを目的として」と示されています。これにより現在では，ガイドラインに基づいて措置入院者の退院支援が行われています。こうした措置入院者に対して，精神科病院では支援の過程で退院後支援計画が作成され，この中に「病状が悪化した場合の対処方針（困ったときの対処）」「退院後支援のニーズに関するアセスメント」の使用が含まれています。

ここでは精神科病院において，措置入院者が退院後支援計画の作成を支援者と協働し，退院後の生活支援に向けてクライシス・プランを用いた事例を紹介します。

1・事例概要（紹介）：トオルさん（仮名），40歳代男性

① 生活歴・家族歴

東北地方のZ県で出生，2人兄弟で弟がいますが不仲で現在は音信不通の状態です。地元の高校を卒業後，関東地方でビル清掃業の会社に就職しました。20歳代後半に会社を退職し，地元に戻り知人と清掃業関連の会社を設立しました。その後，間もなく結婚し，男子を1子授かるものの，数年後から妻へのDVや不貞行為があり，妻が離婚調停を申し立てました。

トオルさんの両親はともに，病気により他界しています。

② 措置入院までの経過

トオルさんは，Z県で知人と会社を立ち上げましたが，知人に騙されたとのことで会社の運転資金を持ち逃げされ，当時居住していたアパートから夜逃げ同然で隣県のA県に向かいました。希死念慮から海岸沿いで車を止め，首吊りによる自殺を試み，未遂に終わ

り倒れているところを地域住民が警察へ通報したことにより，A県立病院へ救急搬送となりました。搬送後必要な処置のうえで精神科病院への受診を推奨され，Z県のY精神科病院へ紹介となりましたが，家族等に連絡が取れず応急入院ができる指定病院への転院調整が必要となり，警察からの連絡でA県のB保健所が介入を行った結果，A県立病院と同じ医療圏内のD精神科病院への緊急措置入院になりました。

その後トオルさんは，72時間以内に2名の精神保健指定医による診察を受けた結果，そのままD精神科病院へ措置入院となりました。さらに，夜逃げ同然の状態であり，Z県で居住することを希望しなかったので，帰住先未定のまま，措置を行ったB保健所が退院後支援計画の作成主体となることがガイドラインでは適当とされています。

一方で，B保健所も入院前の希死念慮等の状態からトオルさんからの聞き取りが十分にできておらず，こうした経過に至るまでのトオルさんの情報を持ち合わせていませんでした。そのため本事例では，措置入院したD精神科病院において医師の診察や病棟看護師によるケアからトオルさんの急性期の状態が安定してきた段階で，退院後生活環境相談員（D精神科病院では，病棟担当の精神保健福祉士が選任されています）が生活歴の確認や，入院生活上の困りごと等の情報収集と関係構築に向けたかかわりを行うことから開始しました。

2・クライシス・プランを作成するまでの経過

入院後のかかわりの中で，トオルさんの希死念慮のもとになっていたのは，経済的なことが大きな理由であることが推察できました。また，居住地とは異なる自治体にあるD精神科病院に入院したことにより，安心できる環境の中で治療や支援を受けるためには，物理的な環境を整えることも必要でした。さらに，トオルさんの特性として不安感が強く，対人面で信頼して関係を結ぶことに抵抗感があるようで，解決されない心配ごとや病棟スタッフへの不信感から，入院後しばらくは焦燥感が消えませんでした。そこで，病棟を担当する多職種チームで課題解決型のアプローチを優先し，不安の軽減と関係形成に努めていくことが治療・支援の方針となりました。そこで，多職種チームでトオルさんの不安を軽減し，関係性を形成することを目的に，安心できる治療環境の提供と生活課題の解決に向けたかかわりから開始しました。

1 措置入院者に対するクライシス・プラン作成の基盤づくり

トオルさんは，入院時に必要な衣類，生活用品は手元に何もなく，手持ちのお金もわずかでした。病棟看護師から，病衣の使用や生活用品の購入を提案しましたが，トオルさんはその提案に抵抗し，必要最低限のものだけ購入するという考えが強固でした。こうした様子から，トオルさんの経済的な側面への不安が強いことがわかり，まずは関係づくりを優先してトオルさんの考えをもとに必要最低限の物品を準備するようにしました。

トオルさんは倹約傾向で，使用した金額をノートに書き出すなど金銭感覚もしっかりしていました。しかし，こうした経済的な不安や几帳面さは，かえって退院後のストレッサーとなり，それを理由に状態が不安定になることが推察できました。そこで，トオルさんと多職種チームとで関係づくりを優先しつつも，トオルさんとは入院生活上のやり取りの中で，経済的なことで気持ちが不安定になり得ることを共有するようにしました。そして，その解決のために不安を感じたり，確認したりしたいことがあればスタッフに相談して対処することを提案し，トオルさんも理解を示しました。

その後，トオルさんから車のローンの支払期限に関する相談がありました。措置入院という状況から，看護師と退院後生活環境相談員でトオルさんからの委任状を受け取り，ひとまず銀行振込の代行作業を行いました。その際，トオルさんから「今後もローンの支払いが続くこと，退院後のお金のやり繰りに不安があるという理由から，車の売却を検討している」という発言が聞かれました。そこで，退院後生活環境相談員は明確でなかった退院先の希望を確認することに加えて，トオルさんが考える退院後の生活についてともに考える機会を設けていきました。

その中で，トオルさんから「退院後は，再就職して自分でお金を稼いで生活をしていきたい」という希望が話されました。そのため，退院後の就職活動や住居を探すための移動手段として車を保有し続けたいと考えていることも教えてくれました。退院後生活環境相談員は，そうしたトオルさんの希望や意向をもとに，退院後の生活について具体的に話し合い，当面の経済的な課題を解決するために生活保護を受給することも含めつつ，車を処分することのメリット・デメリットを繰り返し確認しました。このやり取りの中で，トオルさんはまずは自らの退院後の生活の安定には，一度車を売却したほうが良いという考えに至り，退院後生活環境相談員の協力をもとに中古車販売会社と連絡を取り，売却の手続きを取りました。

病棟生活上で，トオルさんはたびたび「お金がないので，退院後に就職したいです。入院中に履歴書を作成して準備しておきたいです」と経済的な不安から退院後に速やかに就労したいという希望を話すことがありました。こうした訴えについて，多職種チームで対応を協議し，その不安について理解を示しつつ，その都度，丁寧にまずは退院後の生活の中で病状を安定できることが就職したいという希望をかなえることにつながることを伝えました。

こうした希望を話し合う機会には，その他の退院後の心配事等についても聴くようにしました。その中で，退院後の経済的心配やアルバイトや就職先等の相談，退院先，住居確保の相談をしつつ，家族状況及び家族からの支援等を確認しながら，それぞれのトオルさんの希望を対話の中心として進めました。入院中にC市を退院先の候補と考え，車を売ったお金でアパートを探すこと，中古の原付バイク（125cc）の購入も希望しました。当面はアルバイトをしながらお金を貯めて，いずれは会社を再建したいという夢も話してくれました。

このように，トオルさんから退院後の生活における希望や夢を話してくれるようになった背景には，不安感の軽減やスタッフとの関係形成が図れていたことが考えられました。そこで，自殺未遂から１年以内は再企図の危険が最も高い時期といわれていることから，退院に向けて自殺企図の危険性の評価のために，今回の措置入院となった契機としての自殺企図についても確認していくこととしました。

その際，自殺に関する心理教育として退院というイベントは自殺の危険因子となり得ること，自殺未遂者の直面している危機はそれまで送ってきた生活における心理社会的要因と関連していることを説明しました。そして，トオルさんから今回の自殺企図に至った経過について，トオルさんが用いた言葉や表現を確認しつつ，当時の物語を聴くように丁寧に聞き取りました。こうした中で，入院当初語らなかった様々な感情や葛藤についても知ることができました。実は，結婚歴があり，子どももいて，妻とは離婚調停中で何年も連絡を取っていないため，事実上離婚している状態であることもこのとき教えてくれました。子どもの養育費を父親として支払いたいと考え，就職したい，退院後には会社を再建したいという思いが強いことも語るようになりました。

このとき，自殺企図や喪失体験のみにとどまらず，幾度と乗り越えてきた自殺念慮や喪失に対処してきた際の方法や工夫，こうした自分自身への思い等も確認しました。加えて，今後，同様の状況が生じた際に自分ができる対処，また周囲にしてほしい対応等についても共有しました。

2 クライシス・プランを念頭においた退院後支援計画書の作成

ガイドラインにおける退院後支援計画書や，とりわけ「病状が悪化した場合の対処方針（困ったときの対処）」（ガイドラインの参考様式 4），「退院後支援のニーズに関するアセスメント」（ガイドラインの参考様式 5）は，クライシス・プランの作成に向けた情報収集のために用いることができます。それは，退院後支援計画書の作成において実施されるアセスメントでは，措置入院者の生活機能，生活環境や人間関係等の環境要因，心身の状態，支援継続に関する課題，行動に関する課題等について多面的に評価をするためです。実際に，トオルさんの退院後支援計画の作成においても，このアセスメントを多職種チームで共有，検討しました。

こうしたアセスメント内容やトオルさんの意向については，たびたび病院外の関係者と共有するために面接や会議の機会を設けました。さらに，トオルさんの退院後支援計画の作成について，措置対応したＢ保健所や退院先として希望するＣ市のＥ保健所との連携や地域生活を始めるうえでの医療，保健，福祉の支援体制について，その都度トオルさんと確認し，合意ができるように進めました。

① クライシス・プランを見通した「病状が悪化した場合の対処方針（困ったときの対処）」の作成

まず，入院当初からトオルさんと信頼関係の構築に向けて，問題解決のためのかかわりを中心として，病棟生活上で表面的に生じる訴えについて対応していきました。「病状が悪化した場合の対処方針（困ったときの対処）」（ガイドラインの参考様式4）については，トオルさんにとってはふれてほしくなかったり，混乱状態に陥ってうまく整理できなかった当時のことを取り上げていくため，信頼関係を基盤に面接を進めていきました。このとき，支援者は「トオルさんにとってつらい思いを蒸し返すことになるかもしれません。それでも，今回のような知らない土地で再出発しようとするときに不安があったり，困りごとが生じてきたりすると思います。その対処方法を一緒に考えたいと思っています」と自分ごととして一緒に考えていこうとする姿勢で伝えました。さらに，その都度，考えることの嫌悪感や抵抗感があることに理解を示しながら，トオルさんの当時の状況や経験していたことを確認しつつ，トオルさんと支援者との理解を共有できるよう進めていきました。

この際，当初トオルさんは「退院後は今回のようなことは起こらないと思います」と話し，入院前の自殺企図が再び起こるかもしれないという認識は強く有しているわけではありませんでした。しかし，支援者とともに再発防止に向けて今回の自殺企図が生じた心理社会的な要因やその経過を確認する中で，少しずつトオルさんの中で支援者が感じている問題意識に理解を示すようになり，トオルさんが自身で気づいていない自己についても気づく機会にもなりました。

「病状が悪化した場合の対処方針（困ったときの対処）」の項目で，"私の調子が悪くなる前は（サインは）"を話し合う際には，ネガティブな状況や内容が多くなってしまうため，これに併せてトオルさんがこれまでにできていた対処行動等についても確認するようにしました。例えば，「逃げたくなり，景色の良いところへ行きたくなる」というトオルさんの発言から景色の良いところへ行けば心が落ちつくこと，「相談先がない場合はパニックになる」と話したときには，相談先が確保できればパニックにならないこと等をフィードバックすることを心がけました。

そして，"調子が悪くなるサイン"は「夜眠れなくて夜中に起きて，朝に起きられず生活リズムが崩れる」「食事量が減り，お酒，たばこの摂取が増える」ということが再認識でき，"（不調の）サインかなと思ったら"における「私のすること」「周りの人にしてほしいこと」「周りの人にしてほしくないこと」については，これまでの対処行動とともに過去の成功体験等を手がかりに，これから先にできそうなことをトオルさんとともに具体的に考えていきました。

この「病状が悪化した場合の対処方針（困ったときの対処）」を作成するうえで，支援者が主導して作成することによって形骸化してしまうことが懸念されるため，支援者が一方的に提案せず，当事者と支援者が双方から将来の不安や困った際の対処をあらかじめ話

表1 トオルさんと作成した病状が悪化した場合の対処方針

様式4
病状が悪化した場合の対処方針（困ったときの対処）

令和○年 △月 □日

私の調子が悪くなる前は（サインは）	人にだまされたり，裏切られた際は，特に思い悩み絶望し，死にたくなる。逃げたくなる。景色の良いところへ行きたくなる。1人で考え込んでしまい，相談先がない場合はパニックになる。調子が悪くなるサインは，眠れなくて夜中に起きてしまう。朝起きられなくなり生活リズムが崩れる。食事量が減り，お酒，たばこの摂取が増える。

サインかなと思ったら

私のすること	相談できるところがあれば，しっかりと相談し，気持ちを楽にさせる。気分転換を上手にする。たばこも少量であれば効果的。原付バイク等で街並みを散策する。イベント，ボランティアなどに参加し，孤立を避ける。診察，訪問看護等で，不調のサインを早目に見つけ対処方法を相談する。お酒に逃げない。趣味を見つける。食べることが好きなので，買い物や自炊をしたりする。図書館に行き新聞を読むのも好きである。
周りの人にしてほしいこと	困った際に相談に乗ってほしい。退院直後は，知らない土地での生活が不安になることもあると思うので，声をかけてほしい。例えば，日中活動の場の紹介やボランティアの情報等の提供をお願いしたい。将来的には，自営業を目指したいので，仕事の相談等もハローワークで徐々にしたい。
周りの人にしてほしくないこと	自分を裏切ってお金を持ち逃げした者とは連絡を取らないでほしい。連絡を取っていない元家族がいるが，自分が死ぬまでは連絡をしないでほしい。家族等の連絡先は自宅にわかるようにはしておくが，連絡先が変更になっているかもしれない。家族氏名：○○　△△

【緊急連絡先】
① 所属／続柄　C市E保健所　名前　×××　△△　電話番号△△△－△△△－△△△△
② 所属／続柄　D病院　名前　◇◇　○○○　電話番号○○○－○○○－○○○○
③ 所属／続柄　NPO法人　名前　◎◎　◇　電話番号◇◇◇－◇◇◇－◇◇◇◇

【連絡してほしくない人】
① 続柄　元妻　名前　◆◆　××
② 続柄　元同僚　名前　△△　■■

し合うことが大切です。その理由として，本人がもっている自己対処能力が再認識でき，自己肯定感や自己効力感を高める機会にもなるためです。この中で少しでも希望がもてたことで，退院後支援計画作成にも主体性が表れたり，さらに未来の出来事に対応するためのクライシス・プラン作成にも積極性が出てきたりしていくことになります。

② クライシス・プランを見通した「退院後支援のニーズに関するアセスメント」の実施

「退院後支援のニーズに関するアセスメント」（ガイドラインの参考様式5）は，本人の評価と支援者の評価に分かれているため，まずはトオルさんの退院後の考えや思い（デマンド）を肯定的に受け止めながら進めていきました。

トオルさんとの面接では，初めに「退院後の居住先」について確認し，調整を開始しました。それは，入院前から家族と疎遠になっていて，連帯保証人や緊急時の連絡先の確保が難しい状況から居住に関する契約等は難航することが予想できたためです。一方で，入院生活中に身の回りの整理整頓や清潔面の保持に関してはある程度自立できていると評価して，自炊経験も確認できたことからアパートでの1人暮らしを目指すことをトオルさんとも共有しました。そのうえで，退院後の生活環境におけるストレッサーを把握するとともに，あらかじめ少しでも多くのストレッサーを取り除くための対処，対応方法を検討していきました。

そして，トオルさんのストレッサーとして大きな割合を占めるものとして経済的な側面が想定されたことから，この点はトオルさんと必要な援助について話し合いました。自家用車の下取り代金や入院時の所持金を合わせると一定額を有していましたが，アパート契約や生活用品の購入，入院費の支払い等が発生することから，経済的な安定のために退院前に生活保護の申請を検討する必要があることを共有しました。また，退院後の経済的なサポートのために，C市で生活困窮者自立支援事業による自立相談支援を行っている団体に，退院後支援計画における，地域援助事業者としてケア会議の参加について打診しました。この団体は，アウトリーチ（訪問・同行）支援，家計改善支援事業，就労準備支援事業を併せて実施しており，ストレッサーとなる就労についてもトオルさんが相談対処できるよう調整を進めました。実際，トオルさん自身からも「知らない土地で生活するため，生活の相談や就労に向けて相談できるので良かった」という発言があり，入院中からトオルさんと直接連絡を取るように依頼し，アパート確保や退院に向けての相談等のやり取りを通して関係づくりを開始しました。

次に，自殺企図の再発防止のために，家族，パートナー等の関係性についてもトオルさんと確認しました。トオルさんの自殺企図や措置入院に至る背景を，多職種チームでは「トオルさん個人と，トオルさんを取り巻く環境との関係性」からとらえることを重視しました。そして，トオルさんとは，知人の裏切りから会社やお金を失い，家族をも失う絶望の中で希死念慮から自殺未遂に至り，知らない土地で頼れる家族や仲間もなく，視野狭窄状態になっていることを共有しました。

また，18歳以下の子供の養育や子供の親権について，家庭裁判所での離婚調停中でまだきちんと話し合いができていないこと，身寄りがないこと等も確認することができました。その中で，退院後の希望として子供の養育費の支払いをしていきたいことも話していました。なお，トオルさんの退院先として調整できたアパートは，身寄りのない人で連帯保証人等が見つからない場合でも，将来的に生活保護を受給することで入居ができる物件でした。

このような退院後支援のニーズに関して，多職種チームを構成する専門職からもトオルさんについてアセスメントを実施しました。そして，その結果をもとに各専門職らがトオルさんとかかわり，その状況をチームで共有しました。

看護師は，食事・生活環境の整理・セルフケア等の病棟生活で把握できる状態を中心にアセスメントを実施しました。そして，1人暮らしの経験があり，生活費節約の観点から自炊にもやる気を出していたトオルさんに対して，退院直後からすべて自炊にすることで，負担感が増すので気晴らしで外食やテイクアウト等も使用して工夫することの助言等をしました。

作業療法士は，移動・金銭管理・基礎教育・日中の活動・交流等の，病棟で行った作業療法の中で把握できる状態を中心にアセスメントを実施しました。そして，トオルさんは知らない土地に退院し生活を送るため，初めは徒歩や自転車でのスーパーやコンビニへの買い物から始め，慣れたら公共バスを利用し市街地への探索，カフェや公共施設の利用等へといった提案をしました。また，トオルさんからの対人的な交流を広げたいという要望から，ボランティア活動や市民活動についての情報提供もしました。

主治医と臨床心理士は，精神病症状，身体的健康，心理的苦痛，性的な問題，治療・支援への動機づけ／疾病の自己管理，アルコール等の診察やカウンセリングの中で把握できる状態についてアセスメントを実施しました。その結果，アルコールの使用について不調時の摂取量増が懸念されること，イライラ時の感情表出から他者に対する安全や衝動性に課題があること等が把握できました。

多職種チームでは，こうしたアセスメント結果の共有とともに，入院中と退院後の変化について再アセスメントが必要であることを確認しました。さらに，このアセスメント結果は，B保健所にも提出して確認を受け，実際のケア会議の場でトオルさん本人の評価も併せて再検討をしました。こうしたアセスメントの内容をトオルさんと共有することを通して，トオルさん本人は「入院生活中で支援者に依存的になっていたが，退院後は他者に頼りたくても頼れない部分が出てくるかもしれない」と不安を語りました。そこで，このトオルさんの困り感をもとに，クライシス・プラン作成への動機づけと，その性格傾向を踏まえた周囲へのSOSの出し方としての対処方法を一緒に検討していきました。

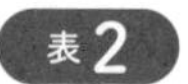 トオルさんへのアセスメント

様式５
退院後支援のニーズに関するアセスメント

評価年月日：令和○年△月×日
医療機関名：D 病院
主治医氏名：□□　○○
退院後生活環境相談担当者 / 相談員氏名：◇◇　○○○

本人氏名：◎◎　トオル　性別：男　年齢：××　歳									
評価項目 A：環境要因，B：生活機能（活動），C：社会参加，D：心身の状態，E：支援継続に関する課題，F：行動に関する課題	本人の評価				支援者の評価				特記事項
	0	1	2	9	0	1	2	9	
A1住居：退院後の居住先		✓				✓			
A2経済的援助：生活保護等の経済的援助の必要性			✓					✓	会社の負債などは不明
A3親しい関係者：家族，パートナー等との関係性				✓			✓		離婚歴２回
A4子供の世話：18歳以下の子供の養育	✓						✓		養育費支払いの問題有
A5介護：家庭内の高齢者，障害者の介護	✓				✓				
B1食事：料理，外食，適切な食事の購入	✓				✓				
B2生活環境の管理：自室や生活環境を整えること	✓					✓			
B3セルフケア：入浴，歯磨き等の清潔保持	✓				✓				
B4電話：電話の有無，電話使用の可否	✓				✓				
B5移動：公共交通機関，車等の移動手段の利用		✓			✓				
B6金銭管理：金銭の管理と計画的な使用	✓							✓	不調時計画的使用ができるか不明
B7基礎教育：読み書き，計算等の基礎学力	✓				✓				
C1日中の活動：適切な日中の時間の過ごし方		✓					✓		
C2交流：家族以外との社会的交流		✓					✓		
D1精神病症状：幻覚，妄想，思考障害等	✓					✓			
D2身体的健康：身体疾患，副作用を含む身体症状		✓				✓			
D3心理的苦痛：不安，抑うつ，悩みごと等		✓				✓			
D4性的な問題：性嗜好の問題，性機能障害等	✓							✓	女性にきつい言葉がけ有
E1処遇・治療情報：処遇・治療に関する情報提供とその理解		✓				✓			
E2治療・支援への動機づけ／疾病の自己管理		✓				✓			
F1アルコール：アルコールに関連する問題全般	✓							✓	不調時の摂取量増が心配
F2薬物：処方薬依存・乱用を含む薬物関連の問題全般	✓					✓			
F3自分に対する安全：自殺関連行動等，セルフネグレクト等		✓				✓			
F4他者に対する安全：暴力，威嚇行動等	✓							✓	イライラ時の感情表出
F5その他の行動上の問題：衝動性や強迫行為，嗜癖等	✓							✓	支援への依存傾向有
その他（　　　）									
支援に関する意見	相談先があれば，ありがたいと思う。								

０＝支援の必要なし，１＝この領域に問題があるが，効果的な支援を受けている，２＝この領域に問題があり，効果的な支援を受けていない，９＝不明

3・クライシス・プラン の作成経過と活用

1 退院後支援計画の作成からクライシス・プランへの展開

ガイドラインに基づく退院後支援計画と「病状が悪化した場合の対処方針（困ったときの対処）」は，退院直後の生活上で困りごとが生じた際等の限定的な期間，内容（病状が悪化した場合）について作成しました。しかし，トオルさんの希望・目標として将来的に再就職し，自ら稼いだお金で生活を送っていくということをかなえるためには，生活や病状が安定した状態を継続し，その時々の状況に応じて柔軟に対処していくことが重要になると考え，トオルさんにクライシス・プランを作成する意義やその活用方法について説明するとともに，作成することを提案しました。すると，トオルさんからも「不安に対処しながら，安定した生活を送るためであれば考えてみたい」という返答が得られ，トオルさんの希望や目標へとつながることを共有できるように，さらに，地域生活の段階的な状況を表すことができるように工夫して作成していきました。

トオルさんとクライシス・プランの内容を検討していく中で，過去の自殺企図の経過から退院そのものが自殺企図の危険要因でありつつ，その後の生活上の変化においても自殺に結びつくことが推測される状態や要因があることを考えました。そこで，退院直後（不安な頃）・1～2か月後（慣れた頃）・3～6か月後（変化の頃）の段階ごとに想定される感情面や行動面の状況について，トオルさんとともに確認していきました。

① 退院直後（不安な頃）

今回の入院では頼れる相談相手がおらず，自分で色々と考え込んでしまう傾向があり，孤独からくる焦燥感や不眠，アルコール，たばこの摂取量増による食事摂取量減少が病状悪化の兆候となっていました。本来は食べることには興味があり，1人暮らしでは簡単な料理をつくることが楽しみで，気分転換になることが想像できました。また，真面目な性格であるがために，初めから無理をしない程度の自炊計画を立てたほうが，生活上での病状安定につながると推測されました。そこで，退院後に導入する訪問看護ステーションとは，ケア会議の場で状況を共有し，訪問看護時には兆候が出ていないか注意深く見守ってもらいつつ，同時に自炊計画上の簡単メニューの助言等を提案しました。また，外来診察の際には健康面，食生活で無理をしていないか，変化が生じていないか主治医が確認することとしました。そして，トオルさんが退院直後の不安な時期を平穏に乗り越えていくには，トオルさんの性格傾向から安定した生活を送るための行動のパターンや習慣を，「型」として設定することが有効だと判断しました。また，「型」を決めることで病状悪化につながる生活上の変化をとらえられることが期待でき，その「型」がこれからの地域生活の基盤にもなり得ると考えました。そこで，安定した生活のための「型」について，退院後生活環境相談員はトオルさんと話し合い共有し，その内容を退院直後に，型どおりで安定した生活が送れているか，その生活を保つコツは何か等を含めてトオルさんと確認することとしました。加えて，トオルさんは支援者とは，一方的に支援を受けるだけではなく，相互にねぎらいの言葉をかけ合う関係性を大切にしたいという希望もあり，トオルさんとの関係を継続していくために重要視しました。こうしたトオルさんの状態とその対応について，トオルさんと関係機関がともに共有でき，相互に相談しやすい関係性を築くことを目指しました。

② 1～2か月後（慣れた頃）

この時期において話し合われた，病状が悪化に向かっているサインとして，訪問看護や診察を受けることに懐疑的になること，大家への家賃支払いが遅れること等を共有しました。特に住居の部分では，大家から必要時に連絡を取れなくなった場合は退去となる契約となっているため，クライシス・プランをもとに日常的に早期にSOSを出せるような機会や関係性を継続できることを目指して作成しました。さらに，困ったときにトオルさん本人が行う対処方法を大家とも共有しておくことで，安心して支援関係が継続できていきます。トオルさんの状態に変化が生じたとき，専門職による支援に偏るのではなく，普段の生活の中でトオルさんが気分転換を図れる趣味，例えば簡単なDIYの作業や近所の散歩等を通して元気を回復するプラン等も組み込みました。加えて，トオルさんが希望していた退院後の交流が広がることもトオルさんの安定した生活を維持することに役立つと考え，ボランタリーな人間関係に参加する機会を設けつつ，緩やかなソーシャルサポートネットワークをトオルさん自身が築けるプランとして作成しました。

③ 3～6か月後（変化の頃）

帰住先C市E保健所が中心となって行う退院後支援計画に基づく支援期間は6か月以内を基本として設定します。そのため，3～6か月の期間を変化の頃と1つの時間的な区切りとして位置づけ，医療機関を含む地域援助事業者が病状悪化の兆候等をE保健所と共有できるよう，トオルさんの状態像に関する情報を整理していきました。

トオルさんとは，退院後の生活に慣れた頃に変化が現れることが多いことを話し合い，想定される状況を相互に確認しました。トオルさんから，「生活に慣れてくると，そろそろ働いても良いのではないかという気持ちが強くなると思う」という発言があったことから，支援者から「そのようなときって，トオルさんはどのような行動を取りそうですか」と問うと，「すぐに仕事を探しに行くと思う。ただ，そのときに仕事が見つからないってなると将来への不安や焦りを感じてしまうと思う」と話し，その内容をクライシス・プランに記載していきました。こうしたトオルさんとの相互確認を通して，退院後の生活上では「楽しみの後に1人で我に返って，淋しさに押しつぶされそうになる」「うまくいかなかったり，思うように進んでいなかったりすると，過去の出来事と重ねてネガティブな思考になる」といった点で不安定になる状態像を整理しました。さらに，こうした状態像となることで「何もかも嫌になり，人に会いたくなくなり受診せず，訪問看護も受けることが億

図1 クライシス・プラン（トオルさん退院後のプラン）

＜○○年△△月◇◇日退院時＞

【トオルさんの希望・目標】
退院後は，再就職して自分で稼いだお金で生活を送れるようになりたい。子どもの養育費を支払いたい。

（右記の時期でも心がける）

退院直後（不安な頃）
■楽しもうとする気持ちがある
■きっちり自炊をしようとする
■早寝・早起ぐっすり眠る
■定期受診・訪問看護を受ける
■支援者（周囲）からの助言を仰ぐ
■決断まで時間をかける

1～2か月後（慣れた頃）
■空虚感・イライラ感がある
■お酒，たばこの量が増える
■夜遅くまで起きている（生活が不規則）
■行動範囲が広がりお金を使い過ぎる
■焦って，即行動に移したくなる
■周囲との関係がしっくりこない
■生活保護の申請

3～6か月後（変化の頃）
■働きたいが，仕事が見つからない
■淋しさに押しつぶされそうになる
■過去の出来事と重ねてネガティブ思考になる
■受診・訪問看護が億劫になってくる
■焦って1人で決めてしまう
■大家や支援者からの電話に出ない
■朝起きられず，閉じこもりがちになる

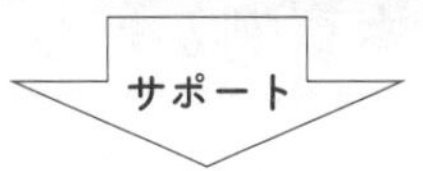

型どおりで安定した生活を保つコツ
■適度に規則正しい生活・食生活・睡眠を続ける
■すべて無理はしない（突っ走り過ぎない）
■お金は計画に余裕をもたせ使用する
■困ったらすぐに相談する

私の対処
☆希望・目標を確認する
☆健康・金銭管理とリフレッシュの継続
☆現状を隠さず相談する
☆自分の思いとプランのギャップについて支援者と共有
☆イベント・ボランティア体験に参加する

①診察に合わせて相談員とも面接する
②訪問看護ステーションの訪問頻度や多職種での訪問体制に変更する
③生活困窮者NPO相談員と病院相談員が情報共有し，一緒に相談に乗る
④大家も含めた地域サポーターとの交流の機会を設ける

～自分の安定に役立ちそうなこと～
■目標をもつ（アルバイト探しと休息）
■リフレッシュする（無理なく料理,DIY,散歩）
■良い人間関係を保つ（ねぎらいの言葉をかけ合う）

☎連絡先	D病院	○○○－○○○○
	訪問看護ステーション	□□□－□□□□
	生活困窮者NPO相談員	△△△－△△△△
	大家さん携帯	◇◇◇－◇◇◇◇－◇◇◇◇

劫になる」，そして「さらなる焦りが募って1人で決断してしまい大きな失敗に至ってしまう」という悪循環を共有することができました。

そのうえで，そうした状態像に応じたトオルさん自身の対処方法として，退院後の支援者とのかかわり方について話し合いました。診察以外の時間で，地域生活のうえでの相談や就職活動への移行等についても相談したいとの希望があり，主治医にもその旨を共有し，退院後生活環境相談員等が継続的に外来診察後の面談をできるように確認をしました。これによって，トオルさんの自己対処だけでなく，措置入院者であるトオルさんの退院後の生活を継続して支援できるよう医療機関の相談体制の構築も進めていきました。

このようにして作成したクライシス・プランについては，措置入院からの退院前ケア会議の場で支援者とも共有し，退院後の支援に係る全体調整を行うＥ保健所に対して，トオルさんの診療状況等について情報提供を行いました。こうしたクライシス・プランを活用した支援者間の共有により，トオルさんが調子を崩し，朝に起きられず，閉じこもり，大家や支援者からの電話に出なくなった際等に状態を素早く共有できて，迅速な介入を受けることを目指しました。また，措置入院後の支援計画期間が終了した後もクライシス・プランは治療や支援状況の変化に応じて，更新していきました。退院後の生活支援のために新たに加わった支援者にクライシス・プランを用いてトオルさんの経過を説明し，クライシス・プランの更新作業にも一緒に携わりました。そうすることで，退院後の支援が途切れることなく，継続的な支援体制が確保できました。

4・本事例からのまとめ

措置入院者の場合，最初に支援者に求められるのは寄り添う支援であり，その中で安心，安全，信頼感が生まれるかかわりが重要になると考えます。トオルさんの事例では，こうしたかかわりによって，焦燥感の原因の把握，自殺未遂までに至った喪失感や孤独感の軽減を図っていきました。措置入院者の場合，一般的に措置症状が消退した際には速やかに医療保護入院等に切り替えられることになっています。トオルさんの事例のように保護者が不在であったり，経済的な課題を抱えていたりする場合は，入院形態を切り替えてしまうことで医療費の支払いに問題が生じたり，入院中の治療・支援者との関係も変化するため，不安が強くなったり，症状の再燃につながることがあり，入院形態変更のタイミングは慎重に検討する必要があります。そうした理由から，医療保護入院に切り替えずに措置入院を退院日まで続け，措置入院中の対応として家族支援や経済的支援等を行いながら，退院後の地域生活の継続に向けて１つのツールとしてクライシス・プランの作成を念頭に置き，本人との関係づくりや状態像のアセスメント等を実施していくことが大切です。その際，本人自身の言葉を用いて作成することや，目標等を絵や数値で表すことも共通の理解が得られるための工夫として有効です。

トオルさんの事例では，「病状が悪化した場合の対処方針（困ったときの対処）」「退院後支援のニーズに関するアセスメント」を作成していく中で，トオルさんとの関係づくりを多職種チームで行ってきました。「病状が悪化した場合の対処方針（困ったときの対処）」の作成では医療者側が先回りして，退院後の対処を限定しがちですが，トオルさんができている点を共有し，トオルさんがポジティブに考えたり，支援者がそれを促したり，ネガティブな表現であったとしてもリフレーミングし，失敗体験を次につながる成功体験として意味づけることで，クライシス・プランを作成する際の自己対処の方法として用いることが可能になります。また，「退院後支援のニーズに関するアセスメント」では，本人の評価と支援者の評価に分かれているため，本人の退院後の考えや思い（デマンド）と本当に実現可能で必要となる計画（ニーズ）に食い違いが出ることがあります。そうした相違点を整理しながら退院後支援計画を作成することが求められますが，本人との相互理解を深められず，退院前ケア会議等での支援者間でも十分な計画として作成することができない場合もあります。しかしながら，その後にクライシス・プランを作成していくことで，その過程の中でさらに本人の考えや思いを再確認し，アセスメントを深めることができる機会にもなります。

今回の事例では，退院後の地域生活でクライシス・プランの活用まで十分に示すことができませんでしたが，クライシス・プランを作成して終わりではなく，退院後に活用して本人と支援者が相互に理解を深めるかかわりを継続していくことも退院後生活環境相談員等の病院スタッフにおける重要な役割となります。そのために，退院後ケア会議等の場で，更新したプランについて本人と支援者からの双方で合意を図っていくことが大切になります。

今日，措置退院後支援のマニュアルの整備が進められている途上にあります。そうした中で，ガイドラインに規定されている「病状が悪化した場合の対処方針（困ったときの対処）」の作成と「退院後支援のニーズに関するアセスメント」の実施を通して，当事者と支援者のWeのプランとして任意のツールであるクライシス･プランの作成を進めました。クライシス・プランを本人と作成することができた背景には，それらの作成と実施において本人との関係づくりを図り，支援者が一方的に取り決めず，本人の意向や思いを重視した支援者の姿勢が大きく関係していたと振り返ることができます。つまり，制度や政策に位置づけられた内容を業務や事務として支援者主導で行うのではなく，措置入院に至る経過や治療方針，希死念慮等の入院中の状況に基づき，退院後の地域生活を想定しながら多職種チームで丁寧にかかわりをもっていくことが，クライシス・プランの作成とともに，退院後の生活支援において本人の自己対処行動や援助希求行動へつながると考えられます。

最後になりますが，本人とともに支援者がクライシス・プランを作成し活用していくことは，地域の中で個人が主体的に自らの生き方を追求することや自律的な生活を送ることを支える，伴走型支援に通じる点があります。それは，支援する・されるという一方的な関係性ではなく，本人と支援者が支援の中で人として出会うことで，互いに学び合い，変化するということです。つまり人と人，人と社会がつながり，一人ひとりが生きがいや役割をもち，互いを尊重し合いながら暮らしていくことを目指す地域共生社会づくりにつながると考えます。また，こうした社会づくりが醸成されることは，その後の個別的なクライシス・プランの実践にも往還的に作用することが期待できます。

編者コメント

措置入院になってしまった当事者の方については希望に応じて「退院後支援計画」を作成しますが，その中で「病状が悪化した場合の対処方針」を立てることが推奨されています。この事例では多職種チームが当事者の生活上の不安や困りごとに寄り添うことで関係づくりを図り，本人の希望する生活への理解を深め，その生活に近づくための手段の１つとしてクライシス・プランを協働的に作成したプロセスがわかりやすく描かれています。作成においては措置入院のきっかけとなった自殺企図について話題に出し，振り返ることで当事者にとっての注意サインや適切な対処を考える機会としていますが，当事者の有効な対処，つらい状況をくぐり抜けてきた体験にフォーカスをしています。これはストレングスを見つける作業にもなっており，当事者のもつ「たくましさ」や「能力」を見つけ出すかかわりでもあり，多くの支援者にとって学びの多い内容です。また，クライシス・プランが生活上の時間的な経過とともに注意サインや対処が変化するものとなっており，当事者との綿密な話し合いによる工夫が見られます。こうした細やかな対応によって当事者と支援者の双方に有効なプランになったことが伝わる内容です。

参考文献

- 日本精神科救急学会監修『精神科救急医療ガイドライン 2022 年版』2022.
- 第２回精神保健福祉士の養成のあり方等に関する検討会資料３「精神保健福祉士に求められる役割について」（平成 31 年 2 月 25 日）

事例

3 精神科デイケアにおける事例

精神科デイケアは，精神障害のある人が，社会参加，社会復帰，復学，就労などを目的に様々なグループ活動を行う通所施設です。メンバーそれぞれの目標を設定し，精神疾患の再発防止や生活リズム改善，対人関係スキル向上などを目的に，人との交流や各種プログラムへの参加などを通じて，リハビリテーションを行っていきます。精神科デイケアによって目的やプログラムの内容，対象とする人，雰囲気などが異なります。例えば就労支援や職場復帰（リワーク）に向けたプログラムもあれば，発達障害やアルコール・薬物依存症などの疾患別のプログラム，思春期の人の利用に特化したプログラムもあります。ただし，共通しているのは社会的な技能を強化し，自己理解を深め，日常生活における自己管理能力や自己効力感を向上させることを目指すところです。

ここでは非自発的な入院（医療保護入院）を数年おきに繰り返していた人がクライシス・プランとセルフモニタリング表を使った対処と対応を行ったことで，医療保護入院の頻度が減少し，就労に向けて取り組むことができた事例を紹介します。

1 ▸ 事例概要（紹介）：タクヤさん（仮名），30 歳代男性

① 生活歴

タクヤさんは３人兄弟の長男として生まれました。出生時の身体的な異常はなく，発達についても特別な問題を指摘されたことはありませんでした。地元の保育所，そして高校までは地元の公立学校で学び，学業成績も良好でした。学校での問題はなく，友人関係においても仲の良い友人がいました。高校卒業後は県外の大学に進学し，バイオテクノロジーについて学びました。研究も楽しく，没頭した結果，研究室の教授から「大学院に進まないか？」と誘われ，進学を決めました。大学院進学後も研究に没頭し，少しずつ結果も出てきました。大学院の途中で父親が急逝し，そのときには気分が落ち込んで何も手につかない状態でしたが，徐々にまた普段の生活に戻っていきました。大学院も修了し，希望していたバイオテクノロジーを活かせる会社に就職しました。

② 家族歴

父方の祖母と祖父，父親，母親，弟２人とタクヤさんの７人家族で育ちました。父親は会社員で母親は祖父母とともに農業を手伝っていました。兄弟同士の仲は悪くないものの，お互いに干渉しない関係でした。父親は厳格で，家庭内のルールがしっかりと決まってい

ました。そのルールを破ると，厳しく叱られました。母親は穏やかでしたが，父親には何も言えず，父親のいないところで『あんなに厳しくしなくてもいいのにね』と子どもたちの側に立ってくれました。祖父母はタクヤさんたち孫３人をかわいがってくれました。祖父母はすでに他界し，父親はタクヤさんが23歳の頃に病気で亡くなりました。母親（70歳代）は現在も健在で，次男（20歳代）と三男（20歳代）は他県で会社勤めをしており，それぞれ家庭ももっています。

2・クライシス・プラン作成までの経過

タクヤさんはバイオテクノロジーを専門とする新興企業に入社しました。頭脳明晰で献身的，その分野に対する熱意があり，将来を嘱望されていました。彼は会社の新たなプロジェクトにかかわることになり，意欲的かつ熱心に取り組みました。会社もプロジェクトに期待しており，日をまたいでから帰宅する日もあり，睡眠が十分に取れていない日々でした。しかしながら，入社して１年ほどが経過したある頃から，タクヤさんは徐々に周囲の雰囲気が何か奇妙に感じ始めました。同僚の視線が自分を監視しているように感じたのです。そのため，タクヤさんの行動が徐々に変わり始めました。かつては集中力が高く，大学院で身につけた専門的な知識を活かしていた彼の仕事でのパフォーマンスが低下し，周囲からは仕事に対する情熱も見えなくなりました。『大丈夫？』と声をかけられると，びくっとして，「俺の思ったことがわかるの？」などと言動には混乱がみられ，一点を見つめてブツブツと何かをつぶやいているようなこともありました。

この変化は同僚たちの間でも広まり，上司は彼に会社の担当産業医との面談を勧めました。タクヤさんは気が進みませんでしたが，どうしてもという上司の言葉を断りきれなかったのと，確かに以前のような意欲がわかず，周囲が以前と違う世界のように感じ始めていたので，面談を受けることにしました。その結果，タクヤさんは精神科医を紹介されることになりました。「何で精神科に行かなきゃいけないんだ」と苛立ち，「まだそこまでではないんで」と断りました。

その後も仕事を続けていましたが，ある日，自宅の自室でタクヤさん以外誰もいないのに，「うるさい！」と大きな声を出しました。驚いた母親が『どうしたの？』と聞くと，「お母さんも知ってるんだろ！？　俺に特別な力があるから，組織に命が狙われていること」と目を大きく見開いて言いました。『そんなこと知るわけないじゃない』と母親が言うと，「ふざけんな！」と壁をたたいて穴を開けてしまいました。驚いた母親は次男に連絡し，数時間後に到着した次男が血走ったタクヤさんの顔を見て，『眠れていないんだろ？　しっかり眠るためには少し薬の力を借りてもいいんじゃないか？』と言ったところ，最初はなぜ次男がいるのか怪しんで，警戒していましたが，確かに眠れずにつらいのは事実であるため，タクヤさんは精神科を受診しました。

精神科医の診察の結果，『統合失調症でしょう』と伝えられました。タクヤさんは「納得いかない！　病気なんかじゃない！　ふざけんな！」と大声で騒いだため，精神科医は入院してまずは眠れるようにすることを提案しましたが，タクヤさんは受け入れずに大声を出し続けました。精神科医が同伴した母親と次男に医療保護入院を勧め，同意されたことから入院となりました。

仕事は休職となり，入院治療を受け，2か月ほどで精神面も安定し，退院の流れとなりました。しかしながら，タクヤさんは完全に統合失調症を受け入れることができず，いずれ薬を飲まない生活に戻りたいと思っていました。それは薬を飲むことで眠気が出たり，職場復帰してから薬を飲む姿を見られたくないと思ったりしていたからです。

退院後，休養をして，職場復帰を目指す方向となりました。職場と話し合い，3か月はゆっくり休み，それから少しずつ仕事を始めていくことになりました。タクヤさんはそれを楽しみにしていたのですが，職場復帰への焦りもあり，1か月が経過した頃から薬を自分で減らし始めました。タクヤさんは大丈夫と思っていましたが，徐々に眠れなくなり，またあの“組織の声”が聞こえるようになりました。世界がまた怪しく感じられ，買い物に行っても誰かが自分を狙っている気がしてキョロキョロしてしまいます。そんな彼の変化に気づいた母親が声をかけるも「ほっといてくれ。大丈夫だから」と言うため，母親もそれ以上，何もできずにいました。

ある日，彼は事前に話もしていないのに職場に現れ「今日から仕事をします」と言いました。上司は『どうした？　まだ休養期間だろ？　ゆっくり休んでからでいい』と伝えましたが，「わかったんです。○○の材料に△△の材料を組み合わせることで，世界のどの会社もつくったことがない，新たな物質をつくり出せます。特許を取って，私たちの会社を世界に羽ばたかせましょう！」と興奮して話すタクヤさんを上司は明らかに安定した状態のタクヤさんとは違っていると思いました。上司はとにかく自宅に戻って，休みを取ってからの復帰になること，まだ職場も復帰の準備が整っていないことを伝えましたが，タクヤさんは「何でですか！？　この情報だけ聞いて，あとは自分たちで手柄を上げようってことですか？　○○さん（上司）も組織の仲間なんですか！」と大声で叫び，上司の足を蹴ったため，やむを得ず警察に連絡しました。警察から保健所に連絡があり，措置入院の手続きが取られることになり，最終的に通院していた病院に措置入院をすることになりました。

その後，入院から3か月で退院の運びとなりましたが，会社を退職することになり，自宅で静養する日々となりました。しかしながら，自分が学んできたバイオテクノロジーの知識を活かせば大発明になるという考えは持続しており，自宅で自分のアイデアをインターネットのあらゆる場所に書き込んだり，自分のホームページをつくって紹介したりしていました。そのような活動に没頭し，生活リズムが乱れると病状が悪化し，入院するということを繰り返し，30歳代になるまで8回の非自発的入院を繰り返しました。

そして，30歳代になったある日，主治医から『デイケアという場所があるよ。タクヤさんはまだ若いし，仕事への思いがあるのであれば，デイケアで就労に向けた準備をしてみるのはどう？』と言われました。デイケアを紹介されたのはそれが初めてではありませんでしたが，何となく気が向かず断っていました。しかしながら，このままの生活を続けていても，先が見えないと思い，デイケアを利用してみることにしました。

デイケアを利用開始し，徐々に仲間もでき始め，デイケアに慣れてきました。しかしながら，やはりパソコンに没頭し，昼夜逆転してデイケアを休んだり，生活リズムが乱れて薬を飲み忘れるなどし，病状が悪化して，それを受け入れられずに医療保護入院になることがありました。

退院後，タクヤさんは統合失調症の心理教育プログラムに出てみることにしました。徐々に「自分の考えは実は違っているのかも……」と妄想に疑念をもち始めていたり，薬を飲んでいると組織の声が聞こえづらくなることもあり，心理教育の中で“妄想”や“幻聴”について学ぶと，自分の体験と一致する部分があると思えるようになってきました。また，陰性症状（意欲低下や活動性の低下など）も体験とつながり，「あのとき集中できなかったのはこれなのかもしれない」と考えることができました。加えて，認知機能障害については特に，「仕事をしていたときに記憶力が落ちたように感じたり，言葉が出てこなくなったように感じたのはこれなんだ」と非常に腑に落ちたようでした。

一方，タクヤさんはそれでも１～２年に１回は入院を繰り返しました。就労に向けて，まずは就労支援事業の利用を目指していたのですが，焦ってしまうあまり，就労支援事業や障害者雇用の情報収集のために深夜までパソコンで検索してしまい，睡眠時間が短くなって，徐々に悪化してしまうためでした。タクヤさんは「このまま仕事ができずに人生を終えてしまうのは嫌だ……」と入院するたびに自分自身に失望しているようでした。

3・クライシス・プランの作成段階

※：以下，「　」はタクヤさん，＜　＞はデイケアの担当者の発言を示します。

退院して，再度デイケアの利用が始まりました。これまでの担当者から新たな担当者に変わりました。新しい担当者はタクヤさんが就労に向けて進んでいきたい気持ちが痛いほどわかり，何とかその目標を達成できないかと考えました。そこで，＜タクヤさん，就労に向けて進めるように，クライシス・プランというものをつくってみませんか？＞と伝えると，タクヤさんは「それって何ですか？」と言いました。そこで，クライシス・プランを説明する冊子を見てもらい，さらにデイケア担当者自身が自分のためにつくったクライシス・プランも見てもらいました。タクヤさんは理解度が高く，すぐに「これは自分の具合の悪いときを早く気づいて，乗り越えていくためのものですね！」と言いました。担当者は＜そうなんです。ただ，自分だけではなくて，私たちや家族など，周りの人たちと一緒に乗り越えていくためのものなんです。私も家族と話し合ってつくったんですよ！>「そうなんですね。つくってみたいです」。

タクヤさんとはクライシス・プランの作成に向けて週１回30分の個別面接をすることになりました。タクヤさん自身は動機づけが高かったので，担当者はタクヤさんにクライシス・プランを説明する冊子と白紙のプランシートを手渡し，自分で書けるところは書いてきてもらい，その内容を確認し，担当者からこれまでの情報をもとに客観的に伝えられる情報を伝え，Weのプランにできるようにしようと考えました。

1 目標の確認，生活・状態変化の確認，対処法の確認

順を追って，まずは目標について確認すると，「やっぱり，就職して仕事をしたいです。数時間でもいい。無理かな……とも思うけど，このままデイケアだけで終わりたくないんです」<私もそう思っていました。その目標に向けてつくっていきましょう>。

次に生活・状態変化の確認をしました。安定した状態については「そうだなあ。気持ちが穏やかで，人に気遣いできる余裕があるときかな。あと，デイケアに休まず通えているときは良い状態のときだと思います」と話しました。次に，毎回の入院前にはどのような状態になるのかを確認しました。「大体毎回，パソコンとかスマホで就労についての情報を調べ出して，それで睡眠時間が３時間もないくらいになって……。それが続くと不思議な声が聞こえるようになるんです。自分の行動に文句を言うような声。あれが聞こえるとまずいんですよ。そのうちに，誰かが何か仕組んでいるんじゃないかって疑い深くなったりして，自分だけ孤立している感じがしてきます」と教えてくれました。そして，安定した状態からどのように入院前の状態になるのかを確認すると，「6時間以上眠れると調子がいいんです。でも，だんだん短くなってきます。5時間も眠れない日が続くと，やばいです」<他にも行動で変わってくるところはある？>「デイケアを休み始めるかな……。あと，イライラして，たばこも１日５本に決めているのに１箱くらいになります」<具体的でとても良くわかります。さすがですね！>。

そして，対処についても話し合いました。<良い状態を続けるために役立つことはありますか？>。対処についてはタクヤさん自身，遅くまで情報検索することで睡眠時間が短くなり，具合が悪くなってしまうことは理解していました。「やっぱり，生活リズムですね。睡眠や食事を決まった時間にとるほうが安定すると思います。それから，無理しないで，根を詰めすぎないことが大事かなあ。あと，振り返ってみると，色々やろうとしすぎるから，休日はゆったり過ごしていたほうが安定していたかもしれないと思うんです」<なるほど，タクヤさんはこれまでの経験からたくさん学んでいるんですね。ちなみに，注意状態から戻るために役立つことはありますか？>「ゆったりした，落ち着く音楽を聴くと眠りやすいし，いいです。それでもダメなときは追加の薬を飲むようにしています」<それはいいですね！　他には呼吸法とか，筋弛緩法とか，デイケアプログラムで取り組んだり

ラクセーションが役立つという人もいますけど，タクヤさんは？＞「ああ，たしかに。筋弛緩法はちょっと難しくて。呼吸法ならいいかもしれないですね。あれを試したら寝つけない夜に効いたことがありました」＜それも取り入れましょうか。あとは早めに相談してみるのはどうですか？　就労に向けて焦ってしまう自分にブレーキをかける意味でも＞「相談て，担当者の方とか，スタッフが忙しいかなとか考えちゃうとしにくいんですよね」＜今，相談してますよね？笑＞「あ，たしかに！　面談だと相談しやすいんですけど，声をかけてみてもいいですか？」＜もちろんです。私たちも時間が取れないときはあるので，そんなときはいつなら話せるかをお伝えしますから，声をかけてください＞「お願いします」。要注意のときについて，タクヤさんは，“デイケアに電話”“追加薬を使う”“臨時受診”“入院して立て直す”をあげました。担当者が臨時受診のタイミングについて尋ねると「注意状態のときは相談して，立て直しをしていきたいです。ただ，要注意状態になったらすぐに臨時受診をして，立て直したいと思います」＜わかりました。それでいってみましょう＞。

2 ストレスの確認，要注意状態のときの希望

タクヤさんは【気をつけたほうが良いストレス】【要注意状態のときの希望・計画】についても自分なりに書いてきました。「ちょっと悩むところがあったので，話し合えるといいなと思いました」＜そうなんですね！　そしたら，ストレスからいきましょう。ストレスは精神面に影響するものです。タクヤさんにとって注意状態や要注意状態にさせるような，タクヤさんの状態に影響しやすいストレスはありますか？＞「これがあまりピンとこなくて……」とタクヤさんが言うので，担当者は＜以前，クライシス・プランであげた注意状態や要注意状態になるきっかけになった出来事って何かありますか？　初めて会う人が家に来たりとか，家族とうまくいかなかったりすることなどはよくあることですが，いかがですか？＞タクヤさんは「それでいえば，家族というよりも就職に向けて焦って，早く進めたいと思っている状態がストレスを感じているときなのかな？」＜そうかもしれませんね。思うように進められない状況がストレスになっているのかもしれません＞。それ以外では焦りから“睡眠が短くなってしまうこと”や“疲労”“アクシデント”“貯金が少なくなること”をあげました。＜そのようなときにはどんなことが役立ちますか？＞「無理をしないこととか，アクシデントのときは休養を取るといいかなあ。あとは計画的に小遣いを使わないといけないですね（苦笑）」。

次に要注意状態のときの希望の確認をしました。＜以前にされたくない対応をされたことはありますか？　もしあればどんなふうにしてほしかったですか？　話を聞いてほしい，薬を勧めてほしいという人もいますが，タクヤさんはどうですか？＞「今まで具合が悪くなったときのことを振り返ってみると，周りがしてくれたことには納得してます。ただ，親が『買い物に行くよ』と言って嘘をついて病院に連れていったことがあって，それ

はとても嫌でした。クライシス・プランをつくったから，それを使って率直に伝えてほしいです」＜それはつらい経験でしたね。率直に伝えてほしいということですね＞「はい」。担当者は“入院を使うタイミング”についても尋ねました。今まで入院を“させられる”体験をしてきたタクヤさんにとって，自分で入院を“する”体験にしていくことが医療と協働すること，またタクヤさんの主体性を強めるうえで重要と考えたからです。タクヤさんは「そうですね，臨時受診して，先生に判断してもらうことになると思うけど，私としては１週間くらい要注意状態が続いたら入院して立て直したほうがいいと思います」と話しました。

３ 周囲から見た状態と対応の共有とセルフモニタリング表の作成

担当者からはこれまでの経過や普段接している感触から，安定時には周囲から見てもタクヤさんがあげたことと同様であることを伝えました。注意状態について，担当者からも＜就労についての質問がとても増えて，すぐにでも就労支援を利用したいと焦っているように見えるかな＞「やっぱりそんなふうに見えるんですね」要注意状態については＜やっぱりデイケアを休み始めたり，物音に敏感になる感じもするんだけどどうかな？　いつもなら，物音がしても気にしないけど，入院する前は音がするとそちらに顔を向けて何かを確認しているようでした＞「そうでしたっけ？　あ，でも眠れなくなる１つに，物音がすごくビンビン聞こえ過ぎちゃう感じはあるかも」と話しました。それらの項目を取り入れることについては「いいですよ，そうしてください」とのことでした。対応として，安定した状態のときには“生活リズムの確認と助言”，注意状態時には“対処法を確認し，やっていないものがあれば勧める”，要注意状態については“追加薬を勧める”“臨時の受診を勧める”“先生に入院の相談をする”という内容で合意できました。クライシス・プランができあがってきたため，タクヤさんオリジナルのプラン名をつけることを促しました。タクヤさんは「これはいつも身近にもっておくお守りのようなものだから，“お守りプラン”にします」と話し，プラン名が決まりました。

ここまで作成してきたクライシス・プランをもとに，担当者はセルフモニタリング表を作成することを勧めました。＜セルフモニタリング表をつくってみませんか？　これがあるとデイケアに来ない日の状態を共有できるし，見ればわかるから，面談や診察のときに状態を伝えるのにも役立ちますよ＞。タクヤさんはパソコンが得意なので，サンプルからクライシス・プランやセルフモニタリング表のフォーマットをパソコンで作成し，自分の気づける状態や症状を記入したセルフモニタリング表をすでにつくっていました。担当者は＜すごい！　もうつくってあったんですね！　さすがタクヤさん。これを毎日のデイケアの始まりの時間に一緒にチェックするのはどうですか？＞「はい。お願いします！」という流れになりました。

表1 タクヤさんのセルフモニタリング表

状態	項目	4月1日	4月2日	4月3日	4月4日	4月5日	4月6日	4月7日	つけ方
安定した状態	穏やか	✔	✔	✔	✔	✔	✔	✔	当てはまるもの……✔ 当てはまらないもの……空欄
	気づかいできる	✔	✔	✔	✔	✔	✔	✔	
	デイケアに休まず通える	✔	✔	✔	✔		✔	✔	
	睡眠時間が6時間以上	✔	✔						
注意状態	睡眠時間が5時間以下					✔	✔	✔	
	就労について焦る								
	デイケアを休む					✔			
	たばこを1箱くらい吸う			✔	✔				
	21時を過ぎても パソコンに熱中する					✔	✔		
要注意状態	睡眠が3時間以下								
	不思議な声が聞こえる								
	疑い深くなる								
	孤立していると感じる								
	物音に敏感になる								
睡眠時間		22→6	22→6	23→5	23→5	23→4	23→4	23→4	時刻→ 時刻
総合評価		青	青	青黄	青黄	黄	黄	青黄	状態の色

4 ケア会議

デイケアにも順調に通うことができるようになってきたため，就労支援事業所の利用など，今後の方針を検討するためのケア会議を開くことにしました。会議にはタクヤさんと母親，主治医，デイケア担当者が参加しました。タクヤさんとも事前に打ち合わせをし，クライシス・プランについて話し合う時間をつくりました。これまでの話し合いで作成したクライシス・プランのたたき台を母親にも見てもらうと，しばらくじっくりと読み込んでから『こういうものをつくったんですね。とても良くできていると思います』と話してくれました。周囲から見える状態や症状については安定しているときには心配することはないけれど，注意状態の頃には『この子，パソコンやスマホをよくいじるようになるんです。仕事がどうとか言って，ずっとそのことを気にし始めると寝なくなる気がします』と話し，『要注意状態のときには夜中まで部屋で物音がするし，電気もついてる。寝ていないんだなとわかるんです。ただ，前に『早く寝たら？』と言ったらけんかになったので，今は言わないようにしているんです』とのことでした。主治医からは『今回のプラン，よくできていますね！　頑張りましたね。私もタクヤさんのことがよくわかりました。対応についても特に言うことはないんですが，“要注意状態のときの希望”のところで，要注意状態が1週間続いたら入院ということなんですけど，要注意状態を1週間待てるかどうかはそのときになってみないとわからないなあ。前に数日で具合が悪くなったのを覚えていますか？』と伝えると「そういえば，たしかに前回，そうでした」主治医は『そうでしたよね。なので，要注意状態が3日続いたら臨時受診をしてもらって，そこでもう少し様子を見るかを話し合いたいのだけど，どうですか？』と伝えると，タクヤさんは「そのほうがいいかもしれません。よろしくお願いします」と答えました。会議では安定した期間が1年経過したら，就労支援事業所の利用を目指していく方針となりました。

図1　タクヤさんのクライシス・プラン

タクヤさんお守りプラン

私の目標：就職して仕事をする

【気をつけたほうが良いストレス】
焦り，睡眠不足，家族とのケンカ，疲れ，アクシデント 【対処】無理をしない，休養をとる，計画的な金銭管理

		安定しているとき	注意状態	要注意状態
状態		睡眠時間が6時間以上 穏やか 気づかいできる デイケアに休まず通える	睡眠時間が5時間以下 デイケアを休む たばこを1箱くらい吸う 21時を過ぎてもパソコンに熱中する 就労について焦る	睡眠時間3時間以下 不思議な声がする 疑い深くなる 孤立していると感じる 物音に敏感になる
対処・対応	自分	規則正しい生活 無理をしない 休日はゆったり過ごす	①落ち着く音楽を聴く ②呼吸法 ③追加薬を飲む ④スタッフに相談	①スタッフに電話 ②追加薬を使う ③臨時受診 ④入院して立て直す
対処・対応	支援者	規則正しい生活の確認と助言をする	対処法を確認し，やっていないものがあれば勧める	①追加薬を勧める ②臨時の受診を考える ③先生に入院の相談をする

【連絡先】
・○○病院：0××-△△△-□□□□
・デイケア：0××-□□□-△△△△

【要注意状態のときの希望・計画】
・具合について，クライシス・プランを使って伝えてもらいたい
・3日間，要注意状態が続いたら入院して立て直したい

4・クライシス・プランの活用段階

タクヤさんは真面目に毎日セルフモニタリング表をつけ，毎回のデイケアと診察でセルフモニタリング表を使って状態確認をしました。安定した状態が持続し，退院からすでに1年が経過しました。ここまで安定して生活できたことは統合失調症を患ってから初めてでした。そこで，希望する就労継続支援Ｂ型事業所を利用する運びとなり，サービス等利用計画を立てることになりました。相談員のスタッフはクライシス・プランとセルフモニタリング表を見て，『これはとてもいいですね！』と感想を伝えてくれました。そして，モニタリングの項目に病状安定を入れ，クライシス・プランとセルフモニタリングのチェックを入れることにしました。

就労継続支援Ｂ型事業所の本格利用も始まり，順調であったある日，タクヤさんは事故にあってしまいました。相手の不注意が原因だったのですが，それを機に，タクヤさんは睡眠時間が短くなり，5時間以下の日が増えてきました。デイケアの担当者がセルフモニタリング表とクライシス・プランを一緒に見ながら，注意症状のところにいることを確認しました。タクヤさんは「あれから落ち着かなくて，昼夜逆転し始めて……」と話したため，デイケアの担当者は対処法について確認したところ，呼吸法や追加薬は試していないと言うのでやってもらうことにしました。その後，徐々に「声が聞こえる」などと言うようになり，次の診察まで1週間ほどでしたが，タクヤさんは病院に連絡し，臨時受診を依頼しました。主治医との面接で，睡眠時間が今日は3時間ほどで，声も聞こえてきたので，要注意状態に入りかけていると思うと伝えました。主治医は『今までこの状態になると，自分の状態は悪くないと言っていました。自分のことを客観的に見ることができていますね。少し入院しましょうか』「お願いします」。初めてタクヤさんは任意入院をし，病状の立て直しを図りました。デイケア担当者はクライシス・プランをつくったのに，失敗だったのではないかと落胆しました。

入院して2週間ほどでタクヤさんの病状は安定しました。担当者は病棟で面談をし，一緒にクライシス・プランを見返し，今回の状態・病状の変化を振り返りました。タクヤさんは「事故にあってから，落ち着かなくて，夜遅くまで起きていました。ただ，事故のせいもあるんですけど，21時を過ぎてもパソコンを使うようになっていたんです」＜そうなんですね。パソコンを切り上げる時間は特に重要なんですね＞「そうだと思います。睡眠が特に大事だってことがよくわかりました」。そこで，タクヤさんはパソコンが楽しくても21時には切り上げることを特に強調するため，注意状態のときの対処に“パソコンは21時までに切り上げる”を加えました。また，“突発的な出来事が起きた場合にはすぐに相談する”という内容も加えました。修正したクライシス・プランを退院前のケア会議で病棟の担当看護師，主治医，他のデイケアスタッフの支援チームとも共有しました。支援チームのメンバーからは『よく振り返れていますね』『これを使ってまたやってみましょう』といった声が聞かれました。

退院後，タクヤさんは１か月ほどデイケアに通い，安定した状態を維持できていたため，その後はまた就労継続支援Ｂ型事業所中心の生活に戻りました。その後，多少の状態や病状の波はあったものの，睡眠をしっかり取るように心がけて要注意状態になることなく経過したため，障害者雇用に向けて動き始めました。

5▸まとめ

タクヤさんは統合失調症に罹患してから，何度も医療保護入院を繰り返していましたが，クライシス・プランとセルフモニタリング表を活用することで，入院自体が減少し，唯一の入院も任意入院という形となり，入院を“させられる”体験から“する”体験としました。デイケアでの作成と活用におけるポイントについて検討します。

１つ目に，クライシス・プランを効率的に作成するうえで，ある程度の理解力がある人はクライシス・プランについて共通理解を図ってから，フォーマットを渡し，自分で記載できるところを書いてきてもらうことで面接の時間を圧縮できます。面接の場をアウトプットの場とし，考える部分は自分でやってきてもらうことで，今回も作成については３回の面接でおおむねできあがり，ケア会議での検討ができました。もちろん，タクヤさん自身がこれまでの経験をよく整理できていたことやパソコンが得意でモニタリング表を自ら作成したことも進みを早める大きな要因ではありました。

２つ目にケア会議を行う際には事前にご両親や主治医にクライシス・プランについて簡単に説明し，おおむね理解してもらったうえで会議に参加してもらいました。クライシス・プランについて会議の当日に伝えると，クライシス・プランの説明でそれなりの時間を使ってしまいます。事前に伝えることで会議の時間を話し合いにより多く使うことができます。

３つ目にデイケアの担当者はタクヤさんが入院をしたことで落胆しましたが，クライシス・プランやセルフモニタリング表を作成したからといって，入院がなくなるわけではありません。むしろ，今回は“任意入院できた”ことがタクヤさんにとっては大きな進歩であり，同時にクライシス・プランがあったことで今後の対処や対応をより詳細に検討することができました。入院を通じてタクヤさんにとっての学びの機会になり，退院後に活かしていくためのきっかけとなりました。クライシス・プランを“点”で評価せず，今後も続いていく“線”の中で活かしていく視点が重要です。

編者コメント

精神科デイケアはリハビリテーションを通じて，治療から生活支援へ，患者さんから生活者へ，受動から能動へとかかわりや役割，意識を移行していけるよう通い，集う場です。
本事例は，そうした「場」において協働的にクライシス・プランを作成し，継続的に活用するためのモデル事例といえます。また，本事例で病状変化に対処しながら目標を目指し，必要な治療を自ら判断して任意入院を行い，早期にリスタートできた様子から，支援者が当事者とともにクライシス・プランを用いることで，その当事者のリカバリーのプロセスに伴走させてもらえることがうかがえます。さらに，この事例における取り組みはCP-Jといえ，CP-Jが，当事者のリカバリーに支援者が関与させてもらえるツール・方法となることの期待が感じられます。

事例

4 精神科クリニックにおける事例

自己理解のためにクライシス・プランを用いたケース

ここでは，精神科クリニックにおける事例として，多機能型精神科クリニックにて医師による外来診療と並行して，公認心理師による個人カウンセリングを行った事例を提示します。紹介する事例では，不調のサインがとらえにくい患者に対し，毎日のセルフモニタリングにクライシス・プランを作成，活用することを提案しました。はっきりとした指標に沿って自己を振り返ることで，不調の危機管理を行いやすくなり，患者自身が自らの気づきによって，ストレス状態への早めの対策やコーピングの工夫をすることが可能となりました。

事例の詳細に入る前に，多機能型精神科クリニックの特徴を簡単に紹介します。精神科クリニックでは，気分の落ち込みや漠然とした不安感などの精神的な不調から医療的なケアが必要な人が治療の対象です。また，不眠や身体的な不調の原因が精神的なものにある場合もあります。患者には学生から高齢者まで幅広い年齢層の人がおり，仕事の有無や家族構成など，生活状況も多様ですが，基本的には入院治療に至ることが少ない，いわゆる軽症患者が大半であることが特徴です。そのため，仕事や学校に行けず，家から一歩も外に出られないというような社会活動が全面的に停滞している人よりも，仕事には行けないけれど，買い物には出かけられるなど部分的に障害されている人が多いといえます。多機能型精神科クリニックの場合，医師による外来診療のほかに，心理士や看護師，作業療法士，精神保健福祉士などからなる精神科デイケアや訪問看護，カウンセリングなど，複数の機能を有しています。多職種による円滑な連携が可能で，患者のニーズや社会機能に応じて，複数の医療サービスを提供しながら患者の社会復帰を支えることができるという強みがあります。

1 › 事例概要（紹介）：レイさん（仮名），20 歳代男性

① 生活歴

レイさんは３人きょうだいのうち，第二子長男として生まれました。出生時の身体的な異常はなく，発達についても特別な問題を指摘されたことはありませんでした。幼稚園では，仲の良い友達が３～４人おり，かけっこやごっこ遊びなど，年齢相応の遊びをしていました。小学校から高校まで，特に学校を長期欠席したことはなく，友人関係もおおむね良好でした。学校では，目立つほうではなく，どちらかというと聞き分けの良い優等生タ

イプだったようです。中学・高校と部活は運動部に入り，「大変だったけど楽しかった」と充実した学生時代を過ごしていました。

② 家族歴

家族は，父親（50 歳代），母親（50 歳代），姉（30 歳代），弟（20 歳代）です。姉は結婚して実家を出ているため，姉を除く 4 人が一軒家に住んでいます。父親は公務員，母親は専業主婦，弟は会社員であり，祖父母を含め，家族の中に精神科通院歴のある人はいません。父親は優しい人ですが仕事が忙しく，家にいることが少なかったそうです。また，母親にはやや抑うつ的な傾向があったようです。レイさんが小学生の頃，時々，家事ができなくなり，代わりに母方祖母が食事の用意をするために家を訪れることがあったそうです。母方祖母には「こうあるべき」という考えがあり，レイさんに対しても「しっかりやりなさい」と言ったりするため，少し厳しい人と感じていたそうです。レイさんにとっては苦手な存在でしたが，同居していたわけではないため，常日頃から口うるさく言われているということはありませんでした。レイさんが高校生になった頃には母親が抑うつ的な様子を見せることはなくなりました。きょうだいの関係は悪くはありませんが，何でも話すとか一緒に出かけるという仲の良さはなく，結婚して家を出た姉はほとんど実家に顔を出さないということでした。

③ 受診からカウンセリング導入の経緯

レイさんは高校卒業後の進路として，就職を希望しました。家から通える範囲にある会社の事務系職員となり，順調に仕事を覚えていきましたが，就職から数年後，部署内の異動を機に，仕事内容が難しく感じるようになりました。仕事でわからないことがあると上司や先輩に尋ね，大抵は丁寧に教えてもらっていましたが，体調不良で仕事を休んだ後，1 人の職員の態度がそっけないように感じられ，気になっていました。上司に相談しても，考えすぎではないかと言われてしまったため，それ以上何も言えなくなってしまいました。こういった状況が数か月続いた後，頭痛や耳鳴り，息苦しさなどの症状から出勤が困難となったため，脳外科を受診しましたが，明らかな問題はみられませんでした。気分の落ち込みや無気力感もみられたことから，精神科受診を勧められました。

X 年 y 月，多機能型精神科クリニックを受診し，適応障害と不安障害の併存という診断で薬物療法が開始されました。また，先述の様子から，出勤できる状態になかったため，3 か月休職することになりました。レイさんは，休職当初，部屋に閉じこもりがちでした。表情が暗く，口数が少ない様子でしたが，主治医の勧めでウォーキングや買い物など，外出の機会を増やすと，徐々に家族との会話も増え，気持ちの面も安定し始めました。X 年 y + 2 月にはデイケアの運動療法プログラムに参加するようになり，X 年 y + 3 月，段階的に復職することが決まりました。復職後，時間どおり勤務できていましたが，勤務中はずっと緊張した状態，周りの期待どおりに仕事ができていないのではないかという不安感と申し訳ない気持ちなどがあり，徐々に朝の腹痛を訴え，遅刻や休みが出るようになりました。そこで，主治医からカウンセリングが必要と判断され，レイさんも希望したため，復職して1か月目のX年y＋4月，カウンセリング開始となりました。

2・クライシス・プランの導入

※：以下，「　」はレイさん，＜　＞は心理士の発言を示します。

1 復職後の不安の整理からフルタイム出勤するまでの経緯

カウンセリング初回，レイさんは控えめで気弱な印象の男性でした。困りごとやカウンセリングへの希望を尋ねると，「会社に行こうとすると不安が出てくる。仕事をしていても何もできていないように感じて，自分を責めてしまう。不安でこんなふうになってしまうから，違う考え方ができるようになりたい」と話しました。休職以前の職場での不適応について，十分な振り返りができておらず，困ったときの対処法や気持ちの整え方などの有効なコーピングスキルを獲得しないまま復職したために，不安が強まっているとアセスメントし，数回に分けて，不安を感じる状況やそのときの様子，対応など，不安の整理を行いました。すると，カウンセリング2回目では，レイさんが仕事に十分集中できていないことや現状に比べて高い目標を設定していることがわかりました。そしてカウンセリング3回目では，「業務の内容が自分には難しいと感じても，上司に伝えることができない」ということが出勤することへの不安につながっていると気づきました。休職で職場に迷惑をかけたため，「挽回しなくては」と焦りがあり，休職前の人間関係での気まずさや不信感から職場で誰かに相談することが難しくなっていました。レイさんの話から，上司が頻繁に復職後の様子を気遣って，声かけをしてくれていることがうかがえたため，そのことをフィードバックすると，上司から少なくとも1日2回は声をかけてもらっていることや無理しないで慣れていけるようにとねぎらいの言葉をかけてもらっているなどといった具体的な様子を客観的に眺めることができました。上司に理解してもらえていると感じられるようになると，上司から提案された仕事内容について，「難しいと思う」と率直な感想を述べることができました。自分の思いを伝えることはレイさんの自信につながり，不安の軽減にも役立ちました。周りからのサポートの存在に気づいて，孤立感が減り，自分の意見を伝えても非難されないと思えることで，朝の不調も軽快し，時々の遅刻はありつつも，仕事を休むことがなくなりました。その後，4回目から6回目のカウンセリングでは，考え込みへの対策，リフレッシュの方法などを一緒に検討し，X年y＋6月，休みがほとんどなくなり，フルタイム出勤が可能になりました。

2 再びの不調から2回目の休職，不調を繰り返すプロセスについての理解

フルタイム出勤を開始して2か月後のX年y＋8月，再び頭痛や耳鳴り，息苦しさなど

の身体症状を訴えるようになり，遅刻や早退，仕事を休む日が出てくるようになりました(カウンセリング７回目)。そのときの不調の様子について，それぞれが１週間のうちで何日程度あったかとか，いつ休んだかということがはっきりせず，「ダメだった日があった」とか「大丈夫な日のほうが多かった」など，漠然としたとらえ方をしていたため，何がダメになるきっかけだったかとか，大丈夫だった日はどんな出来事があり，何が良かったかという具体的な部分にわかりにくさがありました。レイさん自身もはっきりとした不調の原因をつかめずにいるようでした。また，ダメな日は遅刻・早退などにつながるため，仕事も遅れがちとなることを気にしており，「大丈夫な日になるべく仕事を終わらせるようにしている」ということでした。そのようなことが１か月ほど続いて，X年ｙ＋９月，レイさんは再び休職することとなりました。

これまでの経過から，レイさん自身の精神的な疲労度やエネルギー，体調に合わせた仕事の進め方，リフレッシュの仕方などが選べておらず，調子の良いときに無理をしてダウンしてしまうという悪循環が生じているということが見えてきました。レイさんの特徴として，ストレッサーに気づきにくいこと，自分にとっての心理的な負担感や苦痛・不安などの情緒的な側面をその場で知覚したり，言語化したりできないために，身体症状となって現れやすいこと,困りごとが生じたときに周りに相談するという選択肢が浮かびにくく,自分の内側に溜め込んでしまうことなどが考えられました。そのため，遅刻や早退などの結果をもとに「ダメだった」とか「大丈夫だった」という漠然とした判断に至っており，対処を考えても汎化しにくく,活用できていないことをアセスメントしました。また前回，不安を整理した際には，何が不安だったかを理解し，行動を変えることに伴って自然に身体症状が軽減していたため，カウンセリングの中で，ストレスや心の不調と身体症状のつながりについて話題にすることがなく終わっていることも不調の繰り返しにつながっていることが予想されました。そのため，多機能型のメリットを活かして，休職に入った直後から，デイケアに通い，運動療法や自律訓練法，マインドフルネスなどのプログラムに参加して，活動性の低下を防いだり，心と体のつながりに気がつくためのセルフモニタリングとリラクゼーションのためのワークを積極的に取り入れることにしました。

3 繰り返している困りごとの共有からクライシス・プランの導入

何らかのストレス状況から身体的な不調を感じて，勤務に影響が出るという状況が繰り返し続いていたため，10回目のカウンセリングで＜不安なことがあると眠れないとか，緊張するとお腹が痛くなるというように，心と体はつながっていることがあります。１週間，１か月を通しての好調・不調の波やその前後に何があったかなどを記録することで，今まで気づかなかったことに気づけるかもしれないですよ＞と，行動記録表の記載を提案しました。レイさんは「その時々の不調への対応で精いっぱいとなっていて，原因を見つけて対処するということが今まではできていなかったかもしれない」と振り返り，行動記

表1 レイさんの作成した行動記録表

	0	1	2	3	4	5	6	7	8	9	10	11	12	13	14	15	16	17	18	19	20	21	22	23	24
○日	→	→	睡眠 →	→	→	→	→	朝食	出勤	→	→	→	仕事 →	→	→	→		帰宅	風呂	夕食	→	スマホ →	→	就寝	
□日	就寝	→	→	→	→	→	→	→	→	→	→		昼食	→	買い物 →	→	→		夕食	散歩	風呂	→	→	→	
◇日	スマホ		就寝																						

天気／気分	−2	−1	0	1	1	1日の出来事や気づいたこと
雨		○				朝がつらかったけど仕事には行くことができた。頭痛あり
晴			○			午後から友達と買い物。夜眠れなかった。

録表を付けることに同意しました（表1）。記載していくうちに，天気の悪い日は頭痛も起きやすいこと，調子が良い日に頑張りすぎて，その後の不調につながりやすいこと，不調時は生活リズムも乱れやすいことや逆に生活リズムの乱れからの不調もあること，不調からの回復に時間がかかることなどが見えてきました。しかし，それに対してレイさんは，カウンセリング12回目で「どんなときにどのような対処を取ったら良いかということが自分ではよくわからない」と話したため，白紙のクライシス・プランを見てもらい，＜信号機の色のように自分の状態を分けて整理して，その時々に必要な対処をあらかじめ考えておくことが，自分自身の状態を把握しながら手立てを講じることにつながると思います。毎日これを見ながら自分の状態を振り返り，あらかじめ考えておいた対処を実行してみるというのはどうでしょうか＞と提案しました。レイさんは「3つに分かれているのでわかりやすそうですね」と好意的に応じました。

3・クライシス・プランの作成

1 状態の特定と対処の検討（図1）

安定した状態を知ることから始めました（カウンセリング13回目）。自分がリラックスしている状態，身体症状がないときにどんなことをして過ごしているかなどを話し合いました。安定した状態の話し合いはスムーズで，「友達の誘いに気軽に応じることができる」「絵を描くなどの趣味を楽しめる」「前向きに考えることができる」ということでした。生活リズムの問題があったため，＜安定しているときの睡眠はどうなっているの？＞と尋ねると，「気持ちが安定しているときは決めた時間どおりに寝ることができる」と話しました。行動・思考・身体・生活リズムといったいくつかのカテゴリーを意識し，多方向から好調不調を理解できるように促しながら状態の同定を進めました。しかし，安定した状態に続いて，注意状態を考えようとするとなかなかイメージをもちにくかったため，次に要注意

図1 レイさんのクライシス・プラン

私のお仕事マイペースプラン

私の目標：また休職することなく仕事を継続する

【気をつけたほうが良いストレス】
睡眠不足（生活リズムの乱れ）
仕事で孤独感・頑張りすぎ

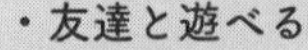

	安定しているとき	注意	要注意
状態	・友達と遊べる ・絵を描く （趣味を楽しむ） ・考え方が前向き ・早寝，朝起きられる ・散歩ができる	・仕事に集中できない ・相談できない ・頭痛が続く ・絵が描けない ・スマホの時間が長くて寝るのが遅い	・仕事を休む （早退・遅刻） ・部屋から出たくない ・人と話したくない ・味方がいないと感じる ・消えたくなる
対処（自分・周囲）	・11時までに寝る ・仕事での困りごとを書く ・上司とミーティング ・軽い運動 ・好きな音楽を聴く ・リラクゼーション ◉生活リズムを確認してほしい	・ミーティングで上司に相談する ・頭痛薬を飲んで休む ・SNSは1時間 ・早めに寝る ・ドライブに出かける ◉注意状態に気づいたら声をかけてほしい	・仕事を休んで家でゆっくりする ◉家族に病院についてきてもらう ◉薬を調整してもらう

【私の支援者】
家族・上司
主治医・カウンセラー

【病状悪化時の希望・計画】
計画的に仕事の時間を短くして，また休職せず仕事を続けたい。そのために話し合いをしたい。

状態について検討しました。要注意状態では仕事を休んだり，早退したり，これまでにも話していた仕事への支障があげられました。また，自室にひきこもりがちになって，味方になってくれる人がいないと感じるなどの孤立感も生じているようでした。安定状態と要注意状態を明らかにしたうえで，その間にある移行期として注意状態をとらえるとレイさんも理解しやすかったようでした。頭痛などの身体症状，仕事に集中できない感じが続くこと，普段楽しめている趣味に取り組めなくなること，スマートフォンばかり見ていて寝る時間が遅くなることなどが話されました。

次に対処について検討しました（カウンセリング14回目，15回目）。安定した状態については，それを維持するために普段から心がけることを一緒に考え，「睡眠リズムを一定にすること」「相談が必要な困りごとがないか整理すること」「軽い運動やウォーキング」「好きな音楽を聴くこと」など有効なコーピングがいくつもあげられました。注意状態のときにはなるべく早く安定状態に戻せるような工夫とそれ以上悪化させないための工夫を考えました。職場では「相談したくても相手の仕事の邪魔になっていないか心配になって声をかけられない」というレイさんの状態に対して，＜誰のどんな様子を見て邪魔になっていると感じるのでしょうか？＞と尋ねると，「上司は自席にいることが少なくて，いるときも書類を見たりして，忙しそうにしている」と相手の様子に過度に気を使い，話しかけるタイミングをつかめないでいることがうかがえました。そのことをレイさんに伝えると，「朝礼のように時間と内容が決まっているほうがいい」と返答があったため，定期的に上司とミーティングの時間をつくることで仕事での行き詰まりを防ぐことにしました。また，「SNSを見る時間を減らす」「ドライブをする」などプライベートの場面でできる対処も考えました。要注意状態のときについては，「何もできなくなる」とレイさんが話していたため，対処を考えることは困難でした。＜不安や落ち込みが高まって自分でコントロールできないという気持ちが強くなっている時期だと思います。友達や家族がそういう状態だったら，どんな声かけをしてあげたいですか？　どんなことをしてあげますか？＞と第三者的な視点から考えることを促すと，「ゆっくり休んでと言うと思う」「一緒に病院について行ったりするかもしれない」などとアイデアを出すことができました。自分ができる対処だけでなく，職場の上司や家族，クリニックのスタッフなどをサポーターと考え，それぞれの状態のときに，誰にどんなことをしてほしいかということも一緒に検討しました。特に不調の入り口である注意状態のときには，家族や上司といった周囲の人がレイさんの不調に気づいたらそれを教えてほしいと話していました。自分で不調に気づきにくいことはレイさんにとって不安要素の1つですが，周囲の人のサポートもあると思えたことは大きな安心につながったようです。

4・クライシス・プランの活用

1　行動記録表と併用した日常的な活用とカウンセリングでの振り返りツールとしての活用

X年y＋10月，レイさんは復職しました。復職後も行動記録表（表1）の記載を継続しており，記録時間の負担を軽減するため，行動記録表にクライシス・プランで検討した日々の状態を記載するようにしました。その日の状態を色で記載し，行った対処があればそれを記載するという形で日々のモニタリングを行いました。そして，カウンセリングでは心理士と一緒に前回からそれまでの期間を振り返り，状態の確認と対処が有効に機能しているかどうかを話し合いました。そして，再び休職することなく仕事を続けられるようになりました。

20回目のカウンセリングでは「注意状態でも早めに気づいて，対処ができれば，安定状態に戻るのも早かった」と話し，対処が有効に働いているようでした。特に「上司と話し合いの時間をもつことで，仕事の振り返りができ，理解してもらっていると感じられるので，安心して仕事に取り組めるようになりました。困ったときには頼っていいと思えるようになりました」と周囲の協力が保障されたことは，上司への信頼感につながっただけでなく，自己肯定感の回復にも影響を与えているようでした。また，「これまでは仕事に集中できないと，そのことに気を取られて焦りばかりが増えていったけど，そのときの自分の状態に合わせて，集中しなきゃ進められないデスクワークと，あまり集中しなくても取り組める作業に分けられたので，仕事に集中できないことの罪悪感が減りました」と話し，周囲への信頼感や自己肯定感の回復により，自分で自分を追い詰めることも減ったようでした。同様に，「家に帰ってから，仕事であのときこうすればよかったとか，こうしなければよかったと考えることもあるけど，寝て起きれば気分が違っていることが多いから，考え込むより早く寝ることにしました」と，楽観的な見通しをもって，安定状態を維持するための必要な対処を実行することができており，結果的には悩みと距離が取れるようになりました。

行動記録表の中に，クライシス・プランのモニタリングを併記したことで，1週間単位，1か月単位での好調や不調がわかりやすくなりました。このことは，限られたカウンセリング時間の中でポイントを絞って振り返ることを可能にしました。レイさんと心理士がクライシス・プランという共通言語をもっていることで，話し合いをスムーズに進めることができました。また，実際に記録を続けていくと，注意状態が2～3日続くことはあっても，要注意状態になることは，ほとんどなさそうだということがわかってきました。

2 家族や職場などの第三者との共通理解の手段としての活用

これまでのカウンセリングとクライシス・プランの作成によって，仕事上の困りごとやストレスから身体的・精神的な不調を生じやすいことが共有されていました。そのため，クライシス・プランを普段の様子を知る家族や直接仕事でかかわりのある上司と共有することは，不調を見つけやすくし，早めの対処につながるだろうと予想されました。家族や上司とクライシス・プランを共有することにレイさんも同意したため，カウンセリングの時間を利用して，家族・上司のそれぞれにレイさんの不調の入口となる状態とそのときに希望する対処について説明し，共有しました。家族とは普段のコミュニケーションの中で話題にすることができるようになり，安定状態の維持に役立ちました。上司とは定期的なミーティングのときにクライシス・プランを用いて職場での様子や負担感を振り返ることに活用し，注意状態に早めに気がついて対処することができました。レイさんは「今までは自分の状態を伝えてもわかってもらえないんじゃないかと思ってなかなか言えなかった。表になっていることで，他の人に伝えやすくなりました」と話し，クライシス・プランを共通言語とすることで，第三者と自分の理解を共有しやすくなったようでした。そして，24回目のカウンセリングでは「主治医の先生との診察のときにもこれを使って話したほうが，自分のことをうまく説明できるような気がする」と言って，自らクライシス・プランを積極的に活用することができました。

3 修正と課題

一方，カウンセリング22回目では「対処をしても注意状態が数日続くこともある」と話し，必ずしも対処が有効なときばかりではないようでした。例えば，仕事での困りごとは上司に相談することが対処法でしたが，上司に相談しても不安な気持ちが収まらないときがありました。そこで注意状態が続いたときの対処として，不安について整理するという以前カウンセリングで心理士と一緒に行った方法に，1人で取り組んでみることにしました。1人で不安を整理するためには，書き出すことが有効と考え，仕事の休みに合わせてデイケアの集団認知行動療法プログラムに参加し，コラム法を習得することにしました。また，頭痛が続くと何もできない日が続きました。そのため，動ける頭痛と動けない頭痛に分けて対処することにしました。これまで，レイさんは頭痛が起きると何もできなくなると感じており，頭痛に敏感になり，身体症状に圧倒されているようでした。しかし，頭痛の程度を分け，それぞれに対処を変えることによって，頭痛にも自分が扱える部分があると感じられ，過度に恐れなくても済むようになったため，頭痛によって活動が停滞することが減りました。

また，行動記録表を通して，自分の状態をチェックする中で，要注意状態がほとんどないことに気がつきました。レイさんは「要注意状態になる前に対処できているということだと思うけど，注意状態が多いように思う」と話し，要注意状態と注意状態の間には随分差があることがうかがえました。レイさんの場合，要注意状態になったのは受診前であり，その後，診察やカウンセリング，デイケアなどのサポートを受け，定期的に相談できる環境が整ったことで，以前のような要注意状態に陥る可能性は少なくなったといえます。そこで心理士からレイさんに＜クライシス・プランをつくったときは，一番最悪な状態を要注意状態としました。しかし，治療を続け，コーピングを身につけたり，困りごとはこうやって相談することができているので，受診前のような状態にはなりにくいように思います＞と伝えました。レイさんはそれに同意し，「確かに今はこうやって先生に話せていて，何かあったら聞いてもらおう，話して解決策を考えようと思える」と応じました。クライシス・プランを実際に運用してみると，当初考えた要注意状態よりも，幅広く出現する注意状態を丹念に見返して整理することが，レイさんの現在の要注意状態の理解に役立つようでした。例えば「仕事中に集中できない」ということについては，業務内容や休憩時間によって注意と要注意に振り分けるなどして，より現状に即したものにアップデートしました。

5・まとめ

最後に，精神科クリニックに通院中の患者のサポートツールとして，患者と協働してクライシス・プランを作成・活用していくことが有効だったと感じるポイントと，クライシス・プラン活用の課題について考えます。

有効だったと感じるポイントの１つ目は視覚的な理解です。レイさんは自分の気持ちや考えを言葉にするのが苦手な傾向にありました。そのため，行動記録表を通して，自身の普段の様子を視覚化することが，活動と不調の関係を考えるきっかけとなりました。クライシス・プランについても，状態・対処・支援者と色や配置で視覚的に構造化されているため，それぞれのテーマに沿って整理できました。また，完成したプランについては毎日自分が何をチェックすれば良いのかということがわかりやすかったため，日々の振り返りへの活用が簡便でした。これは継続のしやすさにもつながりました。また，見てわかるものであるため，上司や家族など，第三者への説明ツールとしても使いやすかったといえます。レイさん自身も「伝えやすくなった」と言っていたように，言葉で説明しようとすると，相手にうまく伝えられるかどうかということが不安になってしまいますが，表を一緒に見ながら確認することができるため，言葉だけに頼るときよりも安心感をもって話し合いができました。その結果として，第三者にわかってもらえたという信頼感の形成や自分で伝えることができたという自信からくる自己肯定感の向上がみられました。

２つ目のポイントは協働作業です。レイさんは自分のストレスや心理的な負担感・それらの影響を自覚することが苦手でした。野村ら（2017）はクライシス・プランの活用における中核的な要因として，「支援者と対象者の協働的な病状管理」[1)] をあげています。支援者と当事者が協働して作成する We のプランであるクライシス・プランの作成過程では，レイさんが１人で自分の不調や対処について考えるのではなく，心理士とともに取り組むことで，それらを見つけ出す手がかりをつかむことができました。作成したクライシス・プランは家族や上司と共有され，カウンセリング場面だけでなく生活場面でも振り返りのための共通言語となりました。作成過程だけでなく，その活用過程でも他者と協働することによって，レイさんは他者を頼っても良いということを感じ，他者の力を借りることが問題解決に役立つという経験を積んだといえます。そして，最終的には，主治医とも共有したいと自ら発信することができました。自分だけでなく，周囲の支援者と一緒に自分のことを考えていくということ，We（支援者と当事者）のプランであるということは，精神的な不調を抱える患者にとって，大きな支えになっているといえます。

３つ目のポイントは，加筆・修正し変化し続けるものであるということです。クライシス・プランは作成することがゴールではなく，日々，活用していく中で気づいた部分については，修正を加えたり，他の取り組みを試したりすることで，進化します。目標が変わったり，内容が合わないと感じたりしたときに，柔軟に変更を加えることで，常に患者の最新の状態に合わせたアップデートを行うことができます。変化を取り入れることができるため，周囲からの意見にも積極的に耳を傾けやすく，試してみてうまくいかなかったら別の方法を考えるということができるため，自身の状態や対処のアイデアをあげやすいといえます。このことが，患者の積極的な関与につながり，主体的に取り組むことで，取り扱いが難しいと感じていた自分の状態についても，自分で工夫して対処できるかもしれないという自信につながっていたようでした。

このように，クライシス・プランは視覚的に構造化された We（支援者と当事者）のプランであることを通して，患者の自己肯定感の向上や他者との信頼関係づくりに寄与していたと考えます。そして，それらが治療に役立ち，症状の軽快や適応につながったと考えます。

レイさんの場合，初診から導入まで 10 か月程度ありました。導入に際して，カウンセリングのように定期的に時間を確保できなければ，作成が難しいため導入のタイミングや時間確保については課題があります。

精神科クリニック受診直後から導入することは難しいと考えますが，治療者がクライシス・プランの枠組みを想定しながらかかわりをもつことは患者の病状を理解したり，問題を整理することに役立ちます。また，作成には一定のまとまった時間を要するため，作成の仕方や時間確保には工夫が必要です。何よりも効果的な活用のためには患者の動機づけがある程度強いことが望まれます。そのため，導入までの期間は患者のモチベーションを醸成するのに必要な期間とも考えることができます。クライシス・プランは，導入までの期間に話し合われてきた病状や状態の変化，その時々の対処について視覚的にまとめてわかりやすく整理できるため，治療の隅々まで一滴もあますことなく患者に還元できるプランであると考えると，導入を急がず，患者が効果的に活用できるタイミングを待つことが大切だろうといえます。

また，レイさんのように要注意状態が受診前の状況に則したものである場合，その同定が難しくなることや，その場合，注意状態で取り扱う内容が幅広くなることが考えられます。レイさんには休職のエピソードが２回あったため，休職を繰り返さないための内容に変更することができましたが，軽症患者の多い精神科クリニックでは，移行期である注意状態と病状が悪化した状態である要注意状態の内容を区別して記載していくことが難しい場合も考えられます。不適応のエピソードがある場合や再発・病状悪化を繰り返している場合にクライシス・プランは導入しやすく，活用できることが予想されますが，明らかな生活上の不適応がない場合や病状の極端な悪化がなく経過している場合には，クライシス・プランだけでは運用しにくいと考えます。悪化を防ぐだけでなく，安定の維持から寛解へとつながるためには We（支援者と当事者）のプランであるクライシス・プランに加えて，認知行動療法など他のアプローチも取り入れながら自分自身で管理するという方略を見つけていく必要があります。精神科クリニックで用いる際は，We のプランから卒業し，患者が自分１人で取り組める次のステップもあることが望ましいと考えます。We のプランからいかに卒業していくかということは，今後の課題と考えます。

編者コメント

多機能型の精神科クリニックにおける適応障害・不安障害の診断を受けた患者さんとクライシス・プランを用いた事例として，非常に明確かつ詳細に示されています。また，精神科クリニックに限らず，様々な精神保健医療福祉関係機関での神経症圏の患者さんとクライシス・プランを用いるうえで非常に参考になる事例であり，その実践や内容はCP-Jとしての取り組みです。特に，不安傾向のある患者さんにおいてクライシス・プランを用いることは，支援者が当事者と協働的に作成すること，日常的な活用による振り返りを通じて，クライシス・プランが共通言語となり，伝わること・助けてと言えること・助けてと言ってよいことなどの安心感が得られるツールとなることの示唆が得られる事例といえます。

引用文献

1）野村照幸・森田展彰・杉村謙次・大谷保和・平林直次「医療観察法指定通院医療機関におけるクライシス・プランの活用に影響を与える要因について」『司法精神医学』第12巻第1号，pp.2-10，2017.

事例

5 保健所における措置入院者への退院後支援の事例

保健所における退院後支援計画にクライシス・プランを用いたアプローチ

保健所における支援として，2018（平成30）年3月に厚生労働省より通知された「地方公共団体による精神障害者の退院後支援に関するガイドライン」（以下，ガイドライン）に基づき，措置入院者等に対して退院後支援計画を作成して，医療機関等と連携を取りながら支援を行うようになりました。その中でも，再入院や病状悪化を防ぐためのクライシス・プランを活用した事例についてご紹介します。

はじめに，保健所による退院後支援計画について簡単に紹介します。

措置入院に関しては，都道府県知事または政令指定都市の長（以下，都道府県知事等）が行政処分として行うものであり，退院の決定も都道府県知事等が行うものであることから，退院後支援についても，措置入院を行った地方公共団体が，入院中から入院先病院と協力しながら退院後の支援について検討を行う必要性があります。

措置入院した人に対して作成する退院後支援計画は，精神保健及び精神障害者福祉に関する法律（以下，精神保健福祉法）第47条に基づく相談支援業務の一環として行われる支援方法の1つです。保健所等が中心となって退院後の支援を行う必要があると認められる人に対して，退院後の自立生活と社会活動への参加の促進のために必要な医療等の支援を適切かつ円滑に受けることができるよう，本人の同意を得たうえで，必要な医療等の支援内容を記載した，退院後の支援に関する計画です。

保健所等が作成した計画に基づく退院後の支援においては，本人が希望する地域で病状悪化を防ぎながら本人が主体的に地域生活を過ごせるように，本人の支援ニーズを的確に把握し，本人を中心に家族その他の支援者の意向を踏まえながら，家族その他の関係機関が同一方向を向いた支援が行われる必要があります。

なお，地方公共団体が精神障害者への退院後支援を行う趣旨や具体的な手順等については，ガイドラインを参考にしてください。

1 ▸ 事例概要（紹介）：マサコさん（仮名），30歳代

① 生活歴

地元の小中学校を卒業後，地元の公立高校に入学しました。なかなか友達ができず，休みがちではありましたが，留年せずに卒業しました。高校卒業後は，県外の美容専門学校へ美容師の資格を取得するために2年間通い（その頃に父親が病気で亡くなっている），

卒業後は上京し，就職して1人暮らしを始めました。働き始めてしばらくすると，通勤中に「誰かに見られている」と感じるようになり，出勤できなくなりました。マサコさんを心配した家族が，マサコさんが1人暮らしをしているアパートに行くと，部屋が散らかり，ゴミなども捨てられておらず，部屋の隅でブツブツと独り言を言っている状態でした。家族は，アパートを引き払いマサコさんを地元に連れ戻しました。しばらく実家で過ごすと，独り言を言わなくなり，外出も1人でできるようになりました。時折，「近所の人が嫌がらせをしてくる」「向かいの家が監視している」などと言うことはありましたが，家族は気にしないようにと伝えながら様子をみていました。25歳の頃に，マサコさんは被害的な訴えが強くなり，家族と本人で市役所の市民相談の窓口に相談しました。市民相談の窓口から保健所を紹介され，相談に行くと精神科受診を勧められました。しばらくしてマサコさんは精神科を受診し，そのまま入院となりました。3か月の入院を経て，退院後は，就労系障害福祉サービスの利用をしながら生活していました。病状が落ち着かなくなり，入院をすることも数回ありましたが，いずれも3か月程度で回復し，実家へ退院するといった生活を繰り返していました。30歳のときに，実家から少し離れた場所にあるコンビニで，同年代の女性2人が話をしていたところ，マサコさんは「馬鹿にされた」と思い，後ろから「悪口を言うのをやめてほしい」と注意をしたところ，少し接触してしまい，その女性が転倒したことにより，110番通報され，現行犯逮捕となりました。その後，不起訴となり，精神保健福祉法第24条による通報を経て，措置入院となりました。入院後しばらくすると症状は落ち着き，任意入院へ切り替えた後に，入院後6か月で退院となりました。退院後は，障害福祉サービスは利用せず，通院やデイケア，買い物などをして過ごしていました。

② 家族歴

家族構成は，母親（70歳代：同居），兄（50歳代：県外在住）で，高齢の母親と2人で，一軒家に暮らしていました。母親は，心臓の疾患や帯状疱疹などの身体的な疾患があり，マサコさんに対して食事等の準備はしてくれていましたが，外出など遠出は体の負担となるため，買い物等はマサコさんが行っていました。母親は，マサコさんの入退院時などは，タクシーを使って病院まで行っていました。兄は，県外で所帯をもっているため年1回，実家に帰ってくる程度でした。

2 クライシス・プラン導入までの経過

1 退院後支援計画の対象となるきっかけ

マサコさんは35歳のときに，デイケアへ向かう途中，駅前でデパートの開店待ちをして並んでいた同年代の女性が自分にスマートフォンのカメラを向けて馬鹿にしていたと思い，その女性が所持しているスマートフォンを取り上げようとしたところ，他の客から110番され，精神保健福祉法第23条による通報により，措置入院となりました。マサコさんは「盗撮して笑っていると思い，ついカッとなってしまった。自分のほうを見て笑っていたので，やめさせようと思ったが，ゲームをしているだけだったことがわかり，警察も来たときに我に返った」と言い，その女性とも面識はありませんでした。マサコさんは25歳のときに市役所に相談して以降も時折，市役所や保健所への電話相談は続いていました。

保健所としては，今回の措置入院時に，マサコさんが「3か月前から調子が悪かった。薬を飲むと調子が悪くなるから飲んでいなかった」と言い，通院やデイケアの利用は続けていたものの，服薬を自己調整していたことや本人の不調に病院や家族が気づかない状況であったこと，措置入院が2回目であったことなどから，退院に向けた生活状況の整理や退院後に病状悪化を防ぎながら生活を続けてもらうために，保健所による退院後支援計画の作成の対象として支援することとしました。そのため，入院中の本人へ，退院後支援計画の趣旨と内容について説明し，同意を得てから計画作成や家族等への連絡を行いました。

2 退院後支援計画におけるクライシス・プランの位置づけ

退院後支援計画は，保健所等が入院中に作成し，退院前に本人及び家族と病院スタッフや地域援助事業者等と計画内容について話し合う退院後支援検討会議を行い，退院後の生活や支援内容について確認していきます。退院後支援計画の作成にあたっては，入院中に病院スタッフが本人のアセスメントを行い，その中でクライシス・プランの基礎となる『病状が悪化した場合の対処方針（困ったときの対処）』（表1）も作成していきます。病院から提供された『退院後支援に関する計画に係る意見書』をもとに保健所等が病院へ訪問し，本人との面接を繰り返しながら，退院後支援計画等を作成していきます。

マサコさんは入院前から保健所等へ相談していたこともあり，保健所職員との支援関係の構築にはそれほど時間を費やしませんでしたが，一般的に，保健所等の職員は，措置入院に係る調査や非自発的入院となる措置入院の決定に立ち会うなど，措置入院した人から陰性感情を抱かれてしまいやすい立場でもあります。支援関係が構築されないうちは，本人のニーズが確認できないこともあり，支援者として退院後支援計画の作成にかかわる際には，支援関係の構築にかける時間が重要となります。退院後支援計画やクライシス・プランは，形式的なものとして運用されることのないように，本人や家族等の意向やニーズに即した内容でなければなりません。こうした，退院後支援計画とクライシス・プランの位置づけは，図1のように整理できます。

図1 退院後支援計画とクライシス・プランの位置づけ

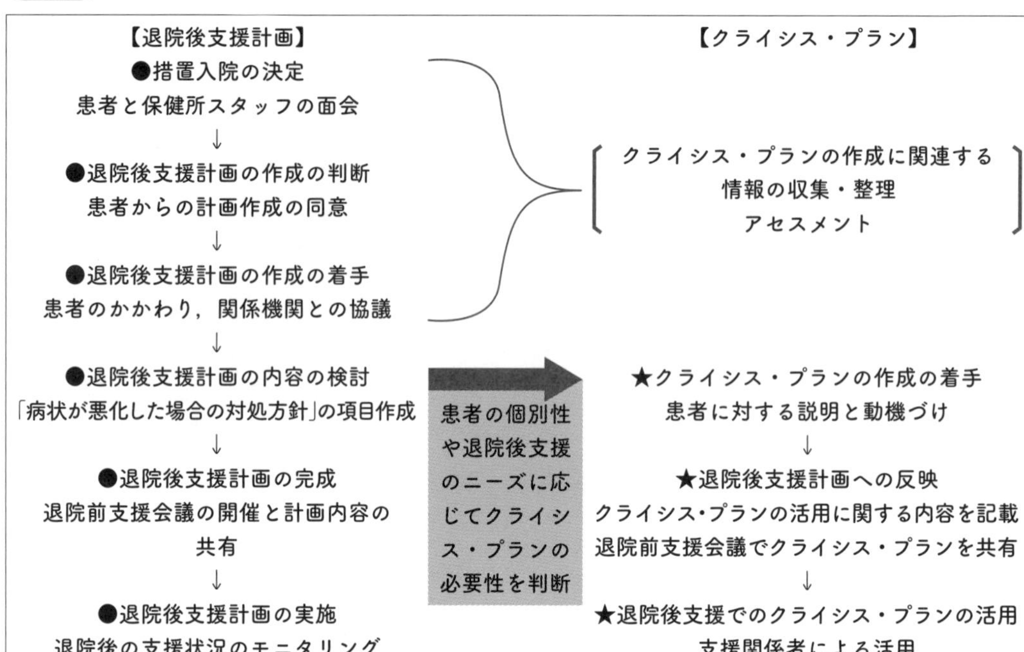

3 退院後支援計画の作成

マサコさんから退院後支援計画の作成の同意を得た後は，病状の変化や服薬調整の内容，病棟での言動について病院スタッフから情報を得て，マサコさんとの面談で「他害行為となったときにどうしてそのような言動になったのか」を掘り下げていきました。すでに看護師等へ話しているときは，確認程度にとどめます。マサコさんと看護スタッフとの関係性，マサコさんと主治医の関係性も考慮しながら，マサコさんの思いを言語化していきました。同時に，退院後，本人に必要な医療や福祉のサービスが継続されるようにクライシス・プランの基礎となる『病状が悪化した場合の対処方針（困ったときの対処)』(表1)の作成もしながら，本人の病状悪化を防ぎ，できるだけ早く対応できる体制をつくっていきます。

マサコさんは，入院に至った行為について「こっちを見て笑ったから馬鹿にされたと思った。普段から嫌がらせをしているやつらとつながっていると思って，腹が立った。でも，スマホでゲームをやっていたことがわかり，その人の顔を見たらびっくりしていたので，勘違いしたことに気がついた。気持ちが動転してパニックになっていたと思う」と言いました。また，マサコさんは，「通院はしていたものの，服薬を自己調整してその日は調子が悪かったが薬を飲んでいなかった」とも話してくれました。入院によって服薬を再開し，刺激の少ない環境の中で生活することで，入院中は他の患者さんとトラブルを起こすこともなく，落ち着いて過ごせるようになり，入院前の自分の言動も振り返りができるようになっていきました。しかし，「早く退院したい」という気持ちが強くなり，外出や外泊の希望を強く訴えるようになったため，本人と母親と保健所職員と病院スタッフ（主治医，担当ソーシャルワーカー，担当看護師）で退院までの流れを確認することにしました。

退院までの流れとしては，①措置入院から任意入院への切り替え，②外泊1回目（2泊3日）と病院で外泊時の振り返り，③外泊2回目（4泊5日）と家での生活の振り返り，④退院後支援検討会議の開催（退院後支援計画とクライシス・プランの確認等），⑤退院，となることを本人や母親に説明しました。

4 病院外での生活のアセスメント

マサコさんの外出や外泊に合わせて，本人と外出時にどこに行って何をするのか，どのように家で過ごすのかを話し合いました。入院前は服薬の自己調整をしていたことから病状悪化につながった部分もあるため，退院後は訪問看護を導入することにしました。外泊時に，病院のソーシャルワーカーや訪問看護のスタッフ，保健所の職員が訪問し，どのように計画どおりに過ごせていたのか，計画どおりに過ごせなかった場合は，そのことに焦点を当てるのではなく，本人が家に帰ったときの気持ちと病院で話したときの気持ちとにどのような違いがあって家ではどのように過ごしたのか（日常生活の中で，できる部分とできない部分も含めて）をアセスメントしました。

外泊1回目（2泊3日）は，病院から家までの帰路で他者が気になることはなかったけれど，家に着いてしばらくすると，家の前を通る車の音などが気になって，予定していた外出して買い物に行くことを躊躇したと話してくれました。

本人との振り返りの中で，近所の人や音が気になって家で過ごせない気持ちになると，段々眠れなくなり，朝5時に家を出て，歩き回ってしまうことがマサコさんの不調のサインであることがわかりました。本人に入院前はそのときにどのように対処してきたのか確認すると，イライラしてパチンコに行ったり，お菓子を買って食べていたということでした。また，手元のお金を使ってしまうと，友人からお金を借りてしまうということもわかり，1回目の外泊を通して，『病状が悪化した場合の対処方針（困ったときの対処）』（表1）を作成し，「私のすること」「周りの人にしてほしいこと」等の整理を行いました。

2回目の外泊時に，1回目よりも外泊期間を長く（4泊5日）して，『病状が悪化した場合の対処方針（困ったときの対処）』に基づいて行動してもらうこととしました。2回目の外泊では，家で過ごす時間が多くなり，家で過ごす際にマサコさんの気になってしまうことや苦しさを多く把握することができ，『病状が悪化した場合の対処方針（困ったときの対処）』だけでは，マサコさんにとって漠然としている内容であることがわかりました。内容を見直し，マサコさんが自分の状態に気づいて対処できるようにするため，より詳細な内容のクライシス・プラン（表2）の作成を提案すると，マサコさんも「そのほうがいい」

と言ったので，一緒にクライシス・プランを作成することにしました。

クライシス・プランでは，マサコさんの苦手なこと，不安なこと，ストレスなどを盛り込み，心の状態についてマサコさんにいくつに分けて考えるか確認すると「あまり多くても差がわからない」と言ったことから，3段階に分けて作成することにしました。3段階の内容については，マサコさんに「自分でわかる言動」をあげてもらい，支援者からも「周りから見た言動」をマサコさんへ伝え，病状悪化時の様子を振り返りながら作成していきました。また，支援機関の役割や支援内容についても同様に3段階として，マサコさんの病状が悪化する傾向を早期に発見して介入できるようにしました。

「自分の対処方法」については，マサコさんからそれぞれの信号の状態になってもできることをあげてもらい，「周りにしてほしいこと」についても，支援者間で合意を取りながら，信号の状態に合わせて周りがすることを明確にしていきました。

表1 マサコさんと作成した困ったときの対処方針

病状が悪化した場合の対処方針（困ったときの対処）

令和○年□月△日

私の調子が悪くなる前は（サインは）	・近所の人や音が気になって家で過ごせない気持ちになる ・イライラしてお金を使ってしまう ・人からお金を借りてしまう ・眠れなくなる ・朝5時に家を出て歩く

サインかなと思ったら

私のすること	・頓服薬を飲んで，家で過ごす ・いつもと違う音楽を聞いて気持ちを落ち着かせる ・それでも苦しいときは，支援者へ電話して相談する
周りの人にしてほしいこと	・電話したら，話を聞いてほしい ・気持ちが落ち着く方法を一緒に考えてほしい
周りの人にしてほしくないこと	・すぐに訪問しないでほしい ・一度に色々な話をしないでほしい

【緊急連絡先】
① （所属／続柄）○○病院：相談員　○◆△さん，電話：001-0022
② （所属／続柄）◇△ステーション：看護師　◇□さん，電話：001-1122

【連絡してほしくないところ】
① （続柄）兄　○○さん（理由：心配かけたくないから）

表2 マサコさんと作成したクライシス・プラン

私の希望する生活	実家に帰って，穏やかに過ごしたい。周りが気にならないように生活したい。 将来的には仕事をしながら，高齢の母親が動けなくなったときに世話ができるようになりたい。			
家族の意向	周りを気にすることなく，生活してほしい。お金を使いすぎないようにしてほしい。			
苦手なこと，不安なこと，ストレスなど				
①大勢が集まっているところ　②同年代の同性が苦手　③音が大きいところ　④お金が少なくなること				
心の状態	自分でわかる言動	周りから見た言動	自分の対処方法	周りにしてほしいこと
青信号	・楽しくゲームができる ・薬が苦手に感じない ・人の声や音が大きく聞こえない ・朝の目覚めがいい	・薬の飲み忘れがない ・出納帳を忘れずに書けている ・デイケアに休まず通えている ・ゲームの話ができる	【ちょうどいい過ごし方】 ・時間を決めてゲームをしている ・毎日，寝る時間と起きる時間が同じ ・母親の手伝いができている ・決まったとおりに服薬している	【良い状態が続くために】 ・できている部分を評価してほしい ・就労に向けた話をしてほしい
黄色信号	・薬を飲みたくない ・家にいたくない ・イライラを感じる ・ゲームができない ・外の音が気になる	・薬の飲み忘れがある ・部屋で座っていられない ・デイケアの休みが増える ・忘れ物が多くなる	【青信号に戻るために】 ・薬の飲み忘れがないか確認する ・頓服薬を飲む（1日4回まで） ・それでも落ち着かない場合は保健所へ電話する	【青信号に戻るために】 ・ゆっくり話を聞いてほしい ・薬の確認をしてもらいたい ・気分転換のために一緒にゲームをしてほしい
赤信号	・イライラが止まらない ・薬を飲みたくない ・眠れない ・通院する必要がないと思うようになる	・母親の話が聞けなくなる ・朝早く起きている ・外出して帰ってこなくなる ・人からお金を借りる ・何度も電話して何度も同じ話をする	【入院しないで生活を続けるために】 ・定期受診を待たずに受診する ・保健所や訪問看護ステーションに訪問してもらい話をする ・主治医に電話する	【入院しないで生活を続けるために】 ・気持ちが休まる方法を提案してほしい ・1人で受診が難しいので，病院まで連れて行ってほしい ・眠れる方法を一緒に考えてほしい

3・退院後支援計画とクライシス・プランの活用

1 退院直前

退院後支援検討会議では，マサコさんと母親，保健所職員と病院スタッフ（主治医，担当ソーシャルワーカー），訪問看護事業所，デイケアスタッフが参加し，退院後支援計画（表3）とクライシス・プラン（表2）を使って，マサコさんの退院後の過ごし方，退院後に支援を行う関係機関の役割や注意する点などを確認しました。

退院後の通院は，2週間に1回，診察時に，マサコさんのイライラや薬の副作用から生活のしづらさがどれくらいあるのか確認し，担当ソーシャルワーカーも診察に立ち会い，診察後にマサコさんと次の受診までの過ごし方を話すこととしました。訪問看護は，週1回程度訪問し，薬の飲み忘れがないか，頓服薬を効果的に使用できているかどうか，母親とマサコさんとの間にストレスがあるかどうか（母親がストレスを抱えていないかなど）を確認することとしました。デイケアには，週に3回通所し，デイケアスタッフがマサコさんのお金の使い方を一緒に考え，マサコさんの障害年金の中から1か月で使える金額をマサコさんと確認し，収支計画を立てて，毎週金曜日に出納帳をマサコさんと確認することとしました。保健所では，月1回自宅に訪問することとし，マサコさんや母親から生活の様子を確認することや訪問看護の日に合わせて自宅を訪問したり，デイケアの利用日に合わせて訪問したりなど，スタッフとマサコさんのかかわり状況を確認しながら，支援内容と本人のニーズにズレがないかなどをモニタリングすることとしました（表3）。

2 退院後の訪問

退院後支援計画による支援期間は，おおむね6か月程度となりますが，クライシス・プランの内容については，保健所の訪問等のモニタリング時に，現状に合わせた内容に修正しながら運用することとしました。

退院してしばらくは，保健所への電話等がなく，デイケアへの通所を続けていました。保健所の初回の訪問時に生活の様子を聞く中で，クライシス・プランの内容にもふれていきました。マサコさんは，青信号の自分の状態（楽しくゲームができている，周りの音や声が気にならないなど）を教えてくれましたが，母親からの話では，黄色信号にあたる部分（薬の飲み忘れ，部屋で座っていられないなど）もあるようでした。マサコさんと認識のズレがないように，母親の話をマサコさんに確認しながら，生活の様子やマサコさんの認識をすり合わせていきました。はじめのうちは，クライシス・プランに沿って自分で行動することができていましたが，1回目の訪問日以降，2回目の訪問予定日前までに本人からの電話が続くようになり，予定日よりも前に訪問することにしました。クライシス・プランでの黄色信号の状態（外の音が気になる，デイケアを休みがちになる）であったこ

表3 マサコさんと作成した退院後支援に関する計画

退院後支援に関する計画

○年 △月 □－5日

※は入院継続時の必須記入項目　　○△□保健所

フリガナ　○□　マサコ		生年月日	大正 昭和（囲み） 平成　●●年 ○月 □日生（満 35歳）
氏名　○□　マサコ　様　（男・女（囲み））			
帰住先住所：○△市□□町2-2-2			
電話番号：○□△-□□□□			
病　名※	統合失調症 ●身体合併症がある場合は，その病名を併せて記載すること		
今回の入院年月日※	令和 ○年 □月 △日		
入院先病院※	病院名：□△病院　　連絡先：001-0002		
退院後の生活に関する本人の希望※	実家に帰って，穏やかに過ごしたい。周りが気にならないように生活したい。将来的には仕事をしながら，高齢の母親が動けなくなったときに世話ができるようになりたい。		
家族その他の支援者の意見※	周りを気にすることなく，生活してほしい。お金を使いすぎないようにしてほしい。 氏名：○□　たま　　続柄：母 連絡先：○□△-□□□□		
退院日（予定）	令和 ○年 △月 □日		
入院継続の必要性※	□要（医療保護・任意・転院（精神科／身体科））　☑不要 推定入院期間：なし 転院先病院名：なし　　連絡先：		
医療・障害福祉サービス等に関する基本情報※	自立支援医療：□無 □有 □不明 ☑申請予定 精神障害者保健福祉手帳：□無 ☑有（1級）□不明 □申請予定 療育手帳：☑無 □有（等級　）□不明 □申請予定 身体障害者：☑無 □有（　級）□不明 □申請予定 障害年金受給：□無 ☑有（1級）□不明 □申請予定 障害支援区分：☑無 □有（区分　）□不明 □申請予定 要介護認定：☑無 □有（　）□不明 □申請予定 生活保護受給：☑無 □有 □不明 □申請予定		
退院後に必要な医療等の支援	☑精神科外来通院　☑保健所等による相談支援 ☑外来診療以外の精神科医療サービス（訪問看護，デイケア（囲み）等，その他） □身体合併症治療　□障害福祉サービス　□介護サービス　□その他		

支援内容

	支援担当機関	本人の支援ニーズ・課題	支援内容	担当者（連絡先）
1	○□病院	周りを気にせずに生活したい	通院　2週間に1回 通院時に気分の変化に合わせて薬の調整をします。 診察の後に，2週間のスケジュールについて確認していきます。	主治医　●●医師 相談員　○◆△さん （電話番号：　）
2	訪問看護ステーション○○	薬の量が多いので，わからなくならないようにしたい	訪問　週1回 受診日に合わせて夕方に訪問します。 薬の飲み忘れや頓服の残量を確認して病院やデイケアとも連携します。	訪問看護師　□◆さん （電話番号：　）
3	○□病院デイケア	就労に向けた生活リズムを整えたい	週3回（月・水・金）9時～14時 1週間のお金の使い方を一緒に考えます。 生活リズムを整えながら，人との接し方についても一緒に考えていきます。	看護師　●□さん ＯＴ　◆△さん （電話番号：　）
4	●□保健所	穏やかに過ごしたい	訪問　月1～2回 自宅やデイケアでの様子をうかがいながら，穏やかに過ごせるように調整していきます。 電話　随時 頓服薬を飲んでも落ち着かないときは，1人で抱え込まずにお話を聞かせてください。	相談員　○□，◆○ （電話番号：　）

必要な医療等の支援の利用が継続されなかった場合の対処方針			
クライシス・プランに沿って対応していきましょう。それでも通院が続けられないときや，服薬が難しいときは，遠慮しないで保健所に連絡してください。主治医とも相談しながらマサコさんが地域生活を続けられるように一緒に考えていきます。			
計画に基づく支援期間※	令和 ○年 △月 □日～令和 ○年 △＋6月 □日		
措置入院の対応をした保健所	□●□　保健所	計画作成保健所名（帰住先保健所）	●□　保健所

●計画に基づく支援期間中に転居される場合は，担当保健所にご連絡ください。転居先の保健所に退院後支援に関する計画の内容等を情報提供いたします。
●計画を見直したい場合は，計画作成保健所にご連絡ください。

上記の退院後支援に関する計画に基づく支援を受けることに同意します。
年　月　日
氏名＿＿＿＿＿＿（署名）

とをマサコさんと確認し，翌日，デイケアに保健所職員が一緒に行くことにしました。デイケアスタッフと病院ソーシャルワーカーも交えて，マサコさんのストレスとなっている事柄を確認しながら，クライシス・プランの内容に沿ってマサコさんや支援者が対応できているか，クライシス・プランの内容に変更は必要ないか（無理なくできるか）を共有しました。マサコさんは「自分の対処の仕方」をしていなかったことを教えてくれたことから，今回は内容を変更しないで，クライシス・プランの内容を続けることになりました。

クライシス・プランがあることで，本人自身がどのように行動するのか，その行動ができているか，できていないかを本人自身が客観的に確認できるツールでもあるため，本人の言葉や本人から出てきた表現を盛り込んでいくことが必要です。

また，マサコさんの支援を通して支援機関がクライシス・プランの有効性を感じることで，他のクライエントへの支援や他機関によるクライシス・プランの活用にもつながります。

4 まとめ

事例のまとめとして，保健所による退院後支援計画を作成する中で協働してクライシス・プランを作成したポイントについて考えます。一般的には，退院後支援計画の中で『病状が悪化した場合の対処方針（困ったときの対処）』といった簡易的なツールを作成し運用していきます。しかし，それだけでは本人の病状や行動の変化に対し，本人や支援者もどのように対処したら良いのかを段階的に考えることが難しかったため，クライシス・プランを導入することが支援の質を高めていくために有効であったといえます。

1つ目のポイントとしては，本人の治療に対する前向きな姿勢や「入院しないで生活したい」という本人のニーズに合わせた動機づけから，協働してクライシス・プランを作成することができたことです。支援者との関係性の構築に時間を費やすことによって，本人と形式的なものではなく実用できるクライシス・プランになります。一度作成したものが完成ではなく，保健所や支援機関がモニタリングする中で，クライシス・プランのズレや環境の変化に合わせて修正していくことになります。

2つ目のポイントとしては，本人だけでなく，支援者や家族が本人の状態を可視化できることによって，本人が希望する対応方法を行うことができ，支援者との関係性が崩れることなく支援の継続が可能となることです。「病状悪化時の対処方針」では，「本人がすること」と「周りの人にしてほしいこと」の対応が有効となっているかどうかが漠然としてしまう場合があります。よりかかわりが具体的で発展的な内容となるクライシス・プランを作成することで，本人の状態像について段階的に把握し，状態像に合わせた有効的な対応が可能になります。特に，措置入院をした人の場合は，入院前の言動から近隣の住民や警察などが退院後の生活に過敏になっていることもあり，その態度が本人へのストレスになる場合もあります。退院後も継続して支援者がクライシス・プランを用いてかかわることで，他者からのストレスを軽減し，本人も安心して地域生活の継続が可能となります。

3つ目のポイントとしては，支援機関がクライシス・プランを用いた支援の展開を経験することで，他のクライエントに対しても有効ではないかと考え，他者に対しても用いることができるようになり支援機関としての支援力の向上につながります。

一方で，措置入院となった人は，精神科医療や治療を受けることに対して必ずしも前向きになるとは限りません。初回の入院が措置入院であった場合など，本人からすれば突然の自分が望まない強制的な入院治療を経験したことになります。そのため，退院後に通院の中断や，退院後支援計画の同意が得られない場合もあります。また，クライシス・プランの作成にはクライエント本人にも時間と労力がかかり，自分の状態を言語化する力も必要であるため，本人の力を引き出すかかわり方も支援者には必要なスキルとなります。

編者コメント

本事例は，措置入院者に対して保健所に作成が求められている退院後支援計画に加えて，クライシス・プランを作成したプロセスが整理されています。その内容から，国が示すガイドライン（「病状が悪化した場合の対処方針」）を基盤としてクライシス・プランを作成する方法とともに，措置入院者への退院後の支援においても安定した状態を継続していくための支援，そのためにクライシス・プランを用いて日常的に活用していくことの重要性を感じとることができる事例です。今日，様々な行政上のガイドライン等に“クライシスプラン”ととらえられる内容が示されてきていますが，本事例はそうしたガイドライン等をもとに支援している多くの精神保健医療福祉関係者が，CP-J として取り組んでいく際の参考になる事例といえます。

事例

6 訪問看護ステーションにおける事例

1・事例概要（紹介）：ユリコさん（仮名），30歳代

① 生活歴・家族歴

きょうだい2名中第一子で，出生時に身体的異常の指摘はありませんでした。学生時代の成績は優秀で，大学を現役で入学・卒業。両親はユリコさんが小学生の頃に離婚。以後は父親とは疎遠になり，母親と妹と一緒に生活を送っていました。数年前に母親は再婚しており，ユリコさんは現在1人暮らしをしています。妹は数年前に結婚しており，交流はあまりありません。

② 訪問看護導入前の経過

勤務先の人間関係でのストレスから不眠，動悸，過呼吸が出現しました。仕事を辞めてひきこもりがちな生活が続き，その後何度か仕事を探しますが長続きはしませんでした。不眠，頭髪の抜毛やアームカットといった自傷行為，過食や拒食の傾向もみられるようになり，5年ほど前に母親同伴で精神科を初診，うつ病と診断されました。病識は曖昧で，インターネットやSNSの情報を見て服薬を自己判断で調整してしまう傾向がありました。3か月前，自宅から飛び降りようとしたところを母親が発見し，医療保護入院となりました。入院中は他者交流はあまりなく自室で過ごすことが多かった様子でした。精神症状を含めた体調変化の観察，服薬確認等を目的として，退院調整に伴い訪問看護導入となりました。過去に他の訪問看護ステーションを利用していたこともありましたが，話を聞いてもらえていないなどの訴えから利用中断となった経緯があったとの情報もありました。退院時処方はオランザピン10mg，ロラゼパム1mg，レンボレキサント10mgとなっていました。

ユリコさんは身近に頼れる存在が母親のみといった状況であり，不安になると母親に頻回に電話をかけてしまうことで母親も疲弊している様子でした。初回訪問時は保健センターの担当保健師の同行があり，訪問看護として保健師とも連携しながらユリコさんの生活を支援していくこととなりました。

2・クライシス・プランを作成導入するまでの経過，作成前，作成に至る経緯

※：以下，「　」はユリコさん，＜　＞は看護師の発言を示します。

訪問を開始してみると，ユリコさんの自宅は物が多く散乱傾向で，処方薬やサプリメントなども部屋のあちこちに散らばっている状況でした。多弁に自身の思いを話し続けるときもあれば，億劫な様子で話が弾まないこともありました。薬の話題にはふれてほしくない思いが強く，服薬に関する話題には拒絶的でした。ユリコさんは特に対人接触場面で不安や緊張が強まりやすい傾向があり，ユリコさん自身，対人場面での困り感を強く自覚していました。「うまく話せないんです。変なこと言っていないかなって不安になって，いつも後悔して，私ってダメですよね。だから孤独なんですよね」「周りの人が私にだけ態度がおかしいんです。努力してるつもりなんですけど，私がおかしく見えるからですか？病状が悪化してるように見えますか？」と，自己否定の言葉が多く聞かれ，他者からの評価を過度に気にしてしまう様子も頻繁にみられました。不安な思いが強まるとスタッフステーションに何度も電話があり，「不安でどうしたらいいかわからないんです，落ち着かなくてつらいです。お母さんにも電話したけど出てくれないんです。お母さんも，私なんていないほうがいいって思ってる。死んだほうがマシなのかなって思う」「私がいてもいいことがないし，私がいなくなれば，誰にも迷惑かけずにいられますよね」「億劫で何もできない，お風呂にも入れません。ベッドから出られない。どうしたらいいですか？」といった内容や，訪問中に話したことについて再確認する電話もありました。母親には電話だけでなく，チャットアプリで何度も連絡してしまうこともあり，母親からの反応がない日が続くこともある様子でした。

訪問看護師はユリコさんが安心して暮らせるようにサポートしていきたいことをあらためて本人と共有し，訪問看護でノートを活用することにしました。ユリコさんには訪問看護以外の時間で考えたことや感じたことを自由に書いてもらうようにしました。看護師は訪問中に話した内容を整理してノートに記載しました。励ましや対処法の提案なども記載し，ユリコさんが訪問時以外でも看護師とのやりとりを振り返ることができるようにしました。「変なことを書いちゃったらすみません」との発言もありましたが，どんなことを書いても良いし書かない日があってももちろん良いこと，看護師としてはユリコさんのありのままの思いを知りたいと思っていることを声かけしました。ユリコさんはノートを日記のような形で記載するようになりました。ノートには，日々の不安な気持ちや，自分を責める言葉や謝罪の言葉が多く書かれていました。他者と話した後には毎回のように傷つきや後悔を感じている様子も記されていました。訪問看護では，ユリコさんの思いを決して否定せず，ありのままのユリコさんの思いを聞かせてくれていることに感謝を伝え続けるようにしました。診察場面で緊張してうまく伝えられないという気持ちもあったため，診察前の訪問日には，医師に相談したいこともノートに整理するようになりました。

ユリコさんの思いに寄り添うことを重視して訪問を重ねていくうちに，「不安になると，考えることもつらくて,時間が過ぎていくのもつらくて。つい電話をかけてしまうんです。自分でどうにかしなきゃと思ってるんです。いつも感情に振り回されて，後から後悔することばかりです」「看護師さんは1対1でじっくり話を聞いてくれるし優しいからまだ話せるけど，他の場面だと焦ってしまって，おかしなこと言ってないか不安でずっと引きずっちゃう。どうしたらいいですか？」と発言があり，一緒に対処法を考えていくことに同意がありました。訪問を重ねるうちにユリコさんが訪問看護師に率直に思いを表出できるようになってきたこと，自身の病状コントロールについて内的動機が高まってきたことから，スタッフステーションで検討し，ユリコさんにクライシス・プランの導入を勧めていくこととなり，訪問時にクライシス・プランについて説明しました。＜風邪をひいたときにはひきはじめのとき，悪化したとき，それぞれ色々な症状があって，その時々で対処をして，段々回復していきますよね。普段から風邪をひかないために，気をつけていることもあると思います。心のケアも同じなんです。調子の良いときと調子が出ないときがあるのは自然なことなんですよ。でも自分の調子に振り回されて疲れてしまうとしんどいですよね。そのあたりを一緒に整理してみませんか？＞と伝えてみると，「そうなんですよ，すごく自分に振り回されて，ジェットコースターみたいだなって自分でも思ってて……。何とかしたい気持ちはあるんですけど，全然ダメなんです」。看護師が自分用に作成したクライシス・プランを見せ，＜こんな風に，ユリコさんのオリジナルのものを一緒につくってみませんか？＞と話してみると，興味深そうな様子で，「看護師さんも，こういうのつくったんですか？　うまくできなくてもいいんですか？　一緒にやってもらえるなら，やってみようかな……ちゃんとできるかわからないですけど……」と同意がありました。

3・クライシス・プランの作成過程

まず，ユリコさんのこれからの目標を話し合いました。「今後の目標って，考えたこともありませんでした。どうしよう，何て書けばいいかわかりません。不安なことばかりでダメですね。人と話したいけど，どんな反応されるか怖くなるし」と発言がありました。＜不安な気持ちがなくなったら，どうしたいですか？　人と話すのが怖くないとしたら，どうでしょうか？＞と聞いてみると，「考えたことなかったですね……うーん，どうだろう……」と考え込む様子がみられました。一度の訪問時間で答えを出そうとせず，ゆっくり考えていけば良いことを共有しました。ユリコさんが好きなこと，ワクワクすること，心地良い状態，やってみたいことなどを，雑談も交えながら話しているうちに，「何かもう，普通に穏やかに生きたいです。感情に振り回されたくない。人から見たらきっと大したことないようなことをずっとぐるぐる考えて不安になるんです。こんなんでいいんですか？変じゃないですか？」と発言がありました。看護師から，ユリコさんの気持ちはすべて大切であること，クライシス・プランの内容変更はいつでも可能であることを伝えると，“感情の波を乗りこなして穏やかに前向きに暮らす。”という目標を書いてくれました。目標と併せてプラン名も一緒に考え，“私の平和な人生プラン”と名づけました。

ユリコさんのクライシス・プランは，状態を３段階で分け，青色“普段の私”，黄色“心がちょっとしんどいとき”，赤色“心が暴走しそうなとき”としました。それぞれの色の状態を表す言葉選びもユリコさんと一緒に考えました。「病状なのか，自分の性格のせいなのかわからない。気持ちが不安定になると病状悪化してるってとらえられるのも何か違うって思う」というユリコさんの思いに沿って，ユリコさんがしっくりくる表現を採用することにしました。それぞれの状態を言語化する際に，「自分のことがわからない」と消極的な発言がありましたが，今までの交換ノートの内容を振り返りながら記載してみると「結構今までもノートに色々書いてたんですね。今までノートに書いたようなことを１枚の紙にまとめるって感じでいいんでしょうか」と腑に落ちる部分もある様子でした。「電話をかけすぎるのもどうにかしなきゃなって思ってるんです」と発言があり，母親や支援者への電話の回数にも精神状態によって変動があることからクライシス・プランの項目に入れることにしました。クライシス・プラン作成を進めていく中で，ユリコさんが小学生の頃に絵画コンクールで優勝したこと，今も時々スケッチブックにイラストを描いていることなど，今まで看護師が知らなかった一面も話題にあがりました。

対処法を考える場面では，「私が何でもぐるぐる考えるのをやめて我慢すれば済む話なんですよね。どうにかしなきゃなって思ってるんですけどうまくいかないんですよね，私ってダメですよね」と発言がありました。＜ユリコさんは自分がダメだなあとよくおっしゃっているように感じます＞と返すと，「そう言われてみると確かに口癖みたいになってるかもしれません。もっと楽に考えてもいいんでしょうか」という言葉があったため，行動系だけではなく認知系の対処法も一緒に考えました。普段から気分転換を意識したり訪問看護師とのノートを書いていたり，今までも何気なく取り組んできたことが対処法となっていることを伝えると，「私，意外とできてることあったんですね。本当に何１つ１人ではできてないと思ってました」とプラスの発言もありました。

＜周りの人にしてほしいこと・してほしくないことはありますか？＞と尋ねると，「えー……そんなこと，聞いてもらったの初めてです。うーん……話を聞いてほしいというか，私の意見も聞いてほしいなって……。おかしいこと言ってるかもしれないですけど，周りから見て私がおかしいように見えても，私も色々考えてるというか……」と発言がありました。＜ユリコさんの大事な人生なので，ユリコさんの気持ちが大切ですよね。私たちは怒ったり否定したりしないので，ただユリコさんの本音を知りたいなあって思っています＞と伝えました。すると，ユリコさんはそれまで服薬の話題は拒絶していましたが，服薬への思いについて話し始めました。「今は退院したばかりだし，とりあえず薬を飲んではいるんですけど。薬を飲みたいときと，薬に頼るのも甘えなんじゃないかって思うときがあって。副作用も心配だし，ずっと飲み続けるのが怖いんですよね」「薬飲んでくださいって言われますけど，お医者さんや看護師さんは，精神科の薬飲んだことないですよね？　薬を飲み続けることの不安な気持ち，わからないと思うんですよ」。ユリコさんの

図1 ユリコさんのクライシス・プラン

私の平和な人生プラン

目標：感情の波を乗りこなして穏やかに前向きに暮らす

	普段の私	心がちょっとしんどいとき	心が暴走しそうなとき
サイン	睡眠　6時間以上確保 笑顔が多い 人と話すのが楽しい 不安があっても話すと気持ちが軽くなる 気分転換に集中できる 入浴が1～2日に一度 部屋の片づけができる 支援者への電話1日1～2回程度	睡眠時間5時間以下 疲労感，ぐったり感がある 周りの人の言動が自分を責めているように感じる 気分転換しても楽しくない 落ち着かなくてじっとしていられない 入浴が週に3～4回 部屋が散らかりがちになる 自傷行為がみられる 支援者への電話が1日3回以上	笑顔がなくなる 人と話したくなくなる 睡眠時間3時間以下 1日2食以上とれない 不安や絶望感で頭がいっぱい 自傷行為が2～3日に一度の高頻度になる 死にたい気持ちが強くなる，死ぬ方法を考える
対処法	＜ユリコさん＞ 気分転換（おいしいものを食べる，イラストを描く，ドラマを観る，散歩） 日記やノートに気持ちを吐き出す ストレッチや呼吸法をする 自分を責めすぎない まあいいかと思うようにする 今を楽しむようにする ＜支援者＞ 寄り添って話を聞く 別視点での考え方を一緒に考える できていることを褒める	＜ユリコさん＞ 睡眠時間を優先 休む時間をつくる リラックスを心がける やるべきことをノートに整理 臨時受診 ＜支援者＞ 訪問看護の回数を増やす 臨時受診を促す	＜ユリコさん＞ 臨時受診 入院を検討する ＜支援者＞ 臨時受診を促す 入院を検討する

＜好き，得意＞
- かわいいイラストを描く
- 動物が好き
- たくさん眠る

＜苦手，ストレッサー＞
- 人間関係で気を遣いすぎる
- 一方的に怒られる
- やることが多すぎる
- 睡眠不足

＜わたしの希望＞
- 話を聞いて寄り添ってほしい，安心したい
- 薬に頼りたくない
- わかりやすくはっきり助言してほしい
- 頭ごなしに否定しないでほしい

＜支援者＞
主治医の先生
〇〇-〇〇〇〇-〇〇〇〇
保健師さん
〇〇-〇〇〇〇-〇〇〇〇
訪問看護ステーション
デライト 〇〇-〇〇〇〇-〇〇〇〇
作成日　令和〇年〇月〇日

薬に対する思いを聞くことができたのは，大きな変化でした。クライシス・プラン作成で権利擁護の話題があがったことがきっかけとなり，治療に対する思いを表出できた様子でした。訪問看護では医療スタッフ視点での意見は伝えつつ，ユリコさんの思いや選択を尊重することを伝えました。「こんなにじっくり話を聞いてもらったのは初めてかもしれません。誰も私のことなんか見ていないってわかってるし……。お母さんも妹のほうがかわいいと思っているだろうし，正直人生損してるって気持ちがあります」と話していました。

週２回の訪問の中で，少しずつクライシス・プランの内容を深めていきました。日常の出来事の話がメインとなり，クライシス・プランの記載が進められない日もありました。ユリコさんのペースに合わせて作成を進め，２か月程度で完成しました。

4・クライシス・プランの活用の過程，作成後の活用，その後

1 訪問時の活用の過程

週２回の訪問時に毎回クライシス・プランをテーブルに用意してもらうようにしました。ノートの活用と併せて，訪問時に話をしながらクライシス・プランを使った状態評価をその都度行っていきました。ユリコさんは他者の言動を悲観的にとらえて不安定になりやすいため，クライシス・プランは青色～黄色で変動しやすい傾向がありました。「青色だったり黄色だったりで自分の心がすごく揺れやすいんだなってわかりました。自分で自分に振り回されてる感じがしてつらいです」と話しており，看護師からは＜ずっと青色をキープしなければならないということではなくて，揺れることがあってもいいんですよ。その時々でユリコさんが対処をいつも頑張っているのを私たちは知っています。ユリコさん自身が心の声をキャッチしやすくなったということがとても大切だと思います＞と伝えると，「たしかに常に不安だと思ってたけど青色のときもあります。対処もできていないって思ってたけど頑張っている自分を褒めてもいいんですね」と前向きな発言が増えました。落ち込みが続くと入浴ができなくなったり部屋の散乱が強くなったりする様子があり，クライシス・プランに明記したことでそういった生活状況の変化もユリコさんと共有しやすくなりました。

「お母さんが電話に出てくれなくてつらいです，このまま１人ぼっちで生きていくのが怖いです」「店員さんが私にだけ冷たい態度だったんです。私が何か変に見えるんでしょうか」といった発言も続いていましたが，「不安は消えないけど，私のプランを見て，今を楽しむことも意識するようになりました」「昨日お風呂に入れなかったんですけど……自分を責めなくてもいいんですよね？」と柔らかい考え方ができる場面も増えてきました。

また，クライシス・プランでただ状態評価をするだけではなく，目標を再確認しながらかかわりました。「ぐるぐる考えてるともう死にたいなあって思うけど，楽になりたいっ

て気持ちが大きいかもしれません。目標を見るとハッとしますね。穏やかに前向きな気持ちでいたいんですよね。自分の人生に投げやりにならずに生きられたらいいなって思うようになりました」と話す様子がありました。

クライシス・プランをつくってみた感想をユリコさんに聞いてみたところ，「最初はできるかなって不安でした。完成してみると，ここに書いてあることがすべてではないけど，わかりやすくていいなって思いました。こうやって自分の気持ちを話して否定せずに聞いてもらえて，助かってるなって思ってます」と話していました。

2 支援機関との情報共有

クライシス・プラン完成後，ユリコさん同意のもと主治医や保健師にもクライシス・プランを送付しました。診察の場面では緊張してしまい，自身の状態を言語化することが難しいという発言もあったため，診察にもクライシス・プランを持参することを勧めてみると，「そうしてみようかな。自分のことなのにいつも曖昧で，調子を聞かれてもどう答えたらいいかわからなくて焦っちゃうこともあって。せっかくつくったので，有効に使えたら嬉しいですね」と同意がありました。その後，実際に診察に持参し，クライシス・プランを示しながら医師と話すことができて良かったと報告がありました。

また，訪問看護では毎月１回主治医や支援機関に１か月の様子をまとめた報告書を送付しています。クライシス・プランを使用してアセスメントを記載することで，ユリコさんの自己評価と看護師目線での他覚評価を表現しやすくなりました。支援機関からも病状評価がわかりやすいと肯定的なフィードバックを得ています。

5・まとめ

1 事例の振り返り

ユリコさんの場合は，クライシス・プランをスムーズに導入することができました。それまでの訪問で傾聴や励ましをメインとしたかかわりを重ねて信頼関係を築けていたこと，ノートを活用しながら率直に自身の思いを表出するようになってきたことで，状態や対処を言語化する心の準備状態が整ってきていたためではないかと考えられます。訪問看護を継続してもらうには利用者の同意が必ず必要であり，医療スタッフが管理的な指導をしてしまうと訪問拒否につながりかねません。そのため，訪問看護でのかかわりは利用者の思いやニーズに沿っていくことがとても重要となります。クライシス・プラン作成においても，まずは利用者と信頼関係を深め，利用者の思いをくんで内的動機を高めてアプローチしていくことが必要です。まわりの人にしてほしいこと・してほしくないことといった権利擁護の話題は普段の会話ではなかなかあがりづらく，クライシス・プラン作成のタイミングで話せることが多いように感じます。また，クライシス・プランの作成過程でユリコさんの今まで知らなかった一面が見えた場面もありました。クライシス・プランの作成過程そのものが利用者を深く知るきっかけになり，利用者の思いをじっくり聞き，向き合う時間をつくることで信頼関係を深めていくことにもつながるのではないかと考えられます。また，利用者のありのままの生活状況にふれることができるのは訪問看護ならではのポイントであり，保清状況や室内環境の変化をクライシス・プランに明記するようにしました。入浴や片づけができないことで自己否定を感じる利用者は少なくありませんが，ユリコさんはクライシス・プランに明記したことで症状の１つだと納得した様子で，保清状況や室内環境の様子も共有しやすくなりました。

クライシス・プラン完成後，継続使用していくことが重要ですが，ようやく完成できても日常的に継続利用できずいつの間にか使用中断となってしまうこともあります。クライシス・プランを使いやすいように，医療者視点での管理的な言葉ではなくユリコさん自身が使っている表現で記載するように留意しました。継続使用していく仕組みづくりとして，毎回の訪問時にテーブルに用意してもらうなど，活用しやすいように環境を整えることも大切です。クライシス・プランを単に状態評価のツールとして利用するだけでなく，目標を踏まえてどうしていくかという視点で話し合うことで，前向きにクライシス・プランを継続使用できるのではないかと考えられます。

2 今後の課題

ユリコさんは現在１人暮らしをしていますが，母親との心理的距離が不安定であり母親も疲弊している状態です。そのため，現状では家族とのクライシス・プランの共有はしていません。依存傾向や他者評価に敏感な傾向のある人は，家族にクライシス・プランの共有をすることで家族からの評価を過度に気にしてしまう可能性があります。今後，訪問看護師や他の支援者とのかかわりを通して，ただ評価にとらわれるのではなく，揺れ動く状態の中でどんな自分もありのままで良いという自己肯定感を高めていくことがまず必要です。その他の事例でも，家族にクライシス・プランの共有はしたくない希望がある人や，別居家族の場合，家族と連携が難しい人もいます。クライシス・プランを誰と共有し活用していくのか，事例ごとに利用者本人も含めてしっかり話し合う必要があります。

また，訪問看護では毎回同一のスタッフが訪問するとは限らないため，医療スタッフ全員がクライシス・プランの実践的な知識とスキルを身につける必要があります。医療スタッフ全員がクライシス・プランの作成・活用ができるよう，定期的な勉強会や事例共有会が有効であり，継続して行っていくことが望ましいといえます。

支援機関との連携体制をより強化していくことも課題としてあげられます。訪問看護の場面だけでなく，各支援機関スタッフとかかわる場面でもクライシス・プランを活用することで，クライシス・プランをより有効に活用できます。作成段階から各支援機関と連携を取り，より多面的な視点を取り入れてクライシス・プラン作成に取り組んでいくことが必要です。

編者コメント

本事例の注目すべき特徴として，ここでは２点あげます。１つは訪問看護としてアウトリーチを行いながらクライシス・プランを作成していること，もう１つはその内容に「保清状況や室内環境」といった生活面の情報を反映させていることです。クライシス・プランは，主に病院や施設等の中で作成されやすいですが，本事例の継続的なアウトリーチにより関係づくりを行ってから作成していく過程は多くのアウトリーチ実践者にクライシス・プランを用いるイメージを想起させてくれます。さらに，クライシス・プランは病状の変化，症状への対処などに注目されやすいですが，生活面の変化は当事者と支援者とで共有しやすい客観的な情報であり，当事者も生活面のほうが受け入れやすい場合も多く，CP-J の項目・内容について非常に重要な示唆を与えてくれる事例です。

事例

7 相談支援事業所における地域生活支援の事例

ここでは，相談支援事業所の相談支援専門員が地域生活支援のためにクライシス・プランを用いた事例を示します。そこで，まずは本事例を支援したＡ市の社会資源について紹介します。その理由は，相談支援専門員は地域をフィールドに，その特性と実態に基づいて地域生活支援を行っているためです。本事例では，社会資源である関係機関が複数出てきます。あらかじめ，この地域に“存在する社会資源”と“存在しない社会資源”を示すことで，事例をより具体的にイメージできると考えました。

本事例のＡ市に“存在する社会資源”は，精神科病院（単科）が１か所，相談支援事業所が３か所，地域活動支援センターが３か所，就労系事業所（就労継続支援・就労移行支援）が４か所，生活介護事業所が２か所，通所型自立訓練事業所が１か所，障害者就業・生活支援センターが１か所，グループホームが５か所です。

1 ▸ 事例概要（紹介）：リョウコさん（仮名），20 歳代女性

① 事例の概要

本事例は，母親との共依存関係を背景に，衝動的な言動を繰り返すリョウコさんに対して，相談支援専門員が作成するサービス等利用計画にクライシス・プランの内容を盛り込み，地域生活支援を展開しています。実際，リョウコさんとクライシス・プランを作成したことは奏功していませんが，作成したクライシス・プランを母親への心理教育の資料として用いたことで，共依存関係の改善のきっかけ・転機となった事例です。

② 生活歴及び病歴

リョウコさんの病歴の始まりは，高校１年生のときに応援歌練習をしていた際に突然と意識消失したことです。それから，部活動などの際に何度か意識消失することを繰り返しました。当時，母親は精神的な疾病である可能性を疑うことはなく，内科や脳外科などを転々と受診し，その都度「異常なし」という診察結果を受けていました。

リョウコさんの学業成績は学年の平均的なレベルでしたが，両親はリョウコさんを非常にかわいがって養育しており，その一例として小学校入学から高校卒業まで一度も歩いて登校させたことがないという過保護な状況でした。

リョウコさんは高校卒業後，Ａ市から車で２時間程度の距離にある県内Ｂ市にある専門学校へ進学しました。そのため単身生活となりましたが，その後も意識消失を繰り返して

いたため，1週間の半分以上，母親がリョウコさんの生活するアパートに泊まっていました。この当時，搬送された総合病院にて精神科への受診を勧められましたが，母親の精神科に対する抵抗感から受診には至りませんでした。

このような状況ではありましたが，リョウコさんは専門学校を卒業し，栄養士の資格を取得してA市に戻り，高齢者施設の給食課に就職しました。リョウコさんは「料理のにおいを嗅いだだけで，甘いかしょっぱいか，何の調味料が足りないかまでわかる」という優れた感覚の持ち主であり，業務遂行や対人関係上の問題もなく仕事に従事できていました。しかし，職場環境に慣れてきた頃になると突然と意識消失することが生じ，救急搬送されることを繰り返しました。そのために，3か月程度しか仕事が続かず，その後も特別支援学校，医療機関，給食センターなどに就職しましたが，同様の理由から短期間で退職し，職を転々としました。

③ 家族歴

相談支援専門員がかかわり始めた当時，父親はすでに亡くなっていました。リョウコさんには実兄がいますが，A市外で単身生活をしており，リョウコさん本人，母親，父方の祖父の3人暮らしでした。祖父は認知症を患っており，リョウコさんにかかわり始めた後に亡くなり，リョウコさんと母親の2人世帯となりました。

なお，住居は一軒家ですが転居して間もないことから，近隣住民とのつながりはほとんどありません。

2・クライシス・プランの導入と作成するまでの経過

1 相談支援専門員がかかわり始めるまで

連日，夜間に道路上でうずくまっていたリョウコさんを見かけていた通行人が警察に通報しました。このとき，リョウコさんは警察に「自転車にひき逃げされた」「男の人に追いかけられて，ズボンを脱がされた」と訴え，そのための捜査が行われました。しかし，そうした証拠は見つからず，警察から母親に，「一度精神科を受診してみたらどうか」という提案がありました。この一件から，母親はA市から離れたC精神科病院にリョウコさんを受診させました。

C精神科病院での診察により，リョウコさんは「統合失調症」と診断され，短期間の経過観察のために入院が必要であることを説明され，同日から任意入院となりました。この入院中，リョウコさんは病棟看護師に「母から虐待されている」など事実ではないことを訴えていました。入院中，意識消失することはみられず，服薬調整も実施され自宅へ退院となりました。退院後，リョウコさんは母親とともにA市にある保健所の保健師による紹介から，退院後の生活における日中の過ごし方を相談するため相談支援事業所Kを訪れました。このとき，リョウコさんは飾りっ気がなく，柔和な表情を見せていましたが，対照的に母親は表情が硬く，涙ながらに「リョウコがかわいそうで……」「私の育て方が悪かったのか……」と話していました。こうした両者の様子や事前に得ていた情報から，リョウコさんと母親は共依存関係にあることがうかがえ，リョウコさんへの対応に母親はひどく疲弊しているようでした。

相談支援専門員は，リョウコさんとの面接の中で「これまでの仕事の中で，特別支援学校の栄養士をしていた頃が一番楽しかった」という発言があったことから，放課後や長期休みに障害児の預かり（放課後等デイサービス）の事業も行っている地域活動支援センターHの利用を提案しました。また，リョウコさんの意識消失が母親の勤務が遅番の際に生じていることがうかがえたことから，母親の仕事が終わる19時頃まで柔軟に対応してもらえる施設でもあるという点も含んでのことでした。

しかしながら，利用開始後すぐに，日中は子どもたちの宿題をみたり，一緒に遊んであげたりとにこやかに過ごしていたものの，夕方になると朦朧とし，突発的に外へ出たがったり，けいれんしながら意識消失するといった行動が生じ，地域活動支援センターHのスタッフが「人が入れ替わったのではないか」と疑ってしまうほど，日中と夕方の姿が異なる様子が散見されるようになりました。さらに，地域活動支援センターHの2階の窓から飛び降りようとしたり，制止するスタッフに殴りかかったりするなどの衝動的な行動もみられました。

2 クライシス・プランの作成を導入するまでのかかわり

こうしたリョウコさんの状況に対して，母親は「治療しているはずなのに症状が悪化している」「行動がエスカレートしている」「このまま治療を続けても，本当に良くなるのだろうか」とC精神科病院における治療に不信感を抱き，D精神科病院へ通院先を変更しました。

D精神科病院での診察で，これまで「統合失調症」とされていた診断が「解離性障害」へと変更されました。そして，この頃から身体けいれんや意識消失に加えて，夜間に行方不明になることが頻繁に起きるようになりました。行方不明になった際，リョウコさんは高速道路に侵入し飛び降りようとしていたり，翌朝道端で低体温症になって倒れていたり，その都度警察のお世話にもなりました。相談支援専門員や地域活動支援センターHのスタッフも，母親からのSOSを受け，そのたびに捜索に駆けつけ，対応することを繰り返していました。

このような状況から，一時的にD精神科病院へ任意入院して治療的な対応が行われました。病棟生活では問題なく過ごすことができていたのですが，退院に向けて自宅での外泊訓練を行うようになると入院前と同様の行動を繰り返すようになりました。そのため，母親と相談支援専門員は，その都度，深夜にもかかわらず片道2時間かけてリョウコさんを

Ｄ精神科病院に送り届けるということが続きました。

外泊訓練中，母親はリョウコさんと一緒に入浴し，同じベッドで就寝しており，母親は「ゆうべは…深夜1時15分と3時40分に目を開けました…」とリョウコさんの様子を報告するなど，ほとんど寝ずに観察していることがうかがえました。さらにこの当時，認知症を患っていた祖父が存命で同居していたため，母親は仕事で朝出勤しても昼には祖父の昼食をつくりに自宅に戻り，夕方になると地域活動支援センターＨから「リョウコさんが暴れている」と呼び出され，深夜は行方不明になり，その対応に追われる生活を送っていました。そのため，母親は日に日に疲弊し，相談支援専門員が心配して「無理しすぎているのではないか。リョウコさんと“距離”を取って生活することも考えてみたらどうか」と提案しましたが，「リョウコがかわいそうで，私が助けてあげないと」と理解を示しませんでした。そのような中，繰り返し実施されていた外泊訓練中に，母親が過労で倒れ，大事には至りませんでしたが救急搬送されることがありました。

これを機に，これまで「リョウコがかわいそう」ということの一辺倒だった母親に，「もう一緒に生活していくのは難しいのかもしれない」「義父の介護とリョウコとの生活を両立できないかもしれない」という考えが生まれました。そこで相談支援専門員は，母親に「外泊訓練中の2～3日で深夜に行方不明になってしまうことを鑑みれば，リョウコさんを在宅で長期間にわたって支えていくのは難しいのではないか」と伝えるとともに，「夜間も支援者の目が届く環境のほうがリョウコさんにとっても，母親にとっても良いのではないか」と宿泊型自立訓練施設の利用について情報提供しました。母親は納得し，相談支援専門員からリョウコさんに施設利用について提案することにも理解を示しました。

そのうえで，相談支援専門員はＤ精神科病院の主治医や精神保健福祉士とも協議し，リョウコさんと面会し，施設利用を提案しました。リョウコさんは相談支援専門員との面会では穏やかに対応していたものの，夕方になると母親へ電話し「何で私が施設へ行かなきゃならないの⁉」と不満をあらわにしました。それに対して母親は「私は希望していない‼相談支援専門員が勝手に言ったことなの‼」と，自らの真意を伝えられず，母親が非常に強く感情的に巻き込まれていることがうかがえました。

3 クライシス・プランを作成していくためのかかわり

こうしたやり取りから，母親はリョウコさんの施設利用について意向を取り下げ，自宅退院に向けて外泊訓練が再開されました。これにあわせて，相談支援専門員は「いずれ栄養士の仕事に戻りたい」というリョウコさんの希望を踏まえ，外泊訓練の際に地域活動支援センターＨに加え，就労継続支援Ｂ型事業所のＴ事業所も体験利用することを計画に加えました。リョウコさんは，これに理解を示し，そのうえで体験利用と自宅への外泊訓練を穏やかな状態で終えられるように「クライシス・プラン」の作成を提案しました。リョウコさんには「クライシス・プラン」について，「これまでの外泊訓練のように意識消失や衝動的な行動を起こす前，つまり予兆の段階で，リョウコさん自身が自分の状態を把握して対処できたり，体験利用する事業所などのスタッフも含めて一緒に対応できたりするために検討した計画である」と説明しました。また，「『クライシス・プラン』を用いて穏やかな状態が続くことで，母親と自宅で生活していきやすくなる」ことも，リョウコさんが「クライシス・プラン」の作成に向けて動機づけを高められるように伝えました。

一方で，リョウコさんは自らの思いをうまく言語化することができず，入院中でもあり頻繁に面会することも困難でした。そこで，リョウコさんが考える希望や不安等について，相談支援専門員が手渡したノートに，いくつかの項目を記載し，入院中に思いついた際に，思ったままに書き連ねてもらうよう確認しました。このことは，D精神科病院の精神保健福祉士とも共有し，リョウコさんの記載内容について精神保健福祉士を通じて把握と助言を行いました。そうした内容から，リョウコさんが考えていることや，リョウコさんの状態像を理解していきました。そのノートの一部を抜粋したものが表1です。

表1 「クライシス・プラン」作成に向けてリョウコさんが記載したノートの内容

【最近，考えていること】 ↓ “今は，7月だ”	【希望・したいこと】 ↓ “家に帰る”	【退院後の支援】 ↓ “相談支援専門員さん”
・お父さんが亡くなった月。 ・仕事に慣れて，疲れがMAXで倒れた月。→怖さ，不安 ・つらい思い出しかない。	・母親との親子関係を崩したくない。→でも，いつか別れが来る ・母親との気持ちがバラバラになっている。 ・側にいても，自分の収入がないから，何の手助けもできない。心苦しい。 ・1日でも早く帰りたい。	・どこまで頼って良いかわからない。 ・退院後，周りの人にHELPを出せるようになる。 ・違う立場の人からアドバイスを受けるのも1つの手。 ・自立するために必要なステップは，自分では思いつかない。 →相談支援専門員に相談する
【最近の体調】 ↓ **“私のストレスと状態”**	**【退院後に向けてやること】** ↓ **“疑問と考えること”**	
・入院しているのに，容量オーバーしている自分がいる。 ・コップで例えると，水が溢れそう。→HELPを出す ・ストレスで心と頭の中が一致しなくなる。 ・言葉が出なくなってしまう。 ・どんな形であれ働きたいが，精神的，体力的にまだ自信がない。	・日中の過ごし方。 ・環境や人間関係に慣れるまで時間がかかる。 ・自分と向き合う。 →初めてかもしれない 自信がもてない 不安 分岐点になるのかなと思う 逃げない ・頓服をいつ飲んだら良いかわからなくなっている。	

なお，「7月」というのはリョウコさんが「クライシス・プラン」の作成に向けてノートを記載し始めた時期を意味します。

リョウコさんが記載したノートの内容から，リョウコさんは自分自身のストレスや状態像について，コップを例にして「水が溢れそう」だととらえていることを知ることができました。また，リョウコさんは自分の中でも考えや感情がバラバラだと感じていること，母親との関係を保っていきたいけれど，うまく振る舞えず，そのために自分と向き合うことが必要だと葛藤している様子がうかがえました。加えて，自宅へ退院したいことや将来的には働いて自立していきたいという希望をもっていることも理解できました。

また，これまでのリョウコさんとの面会の中で，「自分の考えを言語化することが難しくなること」や「調子が悪くなると言葉が出せないこと」があると話すことがありました。実際に，リョウコさんが記載したノートにも「言葉が出なくなってしまう」という記載がありました。これまでも，身体けいれんや粗暴行為を起こす前は意思疎通が行いづらくなることがあり，場合によってスマートフォンに打ち込んで会話する方法も取っていましたが，体験利用するT事業所や地域活動支援センターHにおいては，リョウコさんが自らSOSを発信し，周囲のスタッフも受信しやすくなるための方法・ツールを検討しました。

その結果，D精神科病院の精神保健福祉士とも相談して「コップの水が溢れる前にSOSを発信できること」を目的に，外泊訓練に向けた精神保健福祉士との面接の中でSOSカードを作成してもらいました（図1）。

相談支援専門員は，リョウコさんが記載したノートの内容をもとに，「サービス等利用計画」の中に，SOSカードの活用を盛り込んだ「クライシス・プラン」の検討を進めていきました。本来，ここではリョウコさんに確認しながら検討する必要性があるものの，リョウコさんはD精神科病院に入院中で，相談支援事業所KがあるA市から遠方であることから，まずは相談支援専門員が作成し，外泊訓練時にリョウコさんと共有するという方法を取りました。そして，リョウコさんの「クライシス・プラン」は相談支援専門員によって利用者が就労支援事業所や居宅介護などのサービスを利用するために作成する「サービ

図1　リョウコさんが作成した「SOSカード」

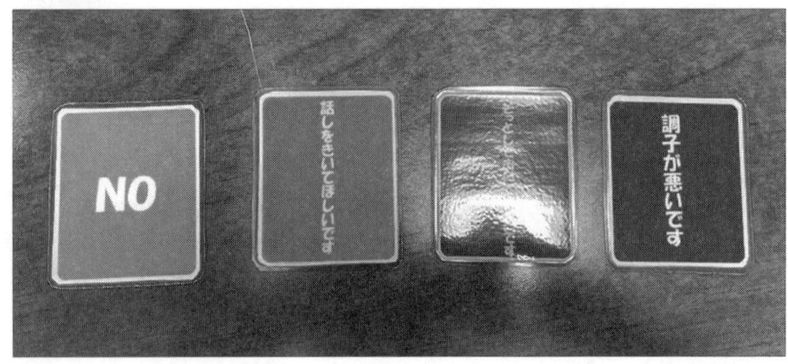

注：左から「NO」「話しをきいてほしいです」「そっとしておいてほしいです」「調子が悪いです」

ス等利用計画」の中に盛り込みました。これは，外泊訓練中に地域活動支援センターHやT事業所の体験利用を行う計画もあったため，「クライシス・プラン」を別様式で作成するよりも，自宅で過ごす状況からサービスの利用，そしてリョウコさんの希望やできること（ストレングス）から緊急時の対応に至るまで，1つのプランに整理・計画したほうが，リョウコさんだけでなく支援するスタッフも共有しやすく，一貫性をもたせやすいと考えたからです。そうして作成したリョウコさんの「クライシス・プランを盛り込んだサービス等利用計画」の一部を抜粋したものが，表2になります。

「クライシス・プラン」の中心的な項目は，相談支援事業所Kによるサービス提供の欄に記載し，【穏やかな状態を保つ方法】【注意サイン：ストレスに対処する】【緊急時の対応】として，リョウコさん自身の対処や周囲のスタッフの対応について整理しました。また，T事業所や地域活動支援センターHの体験利用時にも，リョウコさんの要注意状態である「コップの水が溢れそう」になった際にはSOSカードを活用して周囲にHELPを伝えるようリョウコさんの役割として計画しました。

結果として，この計画に基づいた外泊訓練・T事業所等の体験利用は成功しませんでした。リョウコさんは，SOSカードは持ち歩き，実際に「調子が悪いです」というカードを示し活用することができました。しかし，体験利用2日目の作業中，二の腕を爪でガリガリと自傷し始め，「休憩しようか」「早退しようか」などのスタッフの声かけにも反応がなくなりました。また，肌身離さずスマートフォンを持ち，作業中も頻繁に母親にメッセージを送っている様子がみられ，最終的にはスタッフが知らないうちに母親を呼び出し，スタッフに何も言わないまま帰宅してしまいました。そして，その日の夜間に自宅の2階の窓から飛び降りようとし，制止した母親に対して暴力をふるい，母親からのSOSにより駆けつけた相談支援専門員とともにD精神科病院へ帰院し，外泊訓練も中断となりました。

3・クライシス・プランを活用した経過

1 リョウコさんの行動上の問題に対する見立て

D精神科病院で外泊を繰り返しながら入院を続け，m-ECT（修正型電気けいれん療法）による治療も大きな効果は得られず，そのうち外泊中だけでなく病棟内でも無断離院や椅子を振り回すなどの粗暴行為がみられるようになりました。これにより，閉鎖病棟に転棟となり，これに対する母親の「リョウコがかわいそう」という思いも日に日に増加していきました。また，リョウコさんも病棟内で「母から虐待されている」「母に無理矢理宗教施設へ連れて行かれる」などと事実ではない内容を訴え始めました。そして，こうしたリョウコさんの訴えに対してD精神科病院のスタッフが母親にその真偽を追求したことで，母親の不信感がいっそう高まり，最終的に母親はリョウコさんを退院させ，自宅に連れて帰

表2 リョウコさんの「クライシス・プランを盛り込んだサービス等利用計画」（一部抜粋）

優先順位	解決すべき課題（本人のニーズ）	支援目標	達成時期	福祉サービス等		課題解決のための本人の役割	評価時期	その他留意事項
				種類・内容・量（頻度・時間）	提供事業者名（担当者名・電話）			
1	・穏やかな状態のまま，体験利用と外泊を終えたい。 ・母親との関係を現在のまま保っていきたい。	・体験利用や外泊を通して，穏やかな生活を送るための自宅での過ごし方を考える。 ・母親との関係を保てるように，穏やかな状態で過ごせる方法を考える。			相談支援事業所K ○○　○○ XXXX-XX-XXXX	【穏やかな状態を保つ方法】 ①定期的に服薬を行う。 ②何となく怖さ，不安があるときは，頓服薬を使用する。 ③頓服薬の使用に迷ったら，母親と相談して判断する。 ④自宅で１人で過ごす際には，好きな動画を見て過ごす。 ⑤やりたいこと（放課後等デイサービスを利用する児童にお菓子を配る）に向けてお菓子づくりの勉強をする。 ※【注意サイン】【緊急時の対応】については，その他留意事項欄を参考に対処・対応する。	体験利用及び外泊終了時	【注意サイン：ストレスに対処する】 （穏やかな状態へと早く回復するため） ●要注意状態 ・『コップの水が溢れそう』になる。 ・１人きりで寂しさやバラバラな感じがある。 ・心と頭が一致していない感じがある。 ●対処方法 ・必要時にはSOSカードを用いてHELPを出す。 ・母親に相談する。 ・母親が不在のときには，相談支援専門員に相談する。 ・頓服薬を使用する。 【緊急時の対応】 夜間に外に出ていってしまう等の場合，リョウコさんに危機が生じていると判断することがある。そのときは，支援者の判断で本人が望まない対応を支援者が行う場合がある。
2	・穏やかな状態のまま，体験利用と外泊を終えたい。 ・どんな形であれ働きたい希望がある一方で，精神的・体力的に自信をもてないでいる。	・体験利用によって，退院後の日中の過ごし方についてイメージを具体化できる。 ・将来，一般就労するための自信の回復につなげることができる（一歩目のステップ）。		就労継続支援B型 （体験利用） 7月○日，7月○日の2日間 （10：00～15：00）	T事業所 XXXX-XX-XXXX	①9：00に送迎を待つ。もし体調不良等で通所できそうにない場合は，8：30までに連絡を入れる。 ②頑張り過ぎず，今回はまだ「体験してみる」段階であることを意識して利用する。 ③『コップの水が溢れそう』などの注意サインの際には，SOSカードを活用して周囲へHELPを伝える。 ④最終日の7月○日に，体験利用を振り返る。	体験利用及び外泊終了時	※体験利用の際，退院後の利用を見据えてT事業所で【穏やかな状態を保つ方法】を考えてみましょう。
3	・穏やかな状態のまま，体験利用と外泊を終えたい。 ・どんな形であれ働きたい希望がある一方で，精神的・体力的に自信をもてないでいる。	・体験利用によって，退院後の日中の過ごし方についてイメージを具体化できる。 ・児童とふれ合うことにより，穏やかに過ごせる時間を増やし，穏やかに過ごせる経験を積むことができる。		地域活動支援センターⅡ型 （体験利用） 7月○日 （12：30～19：30）	地域活動支援センターH XXXX-XX-XXXX	①タブレットや管理栄養士の教材等，１人でも過ごせるための道具を持参する。 ②『コップの水が溢れそう』などの注意サインの際には，SOSカードを活用して周囲へHELPを伝える。	体験利用及び外泊終了時	※体験利用の際，退院後の利用を見据えて地域活動支援センターHで【穏やかな状態を保つ方法】を考えてみましょう。 ※母親の仕事の都合で，帰宅時間が遅くなる場合には，19：30まで利用延長して過ごす。

り，通院先をA市外のE精神科病院としました。

こうした状況であったため，リョウコさんが日中過ごす居場所も十分に検討できておらず，応急的に日中は母親の職場と地域活動支援センターHで過ごすことになりました。相談支援専門員も，たびたびリョウコさんのもとを訪問しながらモニタリングを続けました。退院当初，日中は割合穏やかに過ごすことができ，表情も柔らかく「管理栄養士の資格を取るために勉強している」などと自らの関心があることに取り組むことができていました。

しかし，退院後2週間が経過すると，夜間に行方不明になることが再燃しました。また，さらにエスカレートし，母親からのSOSを受けて駆けつけると，走って車道へ飛び出したり，制止した相談支援専門員に対して殴りかかったりするなどの衝動的な行動も生じるようになりました。「警察署から戻ったリョウコと，朝まで2人で過ごすのは不安」という母親の訴えもあり，リョウコさんの安全のためにも，地域活動支援センターHのスタッフと相談支援専門員が交代で自宅に泊まり込んで対応することもありました。

一方で，相談支援専門員はリョウコさんとクライシス・プランを作成した経験から，リョウコさんに対する理解が深まり，ある“仮説”が浮かぶようになりました。それは，母親はリョウコさんを過保護に養育してきており，自らを犠牲にしつつリョウコさんに対して尽くすことにとらわれている「共依存」の状態にあることです。また，リョウコさんは生活の中で母親との関係がバラバラだと感じ，実際の行動として「母親がドライヤーで髪を乾かしている5分の間」など狙いすましたように行方不明になったり，隠しておいた靴を探し出してまでいなくなったりするなど意図性が見受けられました。極めつけは，母親が「リョウコは見つかったときにニヤッと笑っていた」と話していたことです。つまり，リョウコさんにみられる行動上の問題は解離性障害のような離人感や解離性健忘のような症状ではなく，母親の注意を自らに向けたいための意図的なパフォーマンスではないか，という“仮説”です。

リョウコさんの行動上の問題について，これまでは「無意識で行動を起こしている」という思い込みや，そのことを尋ねることで不穏になってしまうことへの懸念から，あえて衝動的な行動に至った際のことを振り返ることはしてきませんでした。そこで，相談支援専門員はリョウコさんに直接尋ねてみました。そうすると，リョウコさんは行方不明となったときの状況を記憶しており，悪びれるでもバツが悪そうでもなく，「お母さんへの当てつけでやってる」「私は食べたくないのに，しつこいくらい『ちょっとでも食べたら？』って聞いてくるから。もう子どもじゃないんだし，お腹が空いたら自分で食べるって。それでイラッとして外に出たの」「入院中も，病棟職員がどういう反応をするか試すために暴れたり，おむつを食べたりしてやったの」と話しました。それはあまりにもあっけらかんとした表情でした。このことから，相談支援専門員の“仮説”を確認することができ，「パーソナリティ及び親子関係の歪みによる行動である」と見立てるようになりました。

2 母親に対するリョウコさんの行動上の問題に関する心理教育

こうしたリョウコさんへの見立てについて，E精神科病院や関係機関と共有しました。そして，リョウコさんの行動上の問題に対してリョウコさんだけでなく，共依存関係にある母親の理解と協力，それをもとにしたリョウコさんへのかかわり方の変化も促していく必要があることが確認されました。そこで，これまでのリョウコさんの行動上の問題と母親との共依存関係について，クライシス・プランを作成するためにリョウコさんが記載したノートや，クライシス・プランを用いて心理教育を実施しました。

リョウコさんには，「母親との親子関係を崩したくない」という思いがある中で「でも，いつか別れが来る」という不安感が常にある。さらに，1人で過ごしている際などには寂しさが生じ，そのことで母親との気持ちがバラバラになっているという焦燥感も抱えている。一方で，母親のかかわりが過剰な際にはリョウコさんは嫌悪感を抱くこともある。こうしたことが，リョウコさんの「コップの水が溢れそう」になるストレス要因となっていると考えられる。また，「心と頭が一致していない感じがある」というのは，リョウコさん自身が母親との関係に違和感をもち，“距離”を取ろうと思っても取れないでいる葛藤を意味するのではないか，ということも伝えました。そうした中で，対処方法などに「母親に相談する」と入れたことは，リョウコさんと母親との間で関係性の“距離”の課題，つまり「共依存関係」がある中で，不適切な計画内容であったと考えられることも共有しました。

例えば，これまでにリョウコさんが行方不明になった際に，母親自身もいても立ってもいられなくなりスタッフの静止を振り切って捜索に出たことや，リョウコさんがひとしきり暴れた後に，母親がリョウコさんを抱きしめ頭をなでていたことなど，それはリョウコさんのためだけでなく，母親が自らの不安感や焦燥感に耐えられずに自身のために取っていた行動であるとも考えられます。また，こうした母親の行動がリョウコさんが意図したとおりの行動であれば，リョウコさんの行動上の問題をエスカレートさせてしまう可能性があることを共有しました。そこで，母親に対して図2を示して，リョウコさんの行動上の分析と対応を確認しました。

この心理教育の資料をもとに，母親がリョウコさんの行動上の問題に対して「リョウコさんが望まない対応」を取れることでリョウコさんの自立や“距離”の取れた親子関係の構築が期待できることを共有しました。

一方で，行方不明になった子どもを心配するのは親として当然の反応であり，それを「自宅で待つ」などの対応を提案すること，わが子の行動について「母親への当てつけで行動している」ということを説明することは相談支援専門員として心苦しいことも伝えました。そして繰り返し，母親へクライシス・プランなどをもとに，その必要性や根拠を説明しま

図2 リョウコさんの「クライシス・プラン」をもとにした心理教育の資料

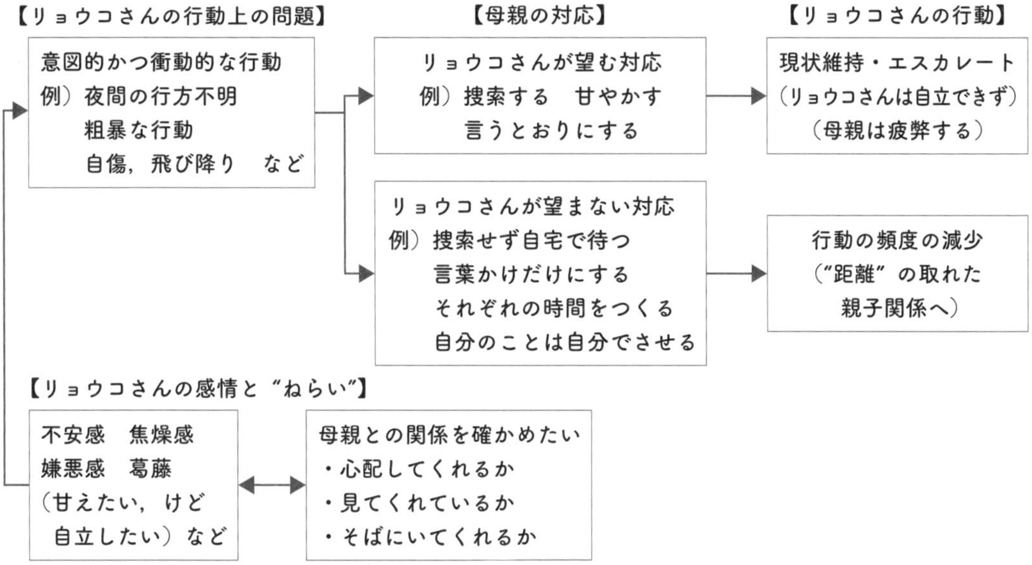

【リョウコさんの行動上の問題】
意図的かつ衝動的な行動
例）夜間の行方不明
粗暴な行動
自傷，飛び降り　など

【母親の対応】
リョウコさんが望む対応
例）捜索する　甘やかす
言うとおりにする

【リョウコさんの行動】
現状維持・エスカレート
（リョウコさんは自立できず）
（母親は疲弊する）

リョウコさんが望まない対応
例）捜索せず自宅で待つ
言葉かけだけにする
それぞれの時間をつくる
自分のことは自分でさせる

行動の頻度の減少
（“距離”の取れた
親子関係へ）

【リョウコさんの感情と“ねらい”】
不安感　焦燥感
嫌悪感　葛藤
（甘えたい，けど
自立したい）など

母親との関係を確かめたい
・心配してくれるか
・見てくれているか
・そばにいてくれるか

した。

その中で，母親から「今思えば，何となく思い当たるところもあります」と理解を示してくれました。そのうえで，この心理教育の資料をもとにリョウコさんの行動上の問題に対応するプランとして，母親の了解をもとに母親が探さない場合でもリョウコさんの安全を最大限確保できるよう，警察署や保健所と緊急時の対応について共有しました。

結果として，すぐにリョウコさんの行動上の問題は減少せず，衝動的な行動からE精神科病院へ入院することとなりました。この入院を機会に，これまでに作成したクライシス・プランの見直し，母親に対して実施した心理教育で用いた資料をもとに，今後の支援方針について再調整していくこととなりました。

リョウコさんがE精神科病院に入院後，母親の様子に変化がみられました。リョウコさんは今回の入院でも病棟の中で「母親から虐待されている」等の訴えをし，E精神科病院のスタッフから状況を確認されることがありました。そうした中でも，「リョウコが私との関係を確かめるためにやっていること」と理解でき，安易に「リョウコがかわいそうだ」と退院要求を繰り返したりすることはありませんでした。さらに，「私も将来ずっと一緒にいてあげられるわけではないから，リョウコのためにも退院後は離れて生活しようかと思います」と“距離”を取って考えようとする発言も聞かれるようになりました。そうした母親のリョウコさんとの関係性を意識した対応から，リョウコさん自身も自傷や衝動的な行動は続いていますが，「いずれお兄ちゃんが帰ってくるし。私はどこかグループホームでも探そうかな」と，少しずつ母親と距離を取ろうとする発言が聞かれるようになりました。

4・まとめ

このリョウコさんの事例は，地域生活支援のためにクライシス・プランを用いましたが，地域生活を支援するうえでの有効性を得ることができませんでした。しかし，クライシス・プランを作成する過程でリョウコさんの人となりや思いを深く理解することができたり，行動上の問題といった現象の背景を分析できたりしたことが，その後の支援につながっていったと考えられます。特に，母親が自身とリョウコさんとの関係を客観的にとらえるために，クライシス・プランをもとに作成した心理教育は，その後の適切な“距離”の取れた親子関係の再構築につながったといえるでしょう。これにより，リョウコさんは母親から自立すること，母親は自らの人生を送っていくことに目を向ける“転機”になったと考えられます。

家族は，ICF（国際生活機能分類）で示すところの，重要な「環境因子」の1つです。家族がウェルビーイング（well-being）な状態であることが，ひいては当事者の状態や行動にポジティブな影響を与えると考えます。そして家族とは「当事者にとって最も身近な支援者」である一方で，当然ながら「自己実現を目指す1人の生活者」という側面があるという認識も重要です。本事例から，クライシス・プランは，家族自身がウェルビーイング（well-being）な状態でいられるために，そのことに家族自身が気づき，当事者との適切な距離を取れるためのツールとして応用できるものでもあるといえます。

編者コメント

相談支援事業所として当事者だけでなく，家族も含めて支援を考え，精神科病院や就労支援事業所などの社会資源と連携し，「サービス等利用計画書」にクライシス・プランを組み込んだり，SOSカードを作成するといった工夫をしています。直接的にクライシス・プランが役立ったわけではありませんが，作成プロセスで当事者への理解が深まり，行動の意味を俯瞰的な視点でとらえ直すことにつながっています。このことで，母親と当事者のこれまでの関係を再構築するきっかけとなった点で，様々な示唆を与えてくれる事例です。クライシス・プランが役立っていないことを知ると，「せっかく作成したのに無駄だったのではないか」などと支援者は考えてしまいやすいものです。しかし，この事例からもわかるように作成プロセスの中で得られた情報や状況を一歩引いてみることができるようになる点で貢献しています。うまく活用できているかどうかという目先の結果で有用性を判断せず，巨視的に事例にかかわることの重要性を示唆しており，多くの支援者にとって参考になる内容です。

事例

8 就労支援事業所における事例

1 ▸ 事例概要（紹介）：ミヤギさん（仮名），30歳代男性

① 生活歴

幼少期は妹思いで面倒見もよく，目立つエピソードはありませんでした。小学校ではクラスの中心で友人も多く目立つ存在でした。中学校ではテニス部に所属しましたが1年生のときに上級生からのいじめにあい退部，以後部活動はしませんでした。高校は親の勧めで地元の進学校へ入学しましたが，成績は下位でついていくのが精いっぱいでした。友人はいましたが学校外での付き合いはなく，帰宅後は部屋でプロレスの動画を見たりプラモデルを作ったりと，1人で過ごす時間が多かったようです。1年浪人して進学し，1人暮らしを始めました。

② 家族歴

家族は会社員の父（50歳代）とパート従業員の母（50歳代）で3人暮らしをしています。妹（20歳代）は大学卒業後，県外で1人暮らしをしています。両親は本人の病気に理解があり，協力してくれています。妹も病気への理解はありますが，必要最低限の連絡を取るのみです。

③ 現病歴

大学3年生の4月頃から学校を休みがちになり，本人より「最近眠れておらず大学にも行けていない」と実家へ電話がありました。心配した両親が部屋へ行くとベッドの上以外はゴミが散乱している状態で，すぐに両親が実家へ連れて帰り，地元のA心療内科クリニックを受診しうつ状態と診断されました。しばらく自宅で療養し，後期が始まる9月には体調も戻ったため，1人暮らしを再開することになりました。しかし，しばらくすると「隣の人から騒音の嫌がらせをされている」と母親へ相談があり，それから数日後には「行動を監視されていて，怖くて眠れない」と切迫した様子で電話がありました。驚いた両親が本人をA心療内科に受診させたところ，B精神科病院を紹介され，そこで統合失調症と診断され，任意入院し，3か月で退院となりました。

④ 就労継続支援B型事業所通所以前

退院後1年間は大学を休学しましたが，B病院の紹介で大学がある地域のC精神科クリニックに通院しながら大学を卒業しました。飲料水メーカーに就職すると25歳の新卒と

いう立場や真面目な性格から上司が帰るまで残業をする生活が続きました。働き始めて1か月ほどで，不規則な生活リズムと忙しさで，また特に症状も感じなかったことからCクリニックを受診しなくなりました。次第にアパートの住民から嫌がらせや監視されているように感じるといった症状が出現し始めましたが，何とか仕事を続けていました。しかし，眠れない日々が続くと遅刻が増え，仕事中も被害的な言動が目立ち，取引先とトラブルになるようなこともありました。職場の上司から受診を勧められ，家族とB病院へ受診し入院となりました。会社は休職していましたが，退院後すぐに自主退職しました。退職後は実家へ戻りアルバイトをするものの，調子を崩して辞めるということを繰り返し，ひきこもり気味の生活を4年ほどしていました。

2 導入までの経過

※：以下，「　」はミヤギさん，<　>は担当スタッフの発言を示します。

1 就労継続支援B型事業所利用の様子

母親が自治体のひきこもり地域支援センターに相談したところ，いくつかの障害福祉サービス事業所を紹介されました。その中から本人の趣味に近い木工製品を作る就労継続支援B型事業所を見学し，利用することになりました。

利用開始時の面接では，「福祉サービスを利用したことがないんで正直抵抗感はありますね。でも，もうすぐ30なんで，早く仕事できる体力つけて，社会復帰したいです。なので，長く利用するつもりはないですね」と話していました。

週3回の利用を開始すると無遅刻無欠席で作業の飲み込みも早く，指示どおりに取り組んでいました。ほかの利用者には挨拶や作業上必要な会話以外は，本人から話しかける様子はみられませんでしたが，スタッフに対しては本人から雑談をすることもありました。特に担当スタッフとは「今までプロレスの話ができる人がいなかったんで，話ができて嬉しいです」と盛り上がり，来所するたびに本人からも積極的に話しかけてくるようになっていきました。

2 利用時の状態悪化

利用して3か月ほど経った頃に調子が悪いという理由で2か月休むことになり，その後も同様の期間での利用と休みを繰り返すようになりました。その都度，担当スタッフから体調について振り返りを提案するも「もう大丈夫なんで」と断られました。

ある日，ミヤギさんから通所日数を週3日から週5日に増やしたいという希望がありました。以前本人が話をしていた30歳までに社会復帰したい意向と関係があるのか確認すると「関係ない」と言いました。少し焦っているような印象を受けたため，試行的に週5

日の通所を2週間実施することにしました。

2週目の後半に入ると特定の利用者の挨拶だけを無視する様子がみられました。突然，ミヤギさんが作業中に「さっきから俺の邪魔しやがって！　お前がやってることはわかってるんだからな！」とその利用者に向かって怒り出しました。スタッフが間に入り，ミヤギさんと別室で面談することになりました。「大きな声を出してすみませんでした。でもさすがに我慢の限界だったんです。これ以上話をするとイライラするんで，今日は帰ってもいいですか」と言いました。その日のうちに，ミヤギさんから「しばらく休みたい」と電話がありました。その後，母親からミヤギさんが入院したと報告がありました。

3 導入のきっかけ

ミヤギさんより退院し落ち着いたので，どなってしまった相手へ謝罪したいと電話があり，その前に面接をすることになりました。

「退院してみると自分の被害妄想だったんだなと気がつくんですけど，あのときはコイツにやられてるって確信がありました」<ミヤギさんが週5日にしたいと言ったときに焦っているようにもみえたんですよね>「無意識のうちに，誕生日が近くなって30歳までに自立しなきゃって……。焦ってたのかな，恥ずかしくて正直に言えなかったです」<ミヤギさんの本音が聞けて良かったです>「なかなか家族ともこういう話はしないから。ここに通うようになって家族以外と話ができるようになったのは自分にとっては助かってます」<そう言ってもらえるのは嬉しいです。これからはもう少し気持ちや具合が悪いときを振り返るような話もしていきましょうか>「うまく話せないときもあるかもしれないけどやってみます」<まずは話せることからで構いませんよ。もちろんプロレスの話もしましょうね。ところで入院を繰り返してしまうことについてはどんな思いがありますか>「入院することは仕方ないと思うけど，したときに人生リセット感がつらくて……。しない生活を続けたいですね」<そうですよね。体調を自分で確認できるようなチェック表を作成してみませんか，悪化する前に気づけるかもしれません>「そんな表があるなら，やってみたいです」と過去の入院の経緯などを確認しながら，セルフモニタリングシートを毎週金曜日30分の時間を使って作成をする約束をしました。

初めはミヤギさん本人の体調が悪いなと感じていることや過去に入院した経緯を聞き取りました。<過去の入院前は，睡眠時間が短くなったり，人から見られている感じがしたり，イライラしていたという話が多い印象ですね>「こうやって話をして書き出してみると多い感じがしますね。前回の入院時に通所先では，どんなふうに見えていましたか？」<そうですね，イライラしていて作業に集中できていないように見えていました>「確かにそうでした，普段の自分ならそんなことないのに」と普段の自分との違いを実感していました。ミヤギさんは普段の自分を少し理解したことで，イライラ時はどんなストレスを感じていたのかなど具体的に話せるようになりました。

表1 ミヤギさん　セルフモニタリングシート

分類	モニタリング項目	◎/1	◎/2	◎/3	◎/4	/	/	/	つけ方
ふだん	生活音が気にならない	○	△	△	×				問題ない：○ 今ひとつ：△ ダメ：×
	穏やかに過ごせる	○	△	△	×				
	他者に配慮ができる	○	○	○	○				
	趣味に時間を使える	○	○	○	○				
	通所ができる	○	○	×	×				
ストレス	気になる人がいる	0	1	1	2				感じない：0 少し感じる：1 強く感じる：2
	周囲の音が気になる	0	1	1	2				
	状況・環境の変化	0	0	0	0				
	思うようにいかないと感じる	0	0	0	1				
黄色のサイン	イライラ	0	0	0	0				なし：0 少しある：1 強くある：2
	作業に集中できない	0	1	0	0				
	5時間未満の睡眠 (睡眠時間：○時～○時)	23～6	23～6	23～5	24～5				
	通所先を休む	0	0	2	2				
	人に見られている感がある	0	0	0	1				黄色サイン2つの時は赤色
	気になる人のことが頭から離れない	0	0	0	1				
今日の覆面カラー		青	黄	黄	赤				青黄赤
今日のひと言(なんでもあり)		○○へ出かけた	○○さんが気になるかも	○○さんが気になるかも	○○さんが気になる				
スタッフサイン		スタッフ	スタッフ	スタッフ	スタッフ				

3・作成過程

1 作成のきっかけ

通所時にミヤギさんとスタッフがセルフモニタリングシートを使用しながら，＜思うようにいかないと感じるに1が付いていますね＞「そうなんです，同年代の活躍が今朝ニュースで取り上げられていて具合が悪くなるほどじゃないんですけど，焦りを刺激されますね」といったやり取りをすることにより，気持ちや体調を確認し，継続して通所できるようになりました。ミヤギさんは人に伝えることで具体的に自身の症状を想像できるようになり，「体調の波があることはわかってきたけど，悪くなってきたときに気づける自信がない，もう少し自分で何とかできるようになりたい」と自身で対応できることは何かと考えるようなきっかけになりました。

そのタイミングで，クライシス・プランの見本を見せながら安定している状態を維持し悪化の兆候や症状と比較できるツールとして説明をしました。「症状だけじゃなく，自身がどう対応してほしいかが書いてあるのがいいですね」「セルフモニタリングシートのときと同じように一緒につくっていくことはできますか」と作成することになりました。

2 作成の様子

はじめにセルフモニタリングシートから自身の状態について“ふだんのミヤギさん”“注意のミヤギさん”“危険なミヤギさん”の３つに整理をしていきました。ミヤギさんのほうから悪化したときにすぐに使えるように“危険なミヤギさん”から作成したいと話がありました。ミヤギさんは入院した際に拘束された経験から，「入院の必要性は理解していますけど，拘束だけはしてほしくない」ということだったため，主治医にお願いしたいこととして記載することにしました。また，<病院つながりで考えると家族と受診して入院をしていることが多いので，両親から話を聞くのも良いかもしれませんね>「確かに，両親にも何か悪化の兆候とか知らないか聞いてみたいと思います」というやり取りがありました。家族との話では「通所を週５回に増やそうと思ったとき，確かに焦りもあったけど何だかわからない自信があったんですよね。でも家族からは無理するなと止められて少し言い争いになったんです。そのときの自分は考えが頑なになって聞く耳をもたない様子だったと母が言っていました。もしかしたら調子がいいと思っていたときも家族からすると調子が悪かったように見えたのかも」とこれまで“ふだんのミヤギさん”と思っていた状態は“注意のミヤギさん”だったのかもしれないという新たな気づきがありました。クライシス・プランを使って家族と話をすることで，ミヤギさんも家族もこれまでのことを振り返ることができたようでした。

クライシス・プランの状態像の整理が終わり，対処法について考える場面では<今まで体調が悪くなったときに，どんな対処方法を行ってきましたか>「1人暮らしのときに他の人の音が気になって遮音性の高いヘッドホンをして過ごしていました。“注意のミヤギさん”時に，ヘッドホンを作業中につけることは可能ですか」と提案してくれました。また，<男性で１人では入りにくいかもですけど，ネコカフェが癒されるとはやっていますよ>「そうなんですか，取り入れてみようかな。イヌ派なんですけどね」などと互いにアイデアを出し合い好き嫌いに関係なく試しながら取り入れていきました。

クライシス・プランの全体像ができあがると，より一番悪い状態を知っているのは病院ではないかということで，最後に主治医から意見をもらうことにしました。ミヤギさんから「クライシス・プランの説明は自分でするので，主治医の話を一緒に聞いてほしい」とお願いされ，スタッフも同席することになりました。ミヤギさんはクライシス・プランに沿って主治医に「できるだけ入院しないように生活していきたい」という希望を伝え，主

表2 ミヤギさんのクライシス・プラン

憧れの○○○プラン～私の説明書～　　□…調子を崩す原因となる要素

ふだんのミヤギさん	青＝ふだんのミヤギさん	黄＝注意のミヤギさん	赤＝危険なミヤギさん
□生活音が気にならない □穏やかに過ごす □他者に配慮ができる □趣味に時間が使える □通所ができる □５時間以上の睡眠がとれる	ストレス 気になる人がいる 周囲の音が気になる 状況・環境の変化 思うようにいかない 健康・対人関係・作業の進捗 ストレスが重なると・・・ 「大丈夫，がまんしよう」 ↓ 無理をする →→→↗	症状 ・ふだん気にならないことにイラッとする ・周りが気になり，作業に集中できない ・他者の話を不快に感じる ・不眠 ５時間未満の睡眠が２日間以上続くと生活リズムの乱れ 周りの人に相談できるときもあれば，できないこともある 些細なことでも，声がけしてほしい	症状 ・自分に対して，攻撃しようとする人へ嫌な感情が止まらない ↓ 行動化 （顔や態度に出る・大声を出す） ↓ トラブル ↓ ・援助者にも苛立ちを向ける ・信じられる人がいなくなる ↓ 絶望感 ↓ 自暴自棄 入院することは仕方ないが，拘束はしないでほしい
ミヤギさんが心がけること	➢気分転換 筋トレ・プロレス動画・プラモデルづくり ➢ヘッドホンをつけて作業をする ➢不眠時 23：00を過ぎても眠れないときに眠剤を使う ➢セルフモニタリングシートの活用 ➢相談（良いことも悪いことも）	➢不眠時・不穏時 黄色の症状が１つでも当てはまるとき，スタッフに促されたとき　⇒１錠内服 ➢気になる人とは距離をとる ➢無理をしない ➢ふだんと違ったらスタッフに相談 ➢スタッフと相談し，休むときは連絡する 通所先☎：000-111-2222 ➢早めの外来受診 Ｂ病院☎：333-444-5555	➢スタッフと話をする ➢スタッフを信じ，アドバイスを受け入れる ➢不穏時 赤色の症状が１つでも当てはまるとき，スタッフに促されたとき　⇒２錠内服 ➢他者との接触や刺激を避けるようにする ➢入院を検討する

治医からもこれまでの症状悪化のポイントや対応を具体的に聞くことができました。担当スタッフからも主治医にクライシス・プランが完成後に共有する場をもちたいと提案すると快く引き受けてくれました。

主治医や家族，担当スタッフが参加した共有の場では，ミヤギさんの口からクライシス・

憧れの○○○プラン～ミヤギさんの支援書～

<table>
<tr><th rowspan="2"></th><th>青＝ふだんのミヤギさん</th><th>黄＝注意のミヤギさん</th><th>赤＝危険なミヤギさん</th></tr>
<tr><th>支援者にやってほしいこと</th><th>支援者にやってほしいこと</th><th>支援者にやってほしいこと</th></tr>
<tr><td rowspan="2">通所先</td><td rowspan="2">・モニタリングシートの確認
①内容チェック
②5時間以上の睡眠は確保されているか
・以下の内容の確認
①気になっている人はいないか
②周りの音は気になっていないか
③頑張りすぎていないか
・プロレスの話を聞いてほしい</td><td colspan="2">支援の Point
・ふだんと違う雰囲気だと感じたら，躊躇なく声がけし確認する
・休養することで，状態が回復しやすい</td></tr>
<tr><td>・不眠時・不穏時薬（黄色の症状が１つでも当てはまるとき⇒１錠内服）を飲んでもらう
・気になっている人に対する思いや状態の確認
・気になっている相手との距離の取り方について本人と話し合う
５時間未満の睡眠が２日間以上続いている場合には注意する
・無理のないよう，休養を促す
⇒通院・通所が難しくなったときは，関係者で情報共有し対応する
・外来受診を促す</td><td rowspan="3">・状態確認の声かけ
・不穏時薬（赤色の症状が１つでも当てはまるとき⇒2錠内服）を飲んでもらう
・話を聞く
・他者との接触や刺激を避けるよう促す
・通所しないようにする
・入院が必要な状態であることを伝え，入院の準備をする</td></tr>
<tr><td>病院</td><td>・診察で状態の確認</td><td>・薬物調整
・診察で状態の確認</td></tr>
<tr><td>家族</td><td>・服薬確認
・休日のモニタリングシートの確認
・気になったことを確認する</td><td>・関係機関と情報を共有し対処方法の確認</td></tr>
</table>

プランについて説明がありました。主治医からは『ミヤギさんの体調を悪化させない取り組みと拘束されたくないという気持ちは理解できたよ。診察時にセルフモニタリングシートを見せてもらえると最近の様子もわかりやすくなるね』，家族からは『私たちがやることが明確になっていて，具合が悪そうなときも声がけしやすい気がします。質問なんですが，息子のことで気になることがあったときは，些細なことでも通所先に連絡してもよろしいのでしょうか』と発言があり，<はい，構いません。ミヤギさんはどうですか>「自分でも気づかない部分もあるので，ありがたいです」「クライシス・プランを作成してみて，自身の病気を理解することやそのために周りから意見をいただけることがありがたいと感じました。これからも目標に向かって，ほどほどに頑張りたいと思います」と笑顔で前向きな話をしていました。

4 ‣ 活用

就労継続支援Ｂ型事業所の担当スタッフの変更や就労移行支援事業所の体験に行った際には，「頑張ろうという気持ちが強すぎて自分からなかなか相談できないので，初めのうちはスタッフのほうから声をかけてほしい」「作業中どうしても周りの声が気になるときにはヘッドホンを使用しても問題ないか」などミヤギさんがクライシス・プランを取り入れた自己紹介や配慮してもらえるかどうかを確認することができていました。クライシス・プランを使用することで，新しくかかわる人にミヤギさんの人物像を共有しやすくなりました。

さらにミヤギさんの家族から事業所に，クライシス・プランに記載されていないが，炭酸飲料を飲む頻度が最近多いのが気になっていると相談がありました。ミヤギさんのセルフモニタリングシートと照らし合わせたところ，体調に変化はないと記載されていました。家族から相談があったことをミヤギさんに伝えると「特に気にしてなかったですけど，確かに飲んでいますね」「言われてみると炭酸系を飲むようになったのは最近かもしれないです。何だか飲むとスッとして気分転換できるような感じがして」といつもとは少し違う心境に対する対処でした。「最近，就労移行支援事業所の体験や担当スタッフが変更になることが気になっていて，それをストレスに感じていたかもしれないですね」＜黒いのも緑のもおいしいですもんね，もう少し続くのか様子を見てみましょう＞と話をしました。

セルフモニタリングシートを確認した際，「炭酸飲料の件を話してから10日ほど経つんですけど，１本で済んでいたのが通所前後に１本ずつと増えてきているんです。やっぱり２回目の体験が近づいているのも影響あるんですかね」＜ストレスに対する反応であるならば，クライシス・プランに追加しても良いかもしれませんね。一定期間プランを使ってみて，思い過ごしであるならば削除することも可能なので＞「そうですね，小さい芽かもしれないので加えてみます」と，ミヤギさんと話し合い，炭酸飲料の飲水量が増えることを注意のサインとしてクライシス・プランに加筆することになり，ミヤギさんから主治医と家族に伝えています。

ミヤギさんは就労移行支援事業所でもクライシス・プランを活用し，家族や医療機関の協力を得ながら入院することなく生活することができています。

5 ‣ まとめ

就労継続支援Ｂ型事業所の通所者と作成したクライシス・プランの事例を用いて，就労支援事業所における作成のポイントを３つ述べます。

① 就労支援事業所を利用する人の通所目的は様々であり，はっきりと定まっていないこともあります。ミヤギさんの場合は「一般就労を目指して長期間休まず通所を継続する」

といった目的が明確になったとき，セルフモニタリングシートについて提案ができました。クライシス・プランを活用するうえで，本人が主体的に取り組むためには導入時の動機づけが重要です。

② 主観的客観的な情報は不可欠であり，日中活動の場面に限らず，生活全体から情報を得る過程は欠かせません。ミヤギさんのように通所している人も体調が悪い場合には自宅で静養するという選択肢が一般的なため，事業所内においては体調悪化をリアルタイムに把握することは難しく時間がかかります。そのため，あらかじめ話し合う頻度や時間を短めに設定し，具体的にどの情報を集めるのかをすり合わせることで，クライシス・プランと連動するセルフモニタリングシートを作成することが大切であるといえます。

③ 医療機関と関係性を築くということは，本人や家族だけでなく支援者にとっても非常に心強いものです。しかし，地域の事業所から主治医と連携を図りたくても，こんなことで連絡しても良いのかという不安感は常にあります。

今回の事例では，通所する事業所へ主治医の意見書の提出を求めており，意見書には主治医と連絡を取る方法の項目があったため事前に示してもらえていました。そこには地域の事業所から主治医と連携を図りたいというメッセージを込め，連絡することへのハードルを下げる工夫がしてあります。主治医と直接やり取りする形なのか，ソーシャルワーカーを通す形なのか，アプローチの方法を理解することで，地域の事業所から主治医に連絡しても良いという安心につながると思います。加えて困ったときだけではなく，前向きな話題についても，クライシス・プランを積極的に医療機関とも共有することで win-win の関係を築くことが重要です。

編者コメント

クライシス・プランを福祉領域（障害福祉サービス事業所）で用いるとともに，セルフモニタリングシートに取り組むことから始めてクライシス・プランにつなげていったプロセスは，障害福祉サービス事業所だけでなく，多くの福祉従事者にも大変参考となる事例です。セルフモニタリングシートを用いたことにより，病気（症状）が外在化され，利用者と支援者がともに共有できる状況へと変化したことは本事例のポイントといえます。また，本人用と支援者用としてクライシス・プランを分けるというアイデアも，クライシス・プランを用いるうえでの選択肢となり得ることを提示していることも本事例の長所です。また，積極的に主治医（医療機関）と共有するよう実践されており，「We のプラン」として用いた本事例は，CP-J の取り組みであるといえます。

事例

9 指定入院医療機関における事例

指定入院医療機関における事例として，「心神喪失等の状態で重大な他害行為を行った者の医療及び観察等に関する法律」（以下，医療観察法）に基づき，裁判所の入院決定により入院して治療した事例について示しています。はじめに，医療観察法における指定入院医療機関の概要を簡単に紹介します。

医療観察法は，刑法第39条に定める「心神喪失」または「心神耗弱」の状態（精神障害のために善悪の区別がつかないなど，刑事責任を問うことができない状態）で，重大な他害行為（殺人，放火，強盗，不同意性交等，不同意わいせつ，傷害）を行った人に対して，適切な医療を提供し，社会復帰を促進することを目的として2005（平成17）年7月に施行された制度です。心神喪失または心神耗弱の状態で重大な他害行為を行い，不起訴処分となるか無罪等が確定した人に対して，検察官が申立てを行います。申立てがなされると，精神鑑定を行う医療機関での鑑定入院が行われるとともに，裁判官と精神保健審判員（学識経験を有する医師）の各1名で構成される合議体による審判にて，医療観察法処遇の要否と内容の決定が行われます。審判の結果，医療観察法の入院による医療の決定を受けた人に対しては，厚生労働大臣が指定した医療機関（以下，指定入院医療機関）にて，医師・看護師・作業療法士・精神保健福祉士・臨床心理技術者による多職種チーム（Multidisciplinary Team：MDTチーム）による専門的な医療の提供がなされるとともに，法務省所管の保護観察所に属する社会復帰調整官により，退院後の生活環境の調整が行われます。治療や地域調整を経て，合議体より退院が許可された後は，その多くが指定通院医療機関における通院医療を受けることになります。

医療観察法処遇を受ける約8割は統合失調症圏の疾患（ICD国際疾病分類のF2圏）が主診断となっていますが，自閉スペクトラム症（ASD）や注意欠如・多動症（ADHD），知的能力障害，物質使用障害といった他の精神疾患との重複障害を抱えているケースも存在しています。

1 ▸ 事例概要（紹介）：コウジさん（仮名），30歳代男性

① 生活歴・現病歴

きょうだい2人，第二子次男として生まれました。出生時に身体的な異常はありません。幼少期の健診においては異常を指摘されることはありませんでした。おとなしく，友人が

あまりおらず，同級生からは服装をからかわれたり，たたかれたりしており，いじめられることがありました。小学6年生の頃，父親の仕事の都合により転居し，伴って転校した後からはいじめられることはありませんでしたが，学校になじむことができず友人をつくることができませんでした。父親は早朝からの仕事で19時頃には就寝するため，少し物音を立てても強く叱られる状況でした。高校生の兄は友人宅に寝泊まりすることが多く，母親は多忙で不在がちで，コウジさんは父親と2人になることがほとんどでした。中学・高校時代は特定の友人が数名いて，大きな問題なく卒業しました。その後，奨学金をもらって大学に進学しましたが，経済的な問題もあり長距離通学の生活でした。睡眠時間が短く疲弊したため，大学2年から大学の寮に入りました。生活費を稼ぐためにアルバイトを始めましたが，業務を1人で任されたときに過呼吸発作を起こし，アルバイトに行くことができなくなりました。大学の先生から勧められて心療内科を受診し，不安障害と診断されましたが，通院は継続しませんでした。その後，別のアルバイトを開始しましたが，長くは続かずアルバイト先を転々としていました。4年で大学を卒業して就職しましたが，3か月後には退職しました。正社員として採用されても長く続けられず，20歳代半ばで退職して以降は求職せずに実家で過ごしていました。数か月後に母親が急逝し，父親と2人の生活になりました。父親からは仕事をするよう強く言われ，コンビニでのアルバイトを開始しましたが，しばらくすると休みがちになりました。父親からとがめられ，「職場で嫌がらせされている」と初めて悩みを相談しました。父親からは『仕事しないなら病院に行け』と言われ，仕方なく精神科を受診しました。“ちゃんと仕事しろ”などの幻聴が持続的にあり，統合失調症と診断されました。当時は診断を受け入れ，服薬を継続して幻聴の改善を自覚することができました。仕事復帰して問題なく業務にあたることができていましたが，偶然服薬を忘れたときに身体が軽く感じて，いつも以上にスムーズに仕事ができる感覚があり，以後は服薬をパタリとやめました。

1か月ほど経つと，「俺にはもっとできる仕事がある」と言い，遠く離れた県外に突然転居しました。転居後は就労を開始しましたが，職場で他の社員がコウジさんのロッカー内の財布から金品を盗もうとしているのを目撃したことを契機に，これまで幻聴や被害妄想とされてきたものが統合失調症の症状ではなく，現実なのではないかと考えるようになりました。セカンドオピニオン目的に近医を受診し，『統合失調症にあたる所見はありません』と言われたと認識しました。その後，最初に精神科受診を勧めた父親に対して「障害者でもないのに，障害者ということにされた。だまされ続けた。こんなことは実の親がすることではない」と，強い怒りを感じるようになりました。浪費して多額の借金を父親が肩代わりした際に実家に帰るよう指示されて実家に戻りましたが，仕事を継続することはできませんでした。次第に近所住民からの悪口や嫌がらせを受ける，近所住民が悪臭を放つと感じるようになっていました。警察署へ「隣のアパートから時々どなっている声が聞こえる」と相談したり，「離れたところから誹謗中傷を述べてくる」といった体験を兄に話したりしていました。状態が悪いと感じた父親は障害者相談支援センターに助けを求めましたが，担当者がコウジさんと面談したときには目立った暴力や暴言がなく積極的な介入は見送られました。その後も状態は安定せず，「俺には何でもできる力があるのに，親父が邪魔をする」といった発言が続き，仕事ができないのは父親からの嫌がらせが原因だと思い，父親へ憎悪を向けていきました。父親の声で『死にたいから殺して』という声が聞こえるようになり，父親を殺したい気持ちが強くなりました。横になってテレビを見ていた父親が『何をボーッと立っているんだ。早く仕事に行け』と自分に笑いながら言い放ったように感じ，急激に怒りが込み上げ父親を包丁で刺して殺害しました。

2・クライシス・プランの作成に導入するまでの経過

X年y月，コウジさんは医療観察法鑑定にて統合失調症及びASDの診断をされ，裁判所により医療観察法入院の決定がなされました。精神鑑定中には服薬を強く拒否していたため,内服していない状態での入院となりました。入院に際して「親は本当の親じゃない，生まれたときに取り替えられた」という発言がありました。「スタッフがみんなでグルになって，入浴のときや部屋にいるときに，ダクト配管などを通って，俺に色々と嫌がらせをしている」と確信的に述べました。においを非常に気にしており食事のにおいをかぎながら食べたり，「洗濯しているのにタオルがくさい，水道がにおう」と話していました。尊大な態度で看護師に対し「出来の悪い人間」と話し，自分とは違うという認識をもっているようで，実際「私は他の患者とは違う」と大声で言っていました。

1 薬物療法による病状の緩和

① MDTチームの方針

内服拒否があり，明らかな精神症状が認められていました。まずは内服できていないときの状態を観察し，先々コウジさんに状態をフィードバックできるよう丁寧に記録を取ることにしました。状態悪化の際には内服継続が困難になる可能性が高いため，将来的には持効性注射剤の導入を見越して内服調整を行うことにしました。粗暴行為によりコウジさん自身が多少なりとも自身の問題としてとらえることができるときに注射を行い，内服への切り替えを行い，副作用等，薬剤の問題がなければ同種の持効性注射剤に切り替えていく方針を話し合いました。過去の情報から，薬物療法により状態が落ち着く可能性が高いと見込んでいたため，精神症状が緩和した状況で統合失調症疾病教育を導入することとしました。

疾病否認・服薬拒否が強く，他の入院対象者に対しての暴言が頻発したため，疾患や服薬の必要性を繰り返し説明しました。

② コウジさん自身の変化

※：以下，「　」はコウジさん，＜　＞はスタッフの発言を示します。

入院当初より精神症状に大きく左右された行動化がみられたため，粗暴行為を書面で提示したうえで，内服ができないのであれば注射が必要になることを書面にて繰り返し説明しました。それでもなお服薬拒否が強かったのですが，症状悪化に伴う粗暴行為がみられたため，X年y＋2月から注射を行いました。翌日からは渋々ではありましたが，内服を開始するようになりました。内服を開始して1か月後には病状という認識が出始め，態度が穏やかになりスタッフと話すときにも丁寧語を用いるなどの変化がみられました。面接の中では，「声が聞こえなくなってきました。病気の症状だったのかもしれません」と語るようになり，そのタイミングで＜病気について一緒に学んでいきませんか？＞と伝えると「病気かどうか知りたいです」と話すようになりました。それを機に集団の統合失調症疾病教育に導入しました。症状を知る中で「10代の頃から症状があったことがわかりました。学校や仕事がうまくいかなかったのも症状があったのが原因かもしれません」と話すようになってきました。服薬による症状緩和に加え，疾病教育にて他者の体験を実際に耳にすることにより，病識が徐々に芽生えてきました。MDTチームより＜服薬を継続できていたときは，日常生活が安定していてお仕事もできていましたね。薬を飲まなくなって調子が悪くなって，今回の対象行為になったと思いますが，今回改めて服薬すると症状が改善しました。コウジさんにとってはお薬がとても大事だと思いますが，継続するために定期的に注射をする方法もあります。服薬ができなくなることを避けるために注射のお薬にするのはいかがですか？＞と提案しました。すると，コウジさんは「調子が悪くなると，病気じゃないから薬はいらないと思うかもしれません。こんなことを二度としたくないので，注射をお願いします」と提案に同意し，X年y＋4月からは持効性注射剤への切り替えが行われました。面接では状態が落ち着いていることを共有しつつ，＜薬を拒否しているときには，ホールで踊ったり，長時間話し続けたりしていましたね。対象行為や病気の話をするとイライラしているようにみえていました＞と，調子不良時の状態をフィードバックしました。「そんなことをしていましたか？　よく覚えていません。薬を飲まないと，そうなってしまうんですね……。薬は欠かせないことがわかりました」と，調子悪化時の注意サインと対処法の確認を行いました。

2 自殺未遂に至る状況の整理

薬物療法が継続されるようになり，精神病症状が消褪していく一方，対象行為による環境変化や将来に対する不安の高まりがみられるようになり，食欲減退や活気のなさが認められるようになりました。対象行為を起こしたことに対しての罪悪感が高まり，「死にたい」といった発言や将来を悲観した発言があり，X年y＋8月には遺書を書いて縊首を試みました。縊首に使用できる道具を探そうとしたそうですが，思うものがなく実際の行動化には至らず，翌日の定期面接のときに「死のうとして何か使えるものがないかと思って探したんですけど，見つけられなくて死ねませんでした」とコウジさんから報告があり，発覚しました。コウジさんには20歳代の頃にも自殺未遂の既往があったため，希死念慮が生じた際の対処についても話し合っていくことにしました。コウジさんの話では，症状が落ち着いてきて病気の自覚が芽生え，対象行為を後悔し，兄に対する強い罪悪感が生じたようでした。そのときに対象行為を振り返る内省プログラムがあることを他対象者から聞き，1人で考え込んでしまい，将来を悲観したことがわかりました。自宅の処分やグループホームでの対人関係に対して不安が強いようでした。これらの不安に対し，保佐人をつけたりSST（社会生活技能訓練）にて対人交流を学ぶなどの対策を講じました。

3 対象行為に至るプロセス：アセスメント

生育歴や現病歴などから，図1（ケースフォーミュレーション：どのような要因で問題が発生・維持されているかを探り，介入や対策につながる仮説）のように対象行為に至ったプロセスをアセスメントしました。元来有していたASD特性により被害的思考に陥りやすく，ストレスを感じやすい特徴があったと考えられます。いじめや養育環境の厳しさがそれらを助長し，適切な対人交流を築くことが困難になり，物事を1人で考えることが定着しました。統合失調症発症後，服薬が継続できていたときは何とか社会生活ができていましたが，不安定な病識により服薬中断に至りました。セカンドオピニオンを受けたものの，医師の発言を曲解したことにより，精神科受診を勧めた父親に対して強い被害感を

図1 コウジさんが対象行為に至ったケースフォーミュレーション

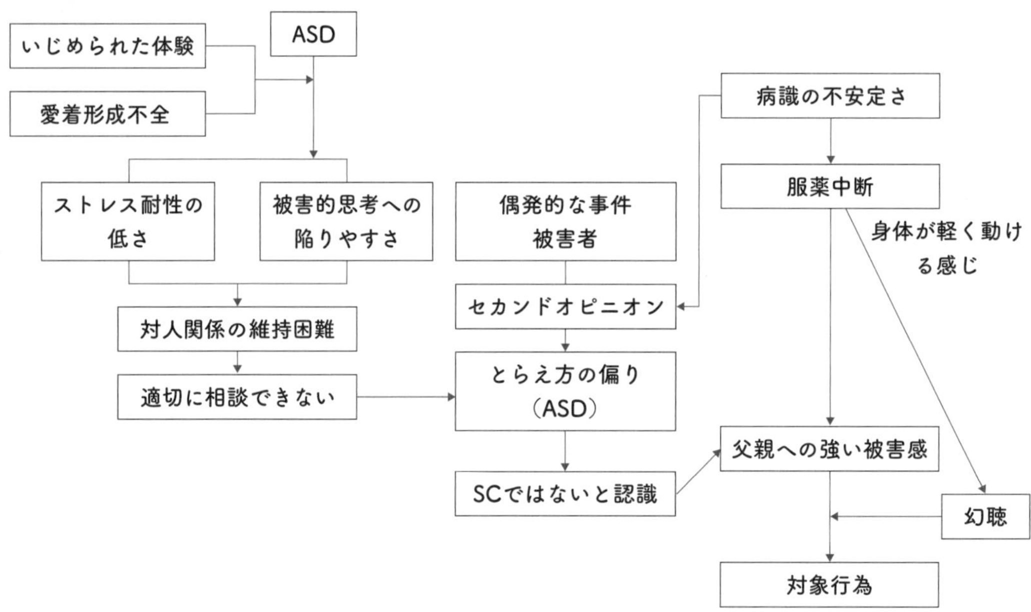

もつようになりました。病状悪化時に妄想や幻聴がひどくなり被害感が急激に高まり対象行為に至ったと整理しました。

3・クライシス・プランの作成過程

医療観察法指定入院医療機関では，対象者が退院後に支援を受ける複数の地域関係機関が参集して情報共有や介入方法を検討するためのケア会議が行われることが一般的です。その中では，クライシス・プランやセルフモニタリングシートを共有したうえで具体的な対応を確認し合います。そのため，入院時の導入プログラムや疾病教育の中でもクライシス・プランについてふれる内容になっています。入院対象者は説明を受けてその流れを理解している場合が多く，クライシス・プランはつくるものだという認識をしていることがほとんどです。

1 作成に向けた導入

コウジさんとの治療過程では“状態を維持するために治療を継続して薬をやめないようにしたい”という目標が確認できました。自殺未遂の既往もあることから“どうやって生きていけば良いかわからなくて苦しくなったときにどうするか考えたい”との希望もありました。自殺未遂後のチーム面接で話を聞いたことが直接のきっかけになったようですが，コウジさん本人から「以前，プログラムで聞いたクライシス・プランについてもっと詳しく知りたいです」という要望が出されました。

2 注意サインの整理

コウジさんからクライシス・プランへの関心が表明されたことから，＜内省プログラム（これまでの人生を振り返り，入院のきっかけとなった重大な他害行為に至った経緯や病気との関係について整理するプログラム）やクライシス・プラン作成に向けて，コウジさんがどういうときに調子が悪くなっていたのか，そのときの生活状況や病状を整理しましょう。他方でコウジさんは調子が安定して仕事を続けられていた時期もありますので，調子を安定させるために役立ちそうなことについても振り返っていきましょう＞と提案しました。

最初に，コウジさん本人・スタッフが状態を共有しやすい入院時の病状について共有を図りました。＜入院したときは薬を拒否していましたが，そのときの状態を覚えていますか？＞と尋ねると，「思い出すと恥ずかしいです。すごく態度が悪かったですよね。すみません。あの頃は眠れていなくて，ずっとしゃべっていたように思います。僕には強い力があると思っていましたし……」と状況を振り返ることができました。記憶していない面については＜水のにおいがおかしい。手を洗うと手がくさくなるなどとも言っていてお風呂に入ることができなかったですね＞と行動をフィードバックしました。看護師を中心として，調子悪化時の状態を記録していたため，状態の共有がスムーズにできました。その後，症状が緩和している現在の状態について“危険な状態”と比較する形で整理を行いました。そうすることによって，薬物療法により症状が改善し，生活しやすくなったことについてコウジさん自身が理解を深めていくことができました。「僕には薬は絶対に必要です。注射を受けていますが，通院しなくなったら本当に危ないですね。そうならないために，きちんと対策を考えたいです。自分では気づけないところがあるので，どうみえていたか教えてほしいです」と希望されました。そのため，入院後に調子が改善していく過程をスタッフからフィードバックするとともに，鑑定書等の情報から猜疑心が高まったときの状態について書面にまとめて伝えました。加えて，自殺未遂に至る状況の整理で共有した希死念慮についてもクライシス・プランに組み込むことにしました。

3 状態像に応じた対処・対応法の整理

コウジさんからあげられる対処法は“薬を飲む，注射を受ける”というのが基本でバリエーションが非常に少ない状態でした。ASD傾向も影響し，自分自身の感情に気づいたり，周囲の人に相談することは苦手で，対処法として実践した経験がほとんどありませんでした。そのため，コウジさん自身がどのようなときに不安が軽減するのか，実際の体験について振り返りを行いました。その結果，気分転換の方法を生活に取り入れていること，好きな物を食べることで落ち着くことがわかりました。

一方，“周囲の対応法”については，調子が悪化したときには自らスタッフに声をかけることが難しくなるため，「スタッフから声をかけてほしい」という希望がありました。退院後にかかわる地域スタッフより＜定期的なモニタリングの確認で声をかけることはできます。しかし，ずっとコウジさんを見ているわけではないので，調子悪化時にスタッフが必ずしも気づけないことがあります。そのため，コウジさんから何か発信できるものをつくってほしいです＞と要望がありました。コウジさんは“死にたい気持ち”が高まったときに特に話しづらいことが共有できたので，チームで検討して他の入院対象者が用いている方法を援用することにしました。それは，スタッフにSOSカードを渡して不調を知らせるという方法でした。

また，コウジさんより「同じことにならないように，自分で対処できないときは早めに入院したい」という希望がありました。医療観察法入院対象者のクライシス・プランには“危険状態”の際には精神保健及び精神障害者福祉に関する法律（以下，精神保健福祉法）下での入院を対処法として取り入れることが少なくありません。コウジさんは他対象者から情報を聞き，自ら入院対処を入れることを希望しました。「かなり調子が悪くなると，スタッフさんの意見を信用できなくなります。そのときは自分で判断できないので，通院の先生の判断に任せたいです。でも，反発してしまうかもしれないので，クライシス・プ

図2 コウジさんと作成したクライシス・プラン

【長期目標】仕事をする
【短期目標】退院後の生活に慣れる

コウジさんのおだやかプラン

		普段の状態	違和のある状態	注意状態（症状あり，行動への影響なし）	要注意状態（行動化，自己対処が難しい）
注意サイン	睡眠	7～9時間の睡眠	5～7時間の睡眠	3～5時間の睡眠	3時間以下の睡眠
	妄想	ない	悪口を言われていないか気になる 「いけそう」という思いが出る，気分が上がる →モニタリング「悪口」に○がつく	何でもできると思い込む，口数が多くなる（誇大妄想）	人の話を信用できず反発する 被害を受けていると思い込んで他の人とトラブルを起こす 誇大妄想（超能力者だと思い込む，自分は偉いと思う，不安がない）
	幻聴幻覚	たまに空耳や幻臭がある（週に1回程度）	悪口が聴こえる（1日1回程度） においが気になる →モニタリング「幻聴」「におい」に○がつく	誰もいないのに声が聴こえる 水のにおいが気になる →モニタリング「幻聴」「におい」に○がつく	1日中，声が聴こえる 幻聴と気づかず他者に文句を言う 様々なにおいが気になるので，手を洗った後ににおいをかぐ
	死	死にたい気持ち：0	死にたい気持ち：1～4	死にたい気持ち：5～7　⇒カード渡し	死にたい気持ち：8～10　⇒カード渡し
自分の対処法		・規則正しく服薬 ・気分転換（テレビ，散歩） ・通院を続ける	・幻聴を聞き流す ・お菓子を食べる ・コップ5杯の水を飲む（週1回程度まで） ・気になることが出てきたら相談 ・頓服を飲む ・横になって休む ・気分転換（テレビ，散歩） ・12時まで眠れないときは眠剤	・頓服を飲む ・横になって休む ・スタッフに相談（夜はスタッフに電話） ・予約日ではなくても受診する ・必要に応じて薬の調整をしてもらう ・死にたい気持ちが5以上になったらスタッフにカードを渡す	・死にたい気持ちが8以上になったらスタッフにカードを渡し，危険物を預かってもらう ・病院に連れて行ってもらう ・必要があれば入院する
周囲の対応法		・セルフモニタリングを確認	・相談に乗ってほしい（自分から声をかける） ・週3回のモニタリング確認（訪問看護） ・診察時のモニタリング確認	・声をかける （クライシス・プランを見せながら当てはまる項目を伝える） ・必要に応じて頓服を勧める ・受診を促す ・死にたい気持ちのレベル確認→話を聞く	・死にたい気持ちのレベル確認→話を聞く 8以上のときは危険物を預かり，翌日に気持ちの再確認を行い返却可否を判断 ・病院に連れて行く ・入院が必要なときはクライシス・プランを見せながら入院を勧める

<関係機関の連絡先>
◆A病院　TEL：○○-○-○○
主治医：○ Dr
電話窓口：○ PSW
◆B保護観察所　○○社会復帰調整官 TEL：○○-○-○○
◆グループホームC　TEL：○○-○-○○
◆就労支援B型事業所D　TEL：○○-○-○○
◆訪問看護ステーションE　TEL：○○-○-○○

<苦手な状況>
①初めての環境→見学後に体験できるようにする
②集団での活動（特に話すとき）→言う内容を考えておく
③各種手続き→PSWや保佐人に依頼する

ランをもとに説明してほしいです」ということだったため，本人の希望を踏まえた対応方法を整理しました。

4 クライシス・プランの活用に向けて

医療観察法入院病棟では入院時より自分の状態を把握するために，毎日自分の体調や気分を記録してスタッフと共有する体制をとっている施設が少なくありません。当院においても入院時より体調・気分をモニタリングしてもらいました。疾病教育や過去の振り返りを通して自身の症状整理ができてからは個別性の高い症状モニタリングを行い，スタッフと一緒に振り返るかかわりを行っていました。クライシス・プラン作成後はセルフモニタリングシートをクライシス・プランと連動するようなものに修正し，毎日活用することになりました。

モニタリングを確認する際にはチーム以外のスタッフもかかわるため，コウジさんのクライシス・プランやモニタリングシート及びSOSカードは病棟スタッフと共有して活用することにしました。チーム以外のスタッフがモニタリングを確認する際には，コウジさん本人にクライシス・プランやモニタリングシートについて説明してもらうことにより，本人の理解が深まるとともにスタッフでの共有が進みました。

4・クライシス・プランの活用過程

1 病棟での日常的な活用

コウジさんはセルフモニタリングを朝チェックする項目と夕方チェックする項目とに分けて記載するようにしました。そして，当初は毎日その日の担当看護師とモニタリングの確認を行いました。「○○さんが僕の悪口を言っている感じがしました」等と話した際に＜最近ちょっと続いていて苦しいですね。自分の状態を適切に見ることができていると思います。こういうときはどのような対応をすると楽になりますか？＞とコウジさんに確認し，「頓服薬を飲もうと思います」などと対処法を言語化したうえで行動できるよう援助を行いました。

対象行為の振り返りのプログラムに参加している際には，慢性的な抑うつがみられました。特に，被害について考えるセッションの際には，家族に対する罪悪感が高まり「死にたい気持ちが7になりました」とカードを持参することがありました。その際には，＜よく気づいて教えてくれましたね＞と相談をねぎらいつつ，コウジさんの自責感が軽減する方法について話し合いました。テキストを手元に置いておくと何度も見てしまって自分を追い込んでしまうこと，考えて入眠に時間を要するようになったことがわかりました。そのため，必要に応じてプログラムテキストをスタッフステーションで預かるとともに，眠剤を調整することにより希死念慮のレベルが下がりました。コウジさんにとっても，相談して一緒に対応を考えることで楽になるという体験になり，その後は相談のハードルが下がったようでした。

2 地域支援スタッフとの共有

コウジさんは医療観察法入院処遇から通院処遇への移行が見込まれる人です。そのため，入院中から地域調整を行い，指定通院医療機関だけでなくグループホームや就労継続支援B型事業所，訪問看護ステーション，相談支援事業所，就労支援事業所，保健師，保佐人といった関係者が一堂に会し，コウジさんの経過や今後の対応について本人を交えて話し合いを行いました。この会議をCPA会議（Care Programme Approch meeting）あるいはケア会議と呼びますが，この中でコウジさんから対象行為の経緯や現在の気持ち，今後の希望などを話してもらいました。コウジさんは「統合失調症ではないと思って薬を飲まなくなったことで，幻聴が聞こえるようになりました。幻聴を信じたことで怒りが出てきて対象行為になりました。父は僕のことを考えて病院受診を勧めてくれたのに，嫌がらせをすると思い込んで対象行為をしてしまいました。もう二度とこんなことがないように，治療を続けていきたいです。少しでも自立に向けて頑張りたいです」と自分の言葉で説明しました。地域スタッフからは＜自分自身や対象行為のことをよく考えましたね。病状が安定していれば，コウジさんの目標は近づくと思います。今後，一緒に取り組んでいきましょう＞と受容的にかかわってもらい，コウジさんも安心したようでした。その後，クライシス・プランやモニタリングについては事前に共有したうえで，ケア会議にて修正について検討しました。以前，話題にのぼった自発的な相談については，カード方式での対応ができているという実績を踏まえ，地域処遇においても取り入れることにしました。対応法について，グループホームスタッフより＜夜間や休日はスタッフが常駐しませんが，不調になったらどうしましょうか？＞と検討事項があげられました。コウジさんは「僕は“注意状態”の段階だったら，スタッフさんに電話することはできると思います」と話したため，外泊時に電話を試したうえで夜間・休日は電話対応をすることに決まりました。

通院処遇移行後は，週3回の訪問看護にてモニタリングを確認するとともに，診察時にはモニタリングを踏まえて状態を共有することとなりました。通院移行後に修正の必要性が見込まれるため，その際には訪問看護が中心となり修正していく方針が確認されました。

5・まとめ

医療観察法指定入院医療機関において対象者や地域支援スタッフと協働してクライシス・プランを用いる際のポイントについて整理します。

1つ目のポイントは病状の安定です。コウジさんは入院当初は精神症状が前景化しており，幻覚妄想の世界にいました。疾病否認が強く，対象行為の正当化がみられ，治療を受け入れることができませんでした。数々の問題行動がみられましたが，チームの方針として“調子悪化時の観察を丁寧に行い，後にフィードバックすることによって継続した治療の必要性への理解を促したい”という姿勢を病棟全体で共有できたことは非常に有用だったと感じます。他対象者への大きな被害が出ないように配慮しつつ，コウジさん自身が問題行動を自覚できる出来事が生じた際に迅速に介入できるよう治療の見通しを病棟で共有し，非同意治療（注射）の可否を倫理会議（精神医学の専門家の外部委員を招聘し，同意によらない治療行為を開始する必要性に関して適否を決定するとともに，同意によらない治療を継続している際の治療行為について報告聴取して評価を受けるための会議）にて事前に検討していました。これを契機に薬物療法が開始され，精神症状が緩和していったことで面接にて治療的な話題を深めていくことができました。コウジさん自身と病状悪化時の様子が共有できたことでコウジさんの理解が進みやすく，同様の再他害行為を行わないためには薬物療法の継続とモニタリングや対処法の獲得が必要だという共通認識をもつことができたと考えられます。

2つ目のポイントは，地域関係機関との情報共有です。医療観察法入院処遇では，社会復帰調整官の協力を得て密に地域スタッフとの情報共有・検討を重ねることができます。早い段階で地域スタッフとクライシス・プランのたたき台を共有し，地域の視点からの意見を吸い上げて修正を図ることが可能でした。外出や外泊を通して実際にクライシス・プランに則った対応をすることにより，不具合を確認し全体で対応の共有を図ることができました。また，退院後は生活環境の変化により注意サインの変化が見込まれることを想定し，通院移行後のクライシス・プラン修正の軸になる担当者を決めました。そのことにより，クライシス・プランやモニタリングを用いた支援が継続される体制を整えることができたと考えられます。

今回，コウジさんは薬物療法が著効しましたが，薬物療法によって症状が落ち着く対象者ばかりではありません。薬物療法の効果が限定的な場合には，疾病教育や症状の振り返り，クライシス・プラン導入のタイミングや方法を慎重に吟味する必要があります。強制力のある入院処遇の中で，対象者の治療に対する動機づけを行い，主体的にクライシス・プラン作成に臨めるよう支援していくことが重要だと考えられます。

編者コメント

医療観察法の指定入院医療機関において，対象者を中心としながら丁寧なかかわりの中でクライシス・プランを作成し，入院中から活用するプロセスが整理されており，医療観察法関係者だけでなく一般精神科医療に従事する支援者にも参考になる事例です。また，医療観察法制度においては入院処遇で作成したクライシス・プランの内容について，通院処遇に移行した際に齟齬が生じ適切に活用されていない等の課題が指摘されていますが，本事例では地域関係機関との情報共有を密に行い，地域関係機関の意見を反映させている点が，入院中に作成するクライシス・プランを用いるうえでの大きなポイントであり，指定入院医療機関での CP-J としての取り組みに示唆を与えてくれます。また，ここでのクライシス・プランは特定の症状（妄想，幻聴）に焦点化してその悪化の内容を整理したものであり，その対象者の個別性に応じた状態像から柔軟に用いられていることも参考になる事例です。

事例

10 指定通院医療機関における事例

指定通院医療機関におけるクライシス・プランに関しては，指定入院医療機関の処遇を終えて通院に移行する場合と，直接通院といわれる地方裁判所で行われる審判の中で通院が決定される場合の２通りがあります。

ここでは，指定入院医療機関から移行する場合を中心として作成に関しての流れ，その後のクライシス・プランの活用法を主として説明していきます。

審判において直接通院も増えているようですが，まだまだ指定入院医療機関の治療を経て，指定通院医療機関へ移行することが多いといえます。

私自身，指定入院医療機関を２か所，指定通院医療機関を２か所，現在訪問看護ステーションでの経験を経て，あのときあれをこうしていたらよりよいクライシス・プランの作成，あるいは活用に寄与できたのではないかという反省も踏まえて今回話を進めていきます。

では，いわゆる指定入院医療機関を経て指定通院医療機関へ移行する場合，指定通院医療機関がクライシス・プラン作成にかかわることはいつから始まるのでしょうか。

それは通院処遇が始まってからということにはなりません。確かにクライシス・プランのデータを指定入院医療機関からもらってからが始まりのようですが，実は入院処遇中のCPA 会議（Care Programme Approach meeting）あるいは地域調整のケア会議，ここに参加したときからが始まりです。

会議において対象者の情報収集を行うのではなく，指定入院医療機関が作成したクライシス・プランを通して，対象者本人と話し合いをして内容について確認を行うことが通院処遇に移行してからクライシス・プランを活用できるかの成否を握っています。

この会議の中で，指定通院医療機関や地域関係機関が事件にふれたり，現状のプランに対する本人の認識を確認したり，それを本人にフィードバックする機会にすることこそが，クライシス・プランを作成するにあたっての重要な本人とのやり取りになります。

対象者と会って間もなくそんなに深く，対象者に斬り込むことが難しいという人もいるかもしれませんが，通院処遇に向けて，この会議はおおむね３回が想定されます（多かったり少なかったりはあるかと思います。明確な規定などがあるわけではありません）。つまりこの３回の会議の中で通院処遇になって一定程度使えるクライシス・プランに仕上げる必要があるということになるのです。その貴重な機会を逃してはいけないと考えます。

おそらくこの入院と通院の架け橋になる保護観察所の社会復帰調整官も，必ず会議の場に控えてくれていますから，多少のことはフォローしてくれるはずです。

しっかりと本質的な話を深め，地域でクライシス・プランをブラッシュアップしていくときに必要なことに，積極的にツッコミを入れる場にしていくことが大切だと考えます。

1 ‣ 事例概要（紹介）：エイジさん（仮名），40 歳代男性

① 通院移行までの経過

エイジさんは 20 歳代で統合失調症を発症し，なかなか医療との結びつきを得られないまま，自宅でひきこもる生活を続けていました。両親と 3 人で同居しており，保健所など行政にも相談をしていました。しかし環境が好転することもなく，ある日，エイジさんの将来を心配して父親がエイジさんに精神科の受診を勧めると口論となり，エイジさんが激昂し，父親に暴力をふるい，全治 1 か月のけがを負わせてしまいます。これが対象行為となりました。

審判を経て，医療観察法の入院処遇となりました。なかなか治療が進みませんでしたが，2 年間をかけて，急性期→回復期→社会復帰期へ進み，外泊訓練が開始となり，外泊中にケア会議が行われる場面において，指定入院医療機関が作成したクライシス・プランの提示が行われました。

2 ‣ 作成までのやりとり（入院中のかかわり）

① よくあるパターン

会議が本人の情報共有に終始してしまい，つまりこれまでの治療経過の確認がメインとなり，時間がなくなってしまうパターンです。本人参加が会議の後半に設定されていて，本人が参加したときには会議の残り時間は 15 分ぐらいとなり，クライシス・プランはほぼ見るだけとなったりします。

この第 1 回目の会議のときにクライシス・プランの提示が行われていないことすらあると聞いたことがあります。

例えばエイジさんの事例の場合で，クライシス・プランに「入院から通院に移行したときのプランのブラッシュアップ①」(図 1) に記載してあるような“体育館でバレーのアタックをする”といった項目を確認して，指定通院医療機関のスタッフに違和感があったとしても，内容の確認に至らずに会議が終わってしまうような状況です。

② 望ましいパターン

最初から本人が参加して，本人からクライシス・プランの説明をしてもらいます。

※：以下，「本人」はエイジさん，「職員」は指定通院医療機関あるいは通院後の関係機関のスタッフの発言を示します。

本人からのクライシス・プランの説明が終わったところからのやり取りです。

職員：すごくわかりやすく説明してくれてありがとうございます。このクライシス・プランは自分でつくったんですか？

本人：スタッフさんに手伝ってもらってつくりました。

職員：普段からクライシス・プランを意識して生活しているんですか？

本人：病室の壁に貼って，調子が悪いときにはスタッフさんと確認をしています。気分転換が必要そうなときにはスタッフさんが体育館でバレーのアタックをしたり，音楽を聴くことを勧めてくれます。

職員：ちゃんと相談もできて素晴らしいですね，今日デイケアに参加してもらってわかると思うのですが病院に体育館がないんです。他にもできそうなことがあるのか，もう１つの対処法の音楽を聴くとありますけども，それで何とかなるのか，そのあたりどうですか。

音楽というと，どんな音楽を聴いたりします？　例えば，歌手の名前とか教えてもらえれば，デイケアにCDがなければエイジさんが退院する前に準備ができると思うんですよ。

本人：そうなんですか。バレーのアタックは今度スタッフさんとも相談して，他の方法があるか探してみます。音楽は好きなアーティストがいます。デイケアにもCDが何枚かあったみたいですけど，少し新しいアルバムもあると嬉しいです。

どうしても制限の多い中でクライシス・プランをつくる場合，地域には制限や枠がないため，地域で使うにはもう少し具体的な内容にしたほうがよいのではと感じたり，明らかに起こり得ない想定でつくられているパターンがあったりします。それを会議の中で，対象者本人のいる場面ですり合わせるような質問を行い，次の会議あるいは外泊訓練における課題を対象者本人あるいは指定入院医療機関のスタッフに提示していくことが結果として，通院にスムースに移行するクライシス・プランの作成の手助けになります。

3・退院後のプランの見直し

エイジさんが指定入院医療機関を退院してきました。

退院後の環境の調整としては以下のとおりです。

・グループホームに入所，指定通院医療機関の訪問看護を週２回利用
・デイケアに週３回通う，デイケアに通ってきたときに受診
・当初は月に１回の保護観察所主催の会議を実施
・月に１回，指定通院医療機関のスタッフ面談を実施

この，月に１回の指定通院医療機関のスタッフ面談の中でクライシス・プランの見直し

をしていくことになります。

参加者は，指定通院医療機関担当スタッフ，デイケアスタッフ，時間が合えば訪問看護のスタッフです。おおむね30分，特に課題がないときは15分ぐらいの面談で終えることもあります。

“何かあったら面談をする”というのでは少しリスクを感じます。課題があってもなくても，本人からの希望があってもなくても月1回の面談をルーティンにしておくことをお勧めします。悪いことがあったら面談というのは対象者本人も構えることになります。

さらに面談の中心がクライシス・プランとなるよう意識します。クライシス・プランを中心にして面談を回していくイメージです。

① 退院後第1回目の面談場面（図1参照）

※：以下，「本人」はエイジさん，「通院」は指定通院医療機関担当スタッフ，「デイ」はデイケアスタッフ，「訪看」は訪問看護スタッフの発言を示します。

通院：月に1回の面談を始めます。今後こうやって月に1回デイのスタッフ，訪問看護のスタッフと私たちで面談を定期的にやっていきますね。
退院して1か月ぐらい経ちましたね，今の調子ってプランでいうとどの辺ですか？

本人：毎日，どこかのスタッフさんにも会えているし，だいぶ落ち着いていると思います。青（安定しているとき）かなぁ。

通院：そういえば，入院中の会議のときに，調子が悪くなるときの対処法の話をしたと思うけど，その後どうですか？

本人：あっ，あのときに病院に体育館がないことを教えてもらって，入院のスタッフさんとも色々と考えてみたんですけど，だいぶ落ち着いてきたのもあって，無理に身体を動かさなくても，しばらく大丈夫でした。
最近は，デイケアにあるCDを聴いてうまく気分転換できています。

通院：それは良かったですね，じゃあこのクライシス・プランからは体育館でのバレーアタックの項目はいったん削除してみましょうか？

図1 入院から通院に移行したときのプランのブラッシュアップ①

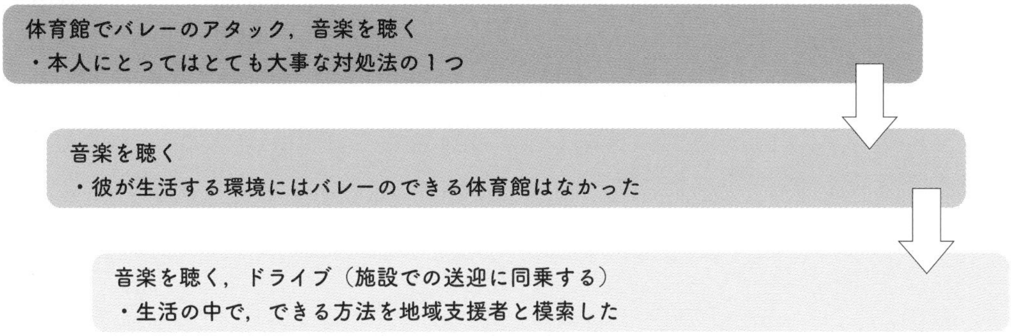

体育館でバレーのアタック，音楽を聴く
・本人にとってはとても大事な対処法の1つ

↓

音楽を聴く
・彼が生活する環境にはバレーのできる体育館はなかった

↓

音楽を聴く，ドライブ（施設での送迎に同乗する）
・生活の中で，できる方法を地域支援者と模索した

本人：それで良いと思います。

デイ：会議では好きなアーティストの新しいCDを希望されていましたよね？　もし，自分で持っているなら，持ってきたCDをデイケアで聴くこともできますよ。

本人：えっ，いいんですか⁉　ありがとうございます。今度からそうするようにします。何かデイケアにくるのが楽しみになってきました。

デイ：何か希望とかあれば，ため込まずに色々と相談してくださいね。他のメンバーもそうですけど些細なことでも，相談されているんですよ。

本人：へー，何か相談したりするのかっこ悪いなと思ったけどみんな相談しているんですね。もっと相談していきます。

通院：CDよかったですね，今度私にも聴かせてくださいね。他にも何か困ったことやスタッフからの確認はありませんか？
では今月の面談は終わります。

ここでは，通院処遇開始後にかかわるスタッフの顔合わせ，このチームで見守っていくことを伝え，さらに入院処遇からの継続であることを本人と一緒に確認するために入院中の会議で話したことをもう一度確認する場面をイメージしています。

② 数か月経って，本人の不調から１か月の入院を経た後の面談場面（表１参照）

通院：面談を始めます。そういえば退院後初の面談ですね。

本人：あっそうですね，何か油断しちゃったんです。調子が悪いのを相談したら入院させられて，またあんなに長く入院するんじゃないかと思うとどんどん不安になってきたんですよ。

通院：そうだったんですね，確か眠れない相談は訪問看護のスタッフさんにもしてましたよね。

訪看：そうなんです，プラン上は2，3日不眠が続くととなっていたので，本人ともプランを確認したうえで，もう少し様子をみますということにしていたんです。

本人：そうそう，プラン見たらそうだったし，大丈夫かなと思ったんですよね。

デイ：そうだったんですね，あの日のエイジさんはデイケアに来たときからそわそわして落ち着きがなくて，声かけしても全然反応してくれなかったんですよね。それで注意して見てたんですけど，何か急にデイケアからいなくなったんですよ。あわててデイケアスタッフで探したら，院内にいたんだけど，ボーッと外を歩いてたのよ。心配になって先生に診察をお願いして，入院して少し休むかいと先生が声をかけると静かにうなずいていましたよ。

本人：ちょっとその辺はあまり記憶になくて。退院してちょっと頑張りすぎたのもあったのかなぁ。

通院：順調にいってる分，どこかで無理があったのかもしれませんね。今回入院に不安はあったけれども，すぐに退院できましたよね。

もしかしたら今回の入院は私たちも気づかなかったけど，不眠が続いていたから1か月も入院してしまったと思っています。早めに対処していれば，1か月も入院しなくて良かったように思ってるんですよ。そのあたりどう思います？

本人：実は入院になる前から少し眠れない日が続いていて，相談しようと思ったけど入院させられると思って，言い出しにくかったんです。

通院：やっぱりそうですかぁ。ため込むと今回みたいに1か月。早めに対処すれば3日ぐらいの入院。エイジさんにとってはどちらが良いかなぁ。

本人：できれば入院はしたくないけど，必要なときは短い期間が良いと思う。

通院：そうよね，なら2，3日不眠が続くというよりも1日眠れなかったら少し早めに休息入院するのはどうかな。先生にももちろん相談しての入院ということになると思います。

本人：それがいいかもですね。

通院：ちなみに何時に寝て，何時に起きるとよく眠れたなと思えるの？

本人：22時に寝て6時だとスッキリします。

通院：OK，なら今回プランをまず青（安定しているとき）のところに22時から6時の睡眠を加えましょう。

さらに，1日眠れなかったときは用心して休息入院するにしておきましょうか。

本人：休息入院っていうんですね，それなら大丈夫な気がします。

通院：おっ，気づけて良かったですね。

今回初めての入院だったから少し早めの対処にしておきましょう。うまく相談できてくると，もう少し間隔を広げて2，3日眠れないときは入院とかにしましょうか。

表1　入院から通院に移行したときのプランのブラッシュアップ②

	指定入院医療機関から引き継いだ当時の内容	指定通院医療機関でブラッシュアップした内容
睡眠	2，3日不眠が続く，サイン赤は入院	8時間～10時間（22時～6時） 1日眠れなかったら休息入院
受診，相談	家族が病院へ電話連絡	昼：地域医療連携室 夜間，週末：日当直師長
対処・服薬	不眠時1日2回をAM2：00まで可	静かなところで1～2時間休む，30分ごとの声かけ 18時に夕薬＋就薬，1時間ごとに眠剤2回まで，それでも眠れないときは受診
増えたこと		モニタリングシートは朝夕世話人に見せる デイケアから帰るときにグループホームに毎日電話を入れる 日曜朝夕家族へ電話。電話がないときは家族から電話する

本人：それでお願いします。

通院：その他何かありますか。相談できることも増えてきて僕らも安心しています。無理なく頑張ってください。

本人：はい。

通院：じゃあ，また1か月後にデイケアで面談できるようにぼちぼちやりましょう。

ここでは，入院という大きなエピソードで，生活に変化もありましたので，エイジさんが入院というエピソードをどのようにとらえているか確認しています。

失敗としてとらえるのではなくあくまでも事実ベースで面談を展開します。

入院処遇から通院処遇に移行後は環境の変化によって不安定になることも多いので，今後も相談できる雰囲気づくりと話し合いを重ねてより良い生活を一緒に考える体験を積んでもらうことを意識しています。

不眠を本人が相談できていたこと，また訪問看護スタッフがその相談を受けてどう対応したのか，そのことについてはしっかりとクライシス・プランを活用して共有できていたことを本人とも確認しています。

それを踏まえて，“2，3日不眠が続く”という項目にフォーカスして，今回の入院というエピソードを通して生活の中でより精度の高い項目に落とし込み，“8時間～10時間（22時～6時）”というプランを本人とともに考えました。

4・まとめ（振り返り，課題など）

エイジさんは振り返りを通して，相談できることも増え，うまく休息入院を活用して環境にも慣れていきました。

指定通院医療機関では，クライシス・プランはコミュニケーションツールとしていかに使い続けるか，そのためにはピンチのときに活用するものではなく普段の生活の中で活用することが大事だと考えます。今回見直すという点では入院というエピソードによって見直す例をあげましたが，面談では調子が良くてもクライシス・プランを前提として進めることになっています。

今回の場面では指定通院医療機関が中心となってクライシス・プランの加筆修正を行っています。当然この後に関係機関でプランは共有しています。

通院処遇におけるクライシス・プランの加筆・修正はどこが中心になって行うのかということはよく話題になります。特に通院処遇が終わる場合，ここを押さえていないと処遇が終わって調子を崩してしまうようなことも時々あるようです。

生活の場面は常に動いていて会議の開催時期まで待っていても，その問題は解決できないこともあります。本人との合意形成ができていれば変更すべきだと思います。その後関係機関としっかりと共有することが重要です。

背景やプロセスを会議の場で確認すること，そこで不具合の微調整を行う，生活の中での柔軟性は重要だといえます。

また，この事例では指定入院医療機関から引き継いでいく流れにもふれてきました。

指定入院医療機関と指定通院医療機関での情報に関しての違いをまとめておきます（表2)。当然立場も違いますから，この違いを理解して会議の場に臨んでほしいと思います。

表２の「管理範囲」に関しては，あえて医療観察法に合わせていうと，対象者の生活に関してと考えてもらえば良いと思います。

「役割」に関しては対象者自身が生活する中で担う役割です。

「マンパワー」と「モデル」に関しては医療観察法におけるそれぞれの指定医療機関のマンパワーについての違いです

表２に関して，図に表したものが図２となります。指定入院医療機関から指定通院医療機関にバトンが渡されるときにこれだけのことが変化します。

入院では本人を症状を含めて病棟で管理していることになります。確かに服薬管理を自分で行ったりとトレーニングは行うかと思います。

それが地域生活になると，枠がない中で生活，通院，症状も自分で管理することになります。

それぞれの立場でこの違いを意識した治療であったり，調整であったりが行われると，

表２ 医療観察法における指定医療機関の比較

	入院処遇	通院処遇
情報	こんな病気の人（結果）と伝えたい	どんな特徴のある人（過程）か知りたい
管理範囲	全般的に管理可能	ほぼ管理不可能
役割	対象者	対象者＋生活者
マンパワー	５職種６名（手厚い人員）	通常業務と兼務（少ない人員でやりくり）
モデル	医療	医療＋福祉＋生活

図２ 生活の管理イメージ（病院と地域生活）

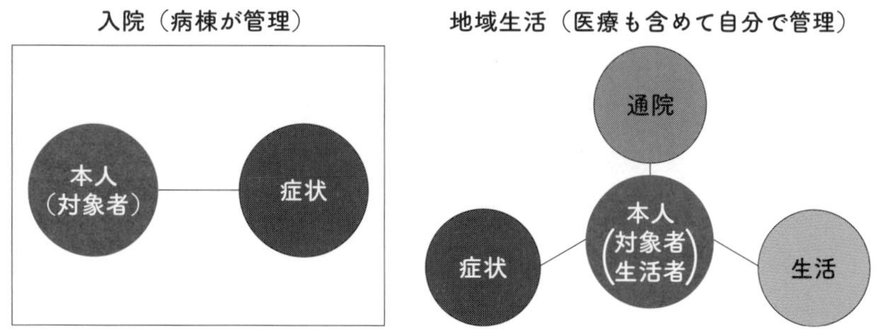

よりクライシス・プランも切れ目なく活用するツールになります。

同じ医療にバトンを渡すわけですが，医療機関から地域生活に移行すると考えたときに必要なことは，入院中の綿密な観察による症状の評価を，地域生活で誰が見ても評価が一定となる行動ベースのクライシス・プランにブラッシュアップすることです。くどいですが図２に示したような違いをもとにすり合わせを行うことが指定入院医療機関，指定通院医療機関それぞれが参加する会議の意義だと考えます。

クライシス・プランに関しては，コミュニケーションツールであると考えられます。クライシス・プランをベースに支援者と本人があるいは会議の場において支援者同士が，さらに対象者本人にとっても大事な関係性の１つ，本人と家族が，とにかく，ありとあらゆる関係者が１人の対象者を通して，話し合うたたき台となるツールと考えられます。極端な話，批判はあるかと思いますが，医療観察法の会議においてはクライシス・プランのことだけ話し合えば良いと思っています。クライシス・プランを通して対象者本人に関する課題は網羅して，話し合うことができると考えられるからです。

症状の観察から，何を背景に，あるいは何に起因してその症状が起こるのかの分析によって，行動ベースのプランを作成していくプロセスになるわけです。

不眠に焦点を当てると，本人の睡眠のリズムを入院中に観察します。エイジさんは22時に寝て６時に起きる，これが彼のリズムになります。当然，病棟生活の中でこの時間ではないときにはどのような状況になり得るのかの確認もおそらくできていると思います。不眠の場合にどういうことが起きるのかを踏まえて，行動となる“22時に寝て６時に起きる”項目をプランに導入します。

ただ対象者にとって医療は生活の一部でしかないわけです。だからこその本人の生活に即したクライシス・プランを作成しないと絵にかいた餅，卒業証書のような，支援者も対象者本人もつくったことで満足するクライシス・プランとなります。

指定入院医療機関のスタッフという立場で，通院を受け入れる指定通院医療機関や福祉サービスのスタッフと話をすると，受け入れる際の不安がよく聞かれます。

具体的には会議でどこまで話をして良いのか？　クライシス・プランにツッコミ（指摘）を入れても良いのか？　という話をよく聞くのではないでしょうか。作成自体は当然指定入院医療機関が主で行いますが，決して受け身になる必要はないということ。むしろお付き合いは地域に出てからのほうが長くなるわけですからしっかりとコミュニケーションをとることは重要です。その媒介はやはりクライシス・プランであるべきだと考えます。

図3 クライシス・プランの例

エイジさんが安定して生活するプラン

【気をつけたほうが良いストレス】
寂しさ

		安定しているとき	注意状態	要注意状態
状態		眠れる 8時間（22時～6時） モニタリングシートが書ける	寝つきが悪い（0時～6時） 表情が硬くなる 声かけには笑顔が出る	ほとんど眠れない 声かけに反応がない
対処・対応	自分	好きなアーティストの音楽を聴く モニタリングシートを確認する	デイケアのスタッフに相談する 頓服の眠剤を飲む	受診をして自分で休息入院の相談をする
	支援者	月1回の面談で調子を確認する	受診を促す 休息入院の提案 好きなアーティストの音楽を聴くように促す	退院の目処を示しながら入院を勧める
支援者		B病院　デイケア・訪問看護　○○-○○○○-○○○○ Cグループホーム　△△-△△△△-△△△△ 社会復帰調整官		【要注意状態のときの希望・計画】 休息入院をする

編者コメント

医療観察法対象者の処遇が，入院処遇から通院処遇へと移行する際，対象者の地域生活を支援するためにクライシス・プランをより活用するため，指定通院医療機関に望まれる姿勢やポイントが整理された事例です。また，入院処遇で作成したクライシス・プランがすべて「Weのプラン」ということはできない中で，通院処遇で「Weのプラン」であるCP-Jへとブラッシュ・アップしていく過程やその内容について示されており，地域生活を支援するためにクライシス・プランを活用するに当たって必要となる具体のレベルも参考になります。さらに，通院処遇移行後にクライシス・プランを活用したり，定期的に話題にしたりすることの重要性などにもふれられており，多くの指定通院医療機関の担当者にとって参考になる事例です。

参考文献

- 「司法精神医療等人材養成研修会 ガイドライン集」公益社団法人日本精神科病院協会，2020.4.1.
- 「特集 これからは「クライシス・プラン」をつくっておこう」『訪問看護と介護』第22巻第6号，2017.
- 狩野俊介『クライシス・プラン実践ガイド――精神障害者の地域生活を支援するための新たなケア計画』玄武書房，2020.
- 白木功・今福章二・三好圭・稗田雅洋・松本圭史共著『「心神喪失等の状態で重大な他害行為を行った者の医療及び観察等に関する法律」及び「心神喪失等の状態で重大な他害行為を行った者の医療及び観察等に関する法律による審判の手続等に関する規則」の解説』法曹会，2013.

事例

11 保護観察所における事例

医療観察法対象者における社会復帰支援にクライシス・プラン を用いたアプローチ

ここでは，医療観察法の対象者における事例として，社会復帰調整官の立場から，入院時から通院処遇に至る間のクライシス・プランの作成とその応用について示します。医療観察制度では，対象者の支援に向け，関係機関の連携が確保されるよう，保護観察所が処遇のコーディネーター役を果たします。具体的には，関係機関と協議し，地域処遇の内容を定めた「処遇の実施計画」を作成し，地域支援者による「CPA 会議」や「ケア会議」を随時開催するなど，情報共有や方針の統一を図ります。そして，本人との面談や関係機関からの報告を受け，対象者の生活状況等を見守り，地域において継続的な医療とケアを確保していきます。これらの業務を実施するため，保護観察所には，精神保健や精神障害者福祉等にかかわる業務の経験者である社会復帰調整官が配置され，本制度の処遇に従事しています。

厚生労働省によると，2023（令和 5）年 4 月現在，入院決定を受けた対象者の総数は 789 名（男 595 名・女 194 名），疾病別の人数は，統合失調症 663 名，気分（感情）障害 44 名，精神作用物質使用による精神および行動の障害 37 名の順になり，統合失調症の対象者が全体の約 84%となります。

また，対象者の一次障害として，知的障害や広汎性発達障害をもつ対象者も多くみられるため，精神疾患の治療だけでなく，その対象者の特性に応じた治療やアプローチに加え，退院後の生活環境も整えていく必要があります。

1 ▸ 事例概要（紹介）：ヒコさん（仮名），20 歳代

① 生活歴

出生時は身体的な異常はありません。小学校高学年の頃から周囲との会話がかみ合わず，衝動的に怒ったり，手を出してしまうなどの行動から，周囲から避けられることもありましたが，学業の成績は良好であったので問題とはとらえられませんでした。その後，地元の専門学校へ進学し，サークル活動でバスケットを始めますが，ある日，自分の知らない SNS のグループがあったことで，サークル仲間から避けられたと感じパニックとなってしまい，どなって机を蹴るなどの行動がありました。

ヒコさんは，学校でのトラブルから家族にも感情を爆発させ，些細なことで大声を出し，物を投げるなどの行動が続きました。また，しきりに周囲からどう見られているかを気に

し，徐々にひきこもりがちとなりました。周囲は精神科への通院を勧めました。ヒコさんは当初通院することを嫌がったのですが，それ以上に両親が精神科へ行くことを嫌がり，医療には結びつきませんでした。その後，ヒコさんは一度だけ近所の心療内科に行き，自身の不満や心配ごとを話そうとしたのですが，あまり話を聞いてもらえず眠剤を処方されたのみで，逆に医療に対して不満を感じていました。

そのうちヒコさんは，「自分を傷つける相手に攻撃して何が悪いんだ」と考えるようになり，さらに周囲へ攻撃的な行動が増えていきました。その後，誤解とわかると謝るのですが，周囲はヒコさんに対し距離を置くようになり，ますます孤立感が増していきました。そして，ヒコさんは近所の生活音や話し声が，自分へ向けた悪口に感じ，次第に夜も眠れなくなっていきました。ある日，ヒコさんが近所を歩いていた小学生男子数名に対し，急にどなりつけ追いかけ回す行為があり，両親が近隣へ謝罪に回る騒ぎとなってしまいました。

② 家族歴

家族構成は，父親（60 歳代），母親（50 歳代），父方祖母（80 歳代），実弟（高校生），ヒコさんの５人暮らしでした。父親は大企業に勤務する会社員で，これまで転勤により家族全員で複数回の転居を繰り返しており，ヒコさんが高校２年生のときに現在の自宅に入りました。

③ 対象行為

不登校となっていたヒコさんは，単位不足で卒業が危うい状況だったこともあり，専門学校２年生の５月頃，頑張って学校へ行ってみました。しかし，同じサークルの仲間たちが自分と目を合わせず避けるようなそぶりを見せ，陰口を言っているように感じたことに激高し，ヒコさんは持っていたカッターナイフでサークルの仲間を切りつけ，全治２か月の大けがを負わせました。

ヒコさんは逮捕され事情聴取を受けますが，「自分がひどい目にあっている。だからあいつらが悪い」と連呼していました。その後，ヒコさんは心神喪失状態による事件と判断され，医療観察法の申立てとなり，鑑定医療機関へ入院になりました。ヒコさんはそこでも，「どんな人も自分を悪く言い攻撃してくる。その証拠に誰も自分と目を合わせないではないか」と激高し，看護師を殴ったりする行動がみられました。また，社会復帰調整官に対しても，「こんなところに入れた国が悪い。自分は精神病ではない」と訴え続け，精神科治療の必要性を否定していました。

その後行われた審判の結果，ヒコさんは統合失調症と自閉スペクトラム症（ASD）と診断され，医療観察法による入院決定となり，他県にある指定入院医療機関に入院することになりました。

④ 入院中の様子

ヒコさんは，入院中も看護師の態度に納得できず，看護師に殴りかかったり，大声で叫び続ける状態が続いたため，1年以上もの間，隔離状態が続きました。また，「みんなが自分の悪口を言っている」「ほかの人は自分と目を合わせないし，隣に座ってこない」「自分は同世代の連中から嫌われているに違いない」と訴え続けました。病院スタッフと社会復帰調整官は，クロザピンを使った薬物療法のほか，心理面接，被害者の手記を読むといった内省プログラムなどの心理社会療法を提供しました。

ヒコさんのこれまでの生活歴をみると，対人関係のトラブルが多く，どんなに本人が頑張っても改善せず，むしろ変な人と思われるような行動が目立ち，気がつくと周囲から距離を置かれているという状況が続いていました。これは，ASDの衝動性による，周囲からは短気ともみえる行動や，自分の話ばかりし続ける行動などの影響が強く出ていると思われました。ヒコさんはこうした経験をこれまで積み重ねてきた結果，強烈な対人不信と，周囲の些細な行動に対する過度な攻撃や非難，自分自身が見下されたと反射的に思い込み続け，最後は相手に反撃することを正当化していました。この対人不信感に対しては，認知行動療法やSST（社会生活技能訓練）を実施し，他者が無条件で攻撃してくるわけではないことを病院スタッフはヒコさんに伝え続けました。

ヒコさんは，時折怒ったり，思いどおりにならないときには自暴自棄になって治療プログラムを欠席することもありましたが，他の患者との交流や，グループワークでのリーダー役，夏祭りの実行委員などに自ら立候補し，積極性が高まっていきました。そして，患者間での交流も増え，苦手な同世代の男性とも短い時間であれば雑談することができるようになりました。それに伴い，徐々に感情的な態度が減っていき，病院スタッフや社会復帰調整官に対しても，少しずつ心を開いていきました。このとき，すでに入院から2年半が経過していましたが，退院後の生活に合わせ，クライシス・プランについて話し合う機会としました。

2・クライシス・プランとの出会い

ヒコさんは自分が統合失調症で発達障害があることを徐々に理解できるようになってきましたが，それでもベースにある対人不信はなかなか払拭できませんでした。そんなときヒコさんは病院スタッフからクライシス・プランについて説明を受けました。スタッフは，「これは，自分の悩みや困りごとを周りと共有し，適切な対処をするための方法なんだ。そして，ヒコさんがなりたい自分になるためのプランなんだ」と説明しました。

ヒコさんは半信半疑ながら，「自分は使わなくても大丈夫ですけど……。なりたい自分は，スポーツのインストラクターで，自分でもサークルをもちたい」「彼女がほしい」，そして，「人とうまく交流したい。ここの病院の人たちと話せたようになりたい」と答えたので，スタッフは「じゃあ，その目標のためにも，何が必要か考えてみよう」とヒコさんを支持しました。さらに「社会復帰調整官の意見も参考にするので，作成から参加してもらおう」

というスタッフの提案から，クライシス・プランの作成に着手しました。社会復帰調整官は，対象者が退院する生活環境の調整と，退院後のマネジメントを担う立場であり，定期的に面接や指導を行う役割があります。そのため，クライシス・プラン作成についても，退院後の生活をイメージしながらプランを活用できるようにするため，社会復帰調整官からも具体的な内容について助言を受けることとしました。

3・クライシス・プランの作成過程

1 まずは，「強み」「ストレングス」を一緒に探す！

まずは，社会復帰調整官との定期面接の日に合わせ，ヒコさんとヒコさんの良さや強みについて，病院スタッフと書き出してみました。ヒコさんは，「忍耐強い」「スポーツが好き」と書きましたが，それ以上は思い浮かびませんでした。看護師のキユコさんとソーシャルワーカーのネヤマさんは，ヒコさんは気づかなかった良さとして，「気遣いができる」「時間を守る」「自分の感情をコントロールできるようになっている」等をあげました。ヒコさんは，「そうですかねぇ。でも，嬉しいです」と表情を明るくしていきました。

次に，“良い・普段の状態”について確認すると，ヒコさんは「ホールで誰かと過ごしているとき」「日中活動に参加できている」「睡眠が取れる」をあげました。ここでもキユコさんとネヤマさんから，「服薬管理ができている」「不安や緊張が少ない」ことがあげられました。そのとき，主治医のヒサヤス先生が，「調子悪いと自分で抱えちゃうけど，調子が良いときは自分からSOSが出せているよね？」と言いました。ここに出たものを整理し，“良い・普段の状態”に記入しました。

2 注意「サイン」を一緒に見つける

ヒコさんたちは，次に“注意が必要なとき”について考えました。ヒコさんは，「怒って手を出すときかな，今はもう治りましたよ」とまた言いましたが，キユコさんは，「暴れた後ならもう手遅れでしょ，その前にイライラや怒りに気づくサインのことです」と伝えました。ヒコさんは，「今の俺は昔のように簡単に怒らないよ」と言いました。確かに，今のヒコさんは比較的感情が安定していますが，それは病棟という安全な空間で，薬物療法を受けつつ理解ある支援者のサポートを受け，かつ，社会生活であったような逆境体験がほぼないためとスタッフたちは考えたのでした。

ネヤマさんは，「じゃあ，事件を起こしたときの状況を思い出してみようか？」とヒコさんに質問しました。ヒコさんは，少しイライラして，「嫌われていると思ってたから……。」と答えました。スタッフたちは，これまでの病状悪化に至ったプロセスや入院直後の様子について，ヒコさんに説明し，「ぶっきらぼうになる」ことや「部屋にこもってしまう」ことなどいくつかのエピソードを示しました。ヒコさんは「自分はそんな行動を取っていましたか，じゃあ，それも入れたほうが良いのですよね」と答えましたが，少し納得していない様子もありました。そのやり取りを見ていた社会復帰調整官は，「このプランは実際に試してみて，そのうえで修正や変更することも可能ですよ。まずは使ってみてはどうですか」と提案し，ヒコさんは「それなら大丈夫」と応じたので，“注意が必要なとき”に記載しました。ヒコさんは，「今日はもう疲れたから休ませてくれ」と言い，後日その続きをすることになりました。

3 危機・要介入に本人と支援者が気づくためのサインを共有する

2週間後，クライシス・プラン作成の続きにとりかかりました。この日も社会復帰調整官との定期面接としてクライシス・プランの作成をすることになりました。ヒコさんはすでにイライラした様子で，「もうできてるからやらなくていい」と少しふてくされた態度でした。キユコさんは，「事件の頃は誰にも相談できなくなっていたのでは？」と聞きました。ヒコさんは，「あれは俺が悪いんじゃなくて，あいつらがバカにしやがったんだよ」と大声を上げたのでした。ヒサヤス医師がなだめつつ，「そのときに私たちのような支援者がいたら，何をしてほしかった？」と質問すると，ヒコさんは，「誰かに俺の話を聞いてほしいし，信じてほしかった。いつも悪者にされた」と答えました。ヒサヤス医師は，「じゃあ，まず信じてみて，否定しない。それを支援者のルールにしよう」と答えました。

社会復帰調整官は，「そうしましょう。そのうえで，こちらが気づいたことや，ヒコさんの調子が悪そうにみえたときは受診したほうがいい，と率直に伝えますよ。そして，もう事件を起こさないためにも，状態が悪化しているようにみえるときはあえて指摘するので，そのときは支援者の言葉も信用してもらっていいですか？」と聞きました。ヒコさんは，「率直に言ってくれたほうが良い」と返答しました。ヒコさんがそのように答えてくれたことで，支援チームでは，対象行為とその周辺の話題を取り扱えるようになりました。

4 人生の目標を見つけよう！　ニーズ達成のためのクライシス・プラン

最後に，「これからどんな生き方がしたいか？」という話題となりました。クライシス・プランで最も重要なのは，「自分のニーズを達成する」ために，「精神科の治療と地域支援を受ける」ことで，その結果，「状態悪化と再他害行為を防ぐこと」であることを確認しました。ヒコさんは，「今度は同じ間違いはしないぞ。そのほうが夢がかなうから」と言いました。そして，本人と支援者がこれまでの生活歴や治療状況等，メモをしてきた内容を振り返り，第一弾のプラン（図1）が完成しました。

図1 プラン①

自分のモニタリング・対処法　～自分と支援者の確認～

私の目標：スポーツのインストラクター・チームの結成・彼女をつくる
★人との交流をうまくしたい

★自分の良さ・強み★
・気遣いができる　・時間を守る
・セルフモニタリング
・自分の感情をコントロールできるようになっている
・周りに相談ができる　・忍耐強く待てる　・スポーツが好き

【病状】
・被害的になる（悪口を言っているのでは）
・目線が気になる　・悪口が聴こえる（病気がとても悪いとき）

【気をつけたほうがいいストレス】
・対人関係
（相手からぶっきらぼうにされたと思う/素っ気なくされた/隣に座らず席を立たれる/目を合わせてくれない）
・不規則な生活リズム　・薬を飲み忘れてしまう

【良い・普段の状態】
・ホールで過ごすことが楽しい
・日中活動に参加できる
・睡眠が取れる（8時間ぐらい）
・服薬管理もできる
・不安や緊張が少ない
・主治医，スタッフとちゃんと話ができる （自分から話ができる）
・本や新聞を読むのが楽しみ
・テレビを見る

【対処法】
相談する。セルフモニタリングで気分や体調を確認する。音楽鑑賞。ホールでボーッとする。飲み物（お茶）を飲む

【支援者にやってほしいこと】
・相談に乗る。アドバイスがほしい
・否定せず共感してほしい　・服薬確認（一緒に）
・セルフモニタリングをみてもらいたい
・多少部屋で音楽を聴いて過ごしていても大目にみてほしい

【注意が必要なとき】
・日中から5～6時間寝込む
・日中活動を休む
・昼夜逆転する
・嫌われたと感じた相手にぶっきらぼうな態度になる
・不安や緊張するとき（プログラムやイベント等）
・作業に集中できない
・人とかかわるのを避ける

【対処法】
・相談する。頓服を服用する
・なるべく心を開く（コミュニケーションしてみる）

【支援者にやってほしいこと】
・相談に乗る。アドバイスがほしい
・声かけ，話をしに来てほしい（どうしたの？　大丈夫？と気にかけてほしい）
・状態をわかってほしい
・見守ってほしい（一人で部屋で休みたいと言ったときは否定せず受け入れてほしい，見守ってほしい）

【主治医・スタッフの支援が必要な状態】
（身体面）高熱（38℃以上）がある
（精神面）
・心を閉じる，相談できない（どうせ相談しても…誰も頼れない）
・周りを頼らないで進めていく
・被害的になる
・物に当たる　・暴力
・暴言，言葉遣いがひどくなる
・大声でどなり続ける　・挑発する

【対処法】
・すぐに病院を受診する

【支援者にやってほしいこと】
・病院受診を勧める
・入院を勧めてもらう
・かかわりのある人達との話し合いの時間をつくる

4・クライシス・プランの活用

1 セルフモニタリングシートとクライシス・プラン

クライシス・プランは，本人自身が自分の状態を可視化し，支援者と共有するためのツールですが，セルフモニタリングシート（表1）を併用していきます。ヒコさんはクライシス・プランをつくった後，自分は調子が良いと思っているのに，周りのスタッフから調子が悪い，と言われることが何度もありました。ヒコさんはそのたびにスタッフへ怒ったり，嘘をついていると被害的になっていたのですが，ある日の疾病教育プログラムで，「精神障害や発達障害は自覚しづらい」と聞き，今までの生活で，周囲とのギャップを思い出したことをスタッフに伝えました。そこで，セルフモニタリングシートを作成して毎日記載し，支援者と一緒にその内容をチェックしていく提案を受けました。ヒコさんは精神状態の激しい変化や衝動性の高さがあり，自身の感情や体調の変化を細かく発見するために，まず"体調"を5択にして，自身の些細な変化にも気づくようにしました。また，感情面では，些細なことでも"感じたこと""できたこと／工夫したこと"を言語化し，うまく対処できたことも共有できるようにしました。そして，プランにある【注意が必要なとき】と【対処法】の内容と連動させていきました。

ヒコさんの飲む薬は副作用で高熱になることがあるため，体温測定が定期的にできるようセルフモニタリングシートに体温の記入欄を入れました。また，「話を聞いてほしい」という希望をもつヒコさんは，"エピソード""感じたこと""できたこと／工夫したこと""さらに良くするには"という欄を入れ，支援者と話題が共有しやすくなるようにしました。

次に，プラン①（図1）は，【良い】【注意】【要介入】の各項目間のつながりが見えにくいことや，ヒコさん自身が自分の状態を把握するのが苦手であること，些細な変化をそのまま放置すると状態が悪化してしまうということについても理解に乏しいため，項目間に矢印を入れ，対処すれば回復することを可視化してみました。そして，これらのシートと対処法を連動させたプラン②（略）ができあがりました。

2 緊急時の対応も入れてしまおう！

さて，具体的なプラン②は完成しましたが，それでもなお地域の支援者は一抹の不安を抱えていました。例えば，イライラしたときには頓服を飲むことになっていましたが，ヒコさんは「薬なしで対応できます」「何とかなります」と話し，頓服の使用に回避的でした。地域支援者からは，「必要なときに頓服は飲んでくれるのか？」「状態悪化したときに臨時診察に行ってくれるのか？」といった不安が生じてきました。そこで，社会復帰調整官は地域の支援者に対し，「皆さんが想定するクライシスの状況を本人に伝えることで，その対処を準備することができる」と説明し，地域支援者と面接や協議書面等を活用してクラ

表1 セルフモニタリングシート

セルフモニタリング	年　月　日（　　）
10時の体温：（ 37.0 ）	17時の体温：（ 36.5 ）
体調／気分	体調／気分

体調／気分	クロザピンパス	体調／気分	クロザピンパス
5　とても良い	①せき（　）	5　とても良い	①せき（　）
4　良い	②のど（ ○ ）	4　良い	②のど（ ○ ）
3　普通	③よだれ（　）	3　普通	③よだれ（　）
②　悪い	④腹痛（　）	2　悪い	④腹痛（　）
1　とても悪い	⑤めまい（　）	1　とても悪い	⑤めまい（　）
0　わからない	⑥だるさ（ ○ ）	0　わからない	⑥だるさ（　）
	⑦食欲不振（　）		⑦食欲不振（　）
	その他（　）		その他（　）

チェック時間（ 8:00 ）	チェック時間（ 17:00 ）
理由〔昨日からカゼ気味で体調が悪い〕	理由〔　〕

	時間	エピソード	感じたこと	できたこと／工夫したこと	さらに良くするには
午前	8:30	だるさ 昨日他のメンバーとのやり取りにイライラして忘れられない	イライラが残っている	朝から頓服を飲んだ	訪看の人に相談する
とんぷく回使用 1	疲労度	1，すごく疲れている　2，結構疲れている　③ ちょっと疲れている　4，まあまあ元気！　5，元気!!			
	支援者から見えた疲労度	1，すごく疲れている　② 結構疲れている　3，ちょっと疲れている　4，まあまあ元気！　5，元気!!			
午後	17:00	カゼかもしれないので病院に行った	カゼ薬を飲んで少し良くなったかも	訪看の看護師に昨日のイライラについて伝えた	あまり相手のことを悪く思わないようにする
とんぷく回使用	疲労度	1，すごく疲れている　2，結構疲れている　③ ちょっと疲れている　4，まあまあ元気！　5，元気!!			
	支援者から見えた疲労度	1，すごく疲れている　2，結構疲れている　③ ちょっと疲れている　4，まあまあ元気！　5，元気!!			

スタッフから：午前中訪看スタッフと話し，通所型生活訓練のスタッフとのストレス聞きました。カゼもあり病院も勧めました。
連絡事項：グループホームスタッフにバイタルチェックをお願いします。明日の通所型生活訓練の参加も確認してください。

イシス・プランに必要な状況や内容について本人や病院と情報共有することにしました。ヒコさんと地域支援者とで，これまでヒコさんは衝動性の自制が苦手であったこと，頓服の効果があることを振り返りました。また，状態悪化時の対応についても可視化しようと，チャート図をつくってみました。大まかには，状態が悪化したときは，“休憩→頓服→訪問→診察”の流れで対応することとし，地域支援者はヒコさんに自傷他害のおそれがあるときは，“医療保護入院”だけでなく，“警察へ通報する”ことも含め対応することを伝えました。

ヒコさんはこの図を見て，「もう警察に捕まって，人生失敗したくない」と話し，地域支援者も「私たちもそれは望んでいないしあなたを信じるから。だから言いにくいことも言うから，私たちのことも信じてね」と伝えたのでした。

ヒコさんはこの後退院し，地域生活を送ることになります。

3 見直しと修正を繰り返すクライシス・プラン

ヒコさんはグループホームで生活しながら，近所の通所型生活訓練に通い始め，4か月間が経過しました。そこでは，彼が苦手とする同世代の男性の態度に腹を立てたり，支援者に説得されてようやく頓服を使うなどの行動がありました。ケア会議において，支援者がクライシス・プランのとおりに行動を選択しない理由をヒコさんに聞くと，「良い状態から注意に行く途中がよくわからないので，頓服まで必要なのか判断できない」「頓服を使うと評価が悪くなる」と訴えました。

ケア会議で協議を続けたところ，ヒコさんはおそらく，「普段→？？→注意→対処」の？部分に至るまでのプロセスについてさらに理解し，支援者と共有する必要があると考えました。そこで，普段から注意に至る間の，「？？」の部分についてヒコさんに質問し，本人の言葉を使って表現したところ，ストレスを感じるときには，①嫌われていると感じる，②相手が素っ気ない，席を立たれる，目を合わせてくれないように感じる，③プログラムやイベント疲れ，不安，緊張感があって，心身とも回復しない，という3つの要因が明らかとなりました。それを踏まえ，「普段→ストレス→注意→対処」を組み込んでみたところ，ヒコさんも，「対人緊張があってイライラしたんだな。ここから悪くなるのか。じゃあ頓服飲むしかないか」と話し，“状態悪化のサインとそれを防ぐための対処”が結びついたようでした。そして，プラン③（図2）が完成し，その後，ヒコさんは積極的に頓服を使ったことにより，状態が安定していきました。

4 悪化時の対処と思考プロセスのケースフォーミュレーション

ヒコさんはプラン③が完成した後は，順調な生活が続きました。この後，就労移行支援の利用に進んだ後，障害者雇用枠による就労を目指し，工場での体験利用を開始しました。しかし，仕事のミスや，昼食時に周囲とうまく雑談できなかったことを気にしてしまい，

図2 プラン③

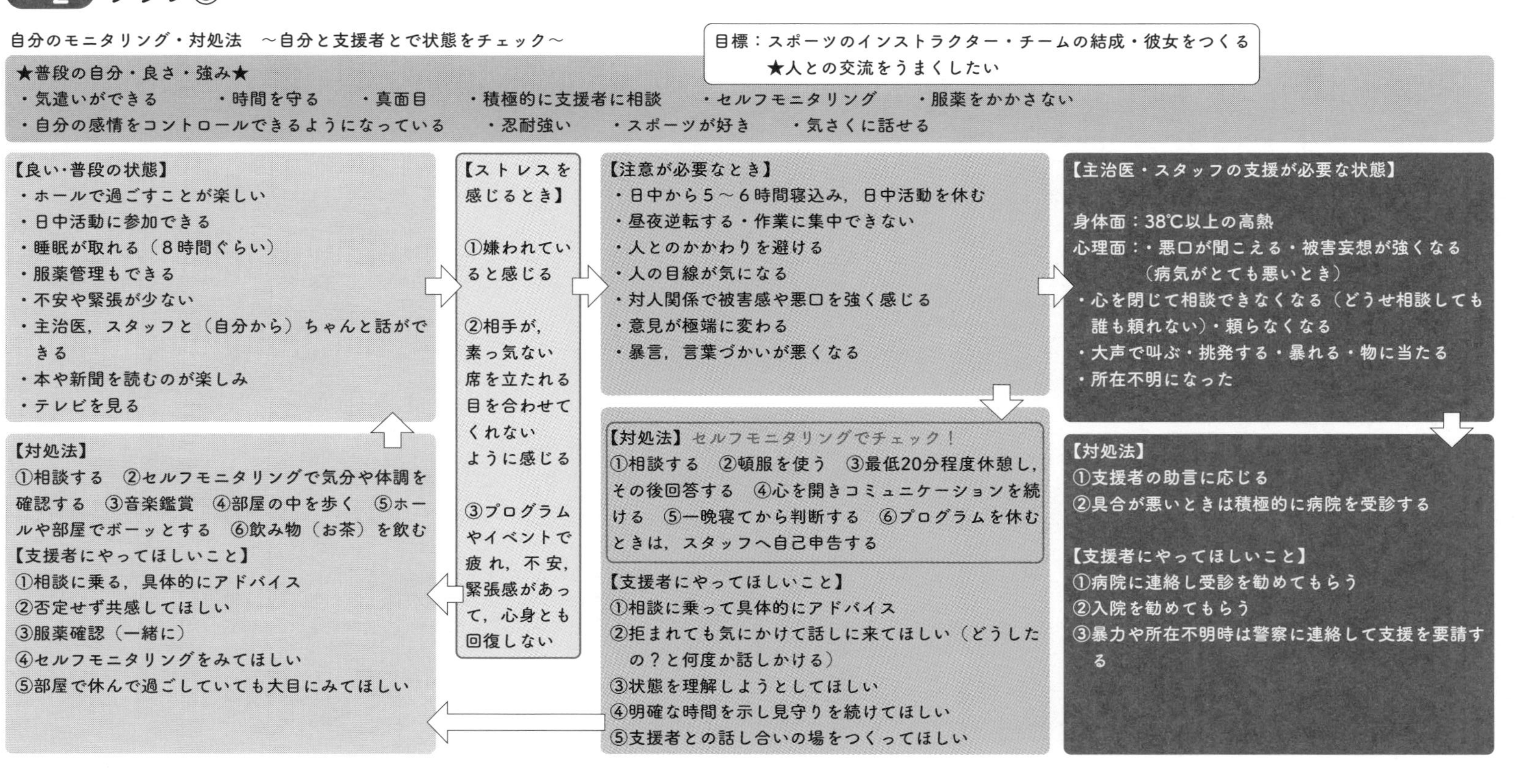

自分のモニタリング・対処法　～自分と支援者とで状態をチェック～
目標：スポーツのインストラクター・チームの結成・彼女をつくる
★人との交流をうまくしたい
★普段の自分・良さ・強み★
・気遣いができる　・時間を守る　・真面目　・積極的に支援者に相談　・セルフモニタリング　・服薬をかかさない
・自分の感情をコントロールできるようになっている　・忍耐強い　・スポーツが好き　・気さくに話せる
【良い・普段の状態】
・ホールで過ごすことが楽しい
・日中活動に参加できる
・睡眠が取れる（8時間ぐらい）
・服薬管理もできる
・不安や緊張が少ない
・主治医，スタッフと（自分から）ちゃんと話ができる
・本や新聞を読むのが楽しみ
・テレビを見る
【ストレスを感じるとき】
①嫌われていると感じる
②相手が，素っ気ない　席を立たれる　目を合わせてくれないように感じる
③プログラムやイベントで疲れ，不安，緊張感があって，心身とも回復しない
【注意が必要なとき】
・日中から5～6時間寝込み，日中活動を休む
・昼夜逆転する・作業に集中できない
・人とのかかわりを避ける
・人の目線が気になる
・対人関係で被害感や悪口を強く感じる
・意見が極端に変わる
・暴言，言葉づかいが悪くなる
【主治医・スタッフの支援が必要な状態】
身体面：38℃以上の高熱
心理面：・悪口が聞こえる・被害妄想が強くなる（病気がとても悪いとき）
・心を閉じて相談できなくなる（どうせ相談しても誰も頼れない）・頼らなくなる
・大声で叫ぶ・挑発する・暴れる・物に当たる
・所在不明になった
【対処法】
①相談する　②セルフモニタリングで気分や体調を確認する　③音楽鑑賞　④部屋の中を歩く　⑤ホールや部屋でボーッとする　⑥飲み物（お茶）を飲む
【支援者にやってほしいこと】
①相談に乗る，具体的にアドバイス
②否定せず共感してほしい
③服薬確認（一緒に）
④セルフモニタリングをみてほしい
⑤部屋で休んで過ごしていても大目にみてほしい
【対処法】セルフモニタリングでチェック！
①相談する　②頓服を使う　③最低20分程度休憩し，その後回答する　④心を開きコミュニケーションを続ける　⑤一晩寝てから判断する　⑥プログラムを休むときは，スタッフへ自己申告する
【支援者にやってほしいこと】
①相談に乗って具体的にアドバイス
②拒まれても気にかけて話しに来てほしい（どうしたの？と何度か話しかける）
③状態を理解しようとしてほしい
④明確な時間を示し見守りを続けてほしい
⑤支援者との話し合いの場をつくってほしい
【対処法】
①支援者の助言に応じる
②具合が悪いときは積極的に病院を受診する
【支援者にやってほしいこと】
①病院に連絡し受診を勧めてもらう
②入院を勧めてもらう
③暴力や所在不明時は警察に連絡して支援を要請する

イライラした様子が続きました。ジョブコーチもヒコさんのサポートに入っていましたが,「同僚たちが昼食中に席を立って離れて座る」「自分は新人なのに周囲が厳しく嫌がらせをする」と被害感情が悪化し,「自分を責めるひどい連中だから反撃しよう」という思考に至ってしまいました。

しかし，過去の事件時と異なったのは，クライシス・プランにある“周囲に相談する”ことを思い出し，出勤前にグループホーム管理者へ電話し，「今日何か言われたら殴ろうと思う」と連絡を入れていたことでした。急遽，グループホーム管理者と社会復帰調整官がグループホームを訪問し，面談を実施しました。ヒコさんは，「あいつらは俺を嫌っている。嫌ったやつには反撃する」と何度も声を上げたので，クライシス・プランに沿った対応をしました。まずは頓服を飲んでもらい，臨時診察を受けるよう伝えました。また，反撃という言葉が出たので，他害リスクを想定し，医療保護入院の手続きも水面下で調整する必要がありました。その後，ヒコさんに対し，今は黄（注意が必要なとき）→赤（支援が必要な状態）の状態だから臨時診察しようと促したところ，頓服を飲んだこともあり落ち着きを取り戻し，臨時診察に同意しました。診察の結果，増薬対応となり，仕事は一定期間休養することになりました。

その後，ヒコさんは落ち着きましたが，職場に対する被害感情は軽減せず，自身の葛藤が続いていました。そこで，支援者らはヒコさんの被害感情の発生と行動化のリスクについて，クライシス・プランを用いつつ，ケースフォーミュレーションを用いて説明することにしました。

ケースフォーミュレーションとは，個々の対象者が形成している問題とその発生のプロセスを可視化する試みです。対象者の個別性を重視しながら，抱えてきた問題行動や障害となった場面への対応などをチャート化することで，対象者が自身の行動選択に至るメカニズムを理解し，支援者が的確な判断と介入の計画を立てるための方法です。今回はヒコさん自身が危機的状態であったことは理解できたものの，どうしてクライシスな状況に至ってしまったかについての理解が曖昧であったことから，クライシス・プランと併用し，ヒコさん自身が抱える「怒り」が発生した部分について，ストレス状態の思考から派生したものであることをチャート化して提示しました。

まず，ヒコさんが希望する「自分の話を否定せず，まず話を聞いてほしい」というルールを守ることを約束しました。このルール確認には，本人が安全であることを保障することが大事でした。そして，支援者は本人が感じている不安や怒りの原因を丁寧に書き記してみました。このままの思考を進めていくと，相手への暴力を肯定，正当化してしまうこと，その結果逮捕や再入院となり，これまでの努力が無駄になる可能性が高いことを伝えました。

次に，支援者へ相談するルートに“入っている”ことを示し，出来事に対する解釈や助言，被害感情と事実に対する誤解について説明しつつ，そのまま本人の目の前で書き記していきました。つまり，ヒコさんの思考プロセスを支援者と一緒に可視化し，支援者へ相談するルートを選んだことは適切な判断と示しました。

ヒコさんは，腕を組んで納得いかない表情で,「でも」「それは」と反論していましたが，入院中からここまで誰も殴らずに過ごせたことや，ジョブコーチが仕事を評価していることを支援者から伝えられ,「誤解してたのかも。もう捕まりたくないし，今までの努力がもったいないよな」と話し，職場の同僚に対する被害感情を見直すことや，増薬の効果を見定めるための２週間程度の休養を受け入れました。その後，ヒコさんは，薬剤量の調整，被害感情の発生時の対応を細かく整理し，クライシス・プランを再修正しました。

ヒコさんはその後，自分が多人数の職場で働くと気にする相手も多くなると考え，少人数の弁当屋で働くことを選び，今も働き続けることができています。そして，スポーツクラブの結成に向け，弁当屋で働く仲間に少しずつ声かけを始めたということです。

5・まとめ

1 クライシス・プラン作成のポイント

今回の事例では，入院から通院そして処遇終了に至るまで，本人の状況に応じ，アプローチを変化させていきました。当然，入院中と退院後では本人の状態も環境も異なることから，クライシス・プランの内容もその都度修正と変更を繰り返していきます。クライシス・プランについて話し合う際には，本人の疾病性や障害特性，生活歴などに加え，本人と支援者間のベースとなる人間関係・信頼関係が強く影響します。なぜなら，この信頼関係の基盤があって，自分の認めたくないクライシスの状況とその対処について話し合えるからです。自分の欠点や弱点を思い出して言語化することに抵抗感をもつ人がいます。そんなときは，その場ですべて完成させようとせず，複数回話し合う機会を設けてみましょう。そして，ストレングス視点で,「あなた（本人）がなりたい自分になる（ニーズ）ために，自分のためのプランをつくりましょう！」と伝え，作成の価値を共有してみてください。

2 本人が納得のできるクライシス・プランに

当初は支援者主体でクライシス・プランを作成していきますが，どうしても安全性重視となり，本人が納得していない内容が多い場合があります。自分のクライシス・プランとするためには，最終的には，本人が必要だと思う内容のみで作成することを目標にしましょう。

3 ケア会議の有効活用

ケア会議では，情報の共有だけでなく，直接顔を合わせて意見を表明することができます。当然，支援者と本人の意見が対立することもあります。例えば，普段から問題があっても支援者が特に取り扱わず無難にやり過ごしてきた場合，クライシスの状況で急に事実を伝え対応を求めても，本人からの理解は得られないでしょう。支援者が，クライシス時の具体的な解決方法を話し合えるための基盤は，日常のかかわりのなかで，ニーズや将来の夢に加え，心配や懸念も率直に話題にできる関係性が大切になります。クライシス・プランはこうした対話のツールとして，非常に効果を発揮します。

4 支援者の“支援”とは？

本人が必要性（ニーズ）を感じず，納得していない支援は，いずれ破綻する可能性をもちます。本当は誰が不安になっているのでしょうか。今，目の前の本人と私たちは，何を話し合い共有すべきでしょうか。一言で言うと，本人が，医療や支援がなぜ必要かについて，「主体的に理解・納得・了解しているか」ということになります。

ヒコさんの事例では，法律の要件となる，「対象行為（が起きた状況）」について，ヒコさんとすべての地域支援者が話題として，「必要なときに」「取り扱えるか」がカギになりました。しかし，多くの実践場面では，支援者は関係性や状態悪化を避けるとの理由で，自身の本音を伝えようとしません。この背景には，支援者がクライエントのリカバリーをどこかで信用していないからではないでしょうか。クライシス・プランは，クライエントに向き合う医療福祉の専門性と覚悟が問われるのです。

5 不安から希望へ——私たちの専門性とは

リスク／ニーズの一方だけでは，信頼関係を築くことはできません。過去を踏まえ本人を知り，かかわろうとすることが大切です。私たち支援者も「不安」を認めたうえで，どのような方法があれば解決可能か，本人と対話してみましょう。そのうえで，私たちも抱える不安からリカバリーへの希望に向かい，「不安 51：希望 49」から「不安 49：希望 51」へスイッチしていけることが，まさに専門性だと思います。

クライシス・プランの作成を通じ，リスクとニーズを踏まえた本音の対話を実践していきましょう。

編者コメント

医療観察法制度でクライシス・プランを用いる過程として，作成から活用までを一貫して記載している事例であり，読者にリアリティをもって伝えてくれています。さらに，対象者の治療を主に担当する医療機関ではない立場である社会復帰調整官がクライシス・プランの作成と活用に中心的にかかわる点は，医療観察法制度だけでない一般精神医療制度における地域関係機関の専門職がCP-Jに関与していくために参考となります。また，クライシス・プランがリスクマネジメントのツールとして用いられるのではなく，本人の希望や目標（リカバリー）のための手段として用いられることで，コミュニケーションツールとして使いやすく，結果として再他害行為を防ぎ，社会復帰を促進することにつながることを描写している事例です。

参考文献

- マイケル ブルック＆フランク W. ボンド編著，下山晴彦編訳『認知行動療法 ケースフォーミュレーション入門（臨床心理学レクチャー）』金剛出版，2006.

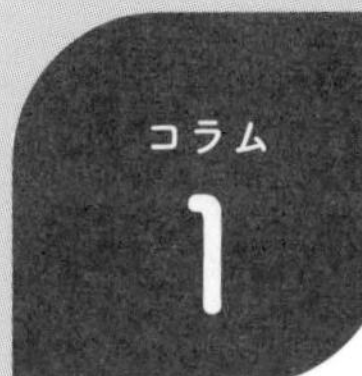

医師の立場から

琉球こころのクリニック　大鶴 卓

私は精神科医師として，医療観察法医療をきっかけにクライシス・プランに取り組み続けています。クライシス･プランに出会う前の私は，医師として精神医療ユーザー（以下，ユーザー）の病状を管理する必要があると肩に力が入っていました。病状悪化，悪い習慣などを指摘し，改善しようと一生懸命取り組みましたが，私が熱心に指摘すればするほどユーザーとの距離は離れていきました。

クライシス・プランに出会い，ユーザーは病気や症状と付き合いながら，日々の生活で多くの対処や工夫を積み重ねていることを教えてもらいました。病気や症状はユーザーのものであり，私が管理するものではありません。現在はユーザーが対処や工夫を増やし続けることを，医師として一緒に取り組ませていただく伴走者のスタンスに変わりました。ユーザーとの距離は近くなり，率直に互いの考えを話し合い協働して対処に取り組めるようになりました。

心理教育は医療者がユーザーに教えるベクトルが強くなりますが，クライシス・プランはユーザーと医療者が協働し作成･活用することが重要です。そして何より重要なことは，ユーザーがクライシス・プランを利用し，リカバリーに向かう過程を私達が教えてもらうスタンスでかかわり続けることです。日々のユーザーの対処や工夫の積み重ねを肯定的に支持し，協働してかかわらせていただくというスタンスであれば，対立的になることはありません。

私の経験を踏まえ，医師としてクライシス・プランのユーザー選定，作成，活用にかかわるポイントをお伝えさせていただきます。

▶ ユーザー選定のポイント

・医師がクライシス・プランに興味をもち，働きかける

最近ではフラットな関係の多職種協働のチーム医療，ユーザーと医療者の共同意思決定（Shared Decision Making：SDM）が重視されつつありますが，現状では医師がリーダーシップや方針決定を担う場面が多いと感じています。クライシス・プラン導入のために最も有効なことは医師が興味をもち，必要なユーザー，必要な部署に積極的に声かけ，働きかけを行うことです。また，病院や病棟全体にクライシス・プランを導入するときには，医師の関与や働きかけは大きな原動力となります。

医師が興味をもち，働きかけることはとても重要ですが，クライシス・プランは必ずしも医師がつくる必要はありません。私は，医師は治療や動機づけに集中し，ユーザーの生

活面に寄り添う職種がクライシス・プラン作成に取り組むほうが高い効果を生むと考えており，この詳細は作成のポイントで説明します。

・つくりやすい人から作成し，私達が慣れる

治療中断，病状悪化，問題行動，入退院を頻回に繰り返すユーザーはクライシス・プランが有効であるため，ユーザー選定の候補に上がりやすいです。しかし，それらのユーザーは医療者の介入に拒否的で，動機づけが弱く，協働的な関係を結ぶことが難しい場合もあります。

クライシス・プランに取り組み始めたときは，私達がクライシス・プランをつくりやすいと感じるユーザーを選定することが重要です。具体的には，自身の病状の波を自覚しており，その波を小さくしたいという動機づけがあり，支援者と協働的な関係を構築できるユーザーを選定し，私達がクライシス・プランの作成・活用の経験やノウハウを蓄積することが重要です。クライシス・プランに取り組み始めたときは，つくりやすいユーザーと協働してつくり，それを地域のみんなで活用し，適宜修正する経験やノウハウを蓄積し，「クライシス・プランの作成・活用はユーザー，支援者の両者にとても効果的なツールである！！」と実感できることを優先しましょう。私達が自信をもって作成・活用できるようになると，ユーザーや地域支援者に自信をもって勧めることができます。私達が自信をつけたときには，治療中断，病状悪化，問題行動，入退院を頻回に繰り返し，協働的な関係性を結ぶことが難しいユーザーともクライシス・プランの作成・活用ができるようになっているはずです。

・医師がクライシス・プラン作成のきっかけをつくる

クライシス・プランが必要であっても，ユーザーに拒否感があり作成の動機づけが弱い場合があります。そのようなときは，医師がクライシス・プラン作成のきっかけをつくることが有効です。具体的には，「前回のケア会議で家族や地域支援者は，退院（地域生活）にとても不安が強いことがわかりました。このままでは退院調整が進みにくい現状があります。退院後のあなたの生活や病状を安定するために有効なクライシス・プランがあります。退院後にみんなと安心して良い生活を送るために担当看護師と一緒にクライシス・プランを作成してほしい」と伝えています。

医師がきっかけをつくっても，動機づけは弱く，クライシス・プラン作成に渋々取り組む場合もあります。しかし，クライシス・プランを作成し，活用する中で効果を感じるように変わっていくユーザーも多くいます。動機づけの弱いユーザーに作成のきっかけをつくることができるのは，医師が最も適任です。作成し，活用する中でユーザー自身が効果を感じてくれることを信じ，医師が積極的に動機づけやきっかけづくりを行いましょう。

▶ 作成のポイント

・必ずしも医師がつくる必要はない

クライシス・プランは，必ずしも医師がつくる必要はありません。過去に私も協働作成した時期もありましたが，現在は私が作成することは，ほとんどなくなりました。ユーザーの生活に密着している職種がつくったほうが，より良いクライシス・プランができます。

医師が自身の勉強，経験の蓄積のためにクライシス・プランを作成することは必要です。それを蓄積した後は，医師は作成より，動機づけや活用に集中するほうがより効果的で効率的と感じています。

・ユーザーの認知機能に合わせ柔軟に作成する

クライシス・プランは認知機能が低下したユーザーにも作成，活用できます。私の経験では中等度精神遅滞の人も十分に作成，活用できていますが，その際はコツが必要です。一般的なクライシス・プランは青黄赤の３段階で作成しますが，認知機能が低下したユーザーは青赤の２段階で作成する工夫をしています。また，状態・対応・支援者は絞り込みシンプルにする，セルフモニタリングシートは理解しやすいように表情図（泣き顔，笑い顔など）や感情（イライラ，ニコニコなど）などを用いる，定着するために繰り返し利用するなどの工夫も効果的です。認知機能が低下しているユーザーの作成にスタッフが迷っている際は，「本人の認知機能や理解力に合わせたクライシス・プランを作成してみよう」と医師が声をかけることは，とても力強い支えとなります。

・本人の病識や理解の範囲内で作成する

病識が乏しく，病状悪化の理由を理解できないユーザーにクライシス・プランを作成するときは，「本人が受け入れていないが重要な内容（病識や病状悪化など）をクライシス・プランに入れたほうが良い」と考えたくなります。しかし，本人が受け入れていない，納得していない内容をクライシス・プランに入れると，ユーザーは自分のプランと思えず，それを活用・共有することは難しくなります。

クライシス・プランは，現在の本人の理解に合わせ状態や対処を１枚のシートにまとめたものであり，病識を獲得させるツールではありません。ユーザーと支援者の意見がズレたときは，良い状態を維持し，病状悪化を防ぐために話し合いを重ね，ユーザーが受け入れた内容だけでクライシス・プランを作成することが重要です。

クライシス・プランは日常的に使い，生活や環境に合わせて修正していくものです。日常的に利用することが何より重要であり，最初から完璧なプランをつくることはできません。支援者が重要と思う内容は修正時に再度話し合えば良いと考え，ユーザーが納得して利用することを優先しましょう。

▶ 活用のポイント

・医師がクライシス・プランを積極的に使う

クライシス・プランの作成は医師以外の職種が作成することが多いですが，活用は医師の積極的な関与が重要になります。診察場面でクライシス・プランをユーザーと確認することは，状態や対処を協働して確認できるだけでなく，医師がクライシス・プランを大切に思っているというメッセージを伝えることにもつながります。毎回の診察時に医師がクライシス・プランを用い話し合い，ユーザーが日々行っている多くの対処や工夫を支持することで治療関係もより良いものに変わっていきます。

私はユーザーのクライシス・プランを積極的に教えてもらうようにしています。具体的には，「黄色の状態のイライラするときは，どんな状態になりますか？　そのときに，あなたが行う対処に加え，私が行ったほうが良い対処があれば教えてほしいです」と聞いています。ユーザーは自分が行う対処，支援者に行ってほしい対処，してほしくない対処などを私に教えてくれます。教えてくれたことに感謝していること，良い状態を維持し，より良い人生を送るために私も協力したいことを伝えています。

・セルフモニタリングシートを活用する

診察時間は限られているため，クライシス・プランの詳細を話し合うことは難しい現実もあります。診察時にセルフモニタリングシートを活用することで，状態の確認と必要な対処を短時間で効果的に話し合うことができます。セルフモニタリングシートは，ユーザーの変化が可視化されているため状態が把握しやすく，対処の話し合いに時間をかけることができます。

セルフモニタリングシートは，クライシス・プランの青黄赤の状態を転記した内容が中心となっており，3分以内でチェックできる内容にすることが望ましいと考えます。それならば診察の待ち時間，デイケアや事業所などへの通所中，訪問看護などで簡単にチェックできます。クライシス・プランからセルフモニタリングシートを作成し活用することで，様々な場所で評価を共有でき，対処につながりやすくなります。

・病状悪化時，ケア会議などでクライシス・プランの修正を提案する

クライシス・プランを活用しても病状悪化を防ぐことができず入院となること，入院中に作成されたクライシス・プランが修正されることなく利用され続けていることもあります。病状悪化を防ぐことができなかったときは，クライシス・プランを見直す機会にすることが重要です。病状が安定したら，できるだけ早い時期にクライシス・プランが有効であった項目，対処できなかった項目，次の悪化を防ぐために加えたほうが良い項目を話し合い，修正を行う必要があります。また，入院中に作成されたクライシス・プランが修正

されることなく利用され続けているときは，定期的なケア会議や半年ごとの期間などのタイミングで修正を提案しています。

入院中に作成されたプランはリスク項目が中心になりやすい傾向があります。地域生活を送る中で，本人が必要と思わないリスク項目を徐々に削り，良い状態の維持，ストレングスの項目を増やすことが重要です。

▶ 最後に

・医師に関心をもってもらうために，コメディカルができる工夫

医師が「クライシス・プランを作成する必要がある」と方針を伝えるだけで，ユーザーの取り組む意欲は高まり，コメディカルも安心して作成できるようになります。医師に関心をもってもらうことは，クライシス・プランを広めるためにとても重要であり，そのポイントを紹介します。

クライシス・プランを知らない医師も少なくないため，知ってもらう場面をつくる必要があります。コメディカルから医師に説明することも有効ですが，ユーザー自身が医師に説明することは，さらに効果があります。自分のクライシス・プランがどのように役立っているかを説明し，一緒に活用してほしいことを伝えると，医師の多くは協力者となってくれます。診察時にクライシス・プランやセルフモニタリングシートを持参し，一緒に確認することを続けると，医師の関心はさらに高まります。

病棟や部署全体でクライシス・プラン作成に取り組むことも有効です。病棟や部署のカンファレンスなどで，クライシス・プランが日常的に話題に上がり，目にすることが増えると，医師の関心も高まりやすくなります。

クライシス・プランを日常的に目にする環境をコメディカルがつくり，ユーザーがそれを使い病状の改善や安定につながるならば，医師は必ず受け入れ，良い協力者になるはずです。

コラム 2

当事者の立場から

トミー

Q1. ご自身について簡単に教えてください。

A 私は27歳のときに統合失調症の緊張型を発病しました。現在は就労継続支援B型事業所に月火水木金と通っています。水曜日は半日なので午後は病院のデイケアに参加して主に心理の講座を聞いています。

Q2. クライシス・プランやセルフモニタリング表を作成し，活用する以前の病気との付き合い方，入院の経験などについて教えてください。

A クライシス・プランとセルフモニタリング表を作成する前は11年間で7回（医療保護入院5回，任意入院2回）入院しました。作成した後は10年間で2回（医療保護入院1回，任意入院1回）入院しました。作成する前は漠然と病気と向き合っていました。「何だかこの頃，早く目が覚めるなー」と思うだけでしたが，作成した後は，自分の状態が客観的に見られるようになりました。作成したことにより睡眠の状況が明らかになり，睡眠衛生やストレスマネジメントにより，より長く眠れるように工夫することができるようになりました。追加薬もためらいなく使っています。

Q3. クライシス・プランやセルフモニタリング表を作成することになったきっかけを教えてください。また，クライシス・プランをいつ頃，どんなふうに作成したか，またどんなふうに活用しているかを教えてください。

A きっかけは2013（平成25）年8月に全4回のクライシス・プラン作成につながる統合失調症の心理教育プログラムの講座があり，統合失調症について勉強したことです。その講座では学んだことをフォーマットに書き込んでいくと最終的にクライシス・プランとセルフモニタリング表ができあがります。その手書きのクライシス・プランとセルフモニタリング表をデイケアスタッフがパソコンに打ち直してくれました。そして，内容については担当スタッフと話し合いながら加筆・修正していきました。2016（平成28）年からはそのファイルをもらい自分で加筆・修正するようになりました。その頃からセルフモニタリング表は自分で保管するようになり，今日は「親戚の誰々」が来るから抗不安薬は何錠必要になるかなどを見積もれるようになりました。

Q4. クライシス・プランやセルフモニタリング表を誰と共有しているかを教えてください。また，クライシス・プランやセルフモニタリング表を支援者と共有するようになり，変化した支援者に対する気持ち・とらえ方などがあれば教えてください。

A デイケアの担当の心理士さん，B型事業所の計画相談担当者さん・スタッフさんと共有しています。

デイケアの心理士とセルフモニタリング表を見ながら，アドバイスをもらい状態が悪化しないように工夫することができるようになりました。面談のときに加筆・修正したクライシス・プランを渡しています。担当心理士は頼りになる人だと感じています。

Q5. クライシス・プランやセルフモニタリング表をどのように加筆・修正しているかを教えてください。

A 自分の状態に合わせ加筆・修正しています。過去のセルフモニタリング表の早期警告症状の欄を見て任意入院を使うタイミングを「過去1週間に早期警告症状が3種類か，4種類以上出てきたら」に修正しました。また，私のクライシス・プランは医療保護入院回避プランとなっています。

Q6. クライシス・プランやセルフモニタリング表を活用していたことで「良かった」と思うようなエピソードがあったら教えてください。

A 最後の9回目の入院（任意入院）のきっかけとなった「全く眠れない」という症状が出たときに臨時受診をしましたが，主治医以外の先生に診てもらい「長い時間は取れないよ。簡単に説明してください」と言われても，クライシス・プランを使って簡単に説明できました。また，私にとって睡眠時間をしっかり取ることがとても大切なのですが，セルフモニタリング表の注意状況を使って心理士と共有でき，クライシス・プランを一緒に見ることで睡眠をしっかり取るためにできる対処を確認できました。加えて，早期警告症状が出たときに，心理士や主治医はすぐに入院を勧めることがなく，「まずは対処をやってみよう」と一緒に安定した状態に戻れるように取り組んでくれました。クライシス・プランがない頃であればすぐに入院を勧められていたと思います。

Q7. クライシス・プランやセルフモニタリング表を活用することで「失敗した」「良くなかった」と思うようなエピソードがあったら教えてください。

A クライシス・プランやセルフモニタリング表で記載されていないイレギュラーなストレスへの対処が難しいことがあります。また，持効性注射剤の種類を変更したことに加え，ストレスが加わった結果として，8回目の，医療保護入院につながったように思います。ただ，それでも失敗ととらえずに，クライシス・プランをより良いものにしていくためのチャンスととらえ，どのような段階で何をすれば良かったのかを支援者と練り直していくことが重要です。私もその入院中に心理士さんや看護師さんなどとクライシス・プランの修正をしました。具体的には注意状態になる項目とそのときの対処を加えました。そのことで，退院後は状態や病状とさらにうまく付き合えるようになりました。

Q8. これからクライシス・プランやセルフモニタリング表を患者さんと一緒に作成しようと考えている支援者（医療スタッフや福祉スタッフなど）に対してメッセージをお願いします。（どんなことに気をつけてもらうことが患者さんにとってよいのか，どんなことに配慮してほしいと思うかなど）

A その人の症状で何が再燃につながるか丁寧に聞き取り，クライシス・プラン，セルフモニタリング表の作成に役立ててほしいと思います。そのためには一方的に決めつけることなく，患者さんがどう思っているのか，どんな体験をしているのかを尊重してもらえると良いと思います。

Q9. 同じ病気を抱える患者さんに対するメッセージをお願いします。（可能であればクライシス・プランやセルフモニタリング表を作成することのメリットを伝えていただけると嬉しいです）

A セルフモニタリング表を毎日つけるようにすると自分の状態が見えるようになり，クライシス・プランによって病状への対処方法がわかるようになります。かかわっている支援者と一緒につくって，使えると，安定した状態を続けることに役立つと思います。

セルフモニタリング表（No.1 2024）　～私が私らしくあるために～

	モニタリング項目	／　日	／　月	／　火	／　水	／　木	／　金	／　土	つけ方
私らしさ（長所）（安定状況）	□社交的である								○ △ ×
	□穏やか								
	□正直								
普段できている事柄（安定状況）	□よく眠れている（レンボレキサント1.25mg）								◎ ○ △ ×
	□身だしなみが整っている								
	□自分の時間を持てる								
	□家事を手伝えている								
ストレスの有無（注意状況）□	□不眠（睡眠時間）								睡眠時間
	□過労　頭								10 （強い） ｜ 0 （なし）
	□過労　体								
	□不安（ブロマゼパム５mg・錠数）		7：30 12：20	7：30 12：20	7：30 12：20	7：30 12：20	7：30 12：20		
持続している自覚症状（注意状況）□	□ストレスで不安になる								10 （強い） ｜ 0 （なし） △前兆
	□話を聞く注意力が持続しない								
	□考えがまとまらない・混乱する								
	□置き忘れ・言い違い・電気の消し忘れ								
	□歯磨きがよくできない・文字がうまく書けない								
早期警告症状　悪	□不眠（睡眠時間５時間を切る）								10 （強い） ｜ 0 （なし）
	□不要な物を買う								
	□著しく行動が活発になる								
	□ポケットへの入れ間違いが起きる								
	□不眠、怒りっぽい								
早期警告症状　良	□涙もろくなる								
生活上の出来事、変化		洗濯	配達作業		午後：デイケア，心理士と面談 16：00 買い物，洗濯	配達作業 16：00 買い物	11：00 診察・注射		○×

医療保護入院回避プラン（No.1 2024）～私らしい生活を続けるために～

【私の今後の目標】
★短期目標：安定した状態を続け，医療保護入院しないようにする。
★長期目標：B型事業所でできるだけ長い期間作業できるように努力する。

【私のクライシスへの過程】

私らしさ（安定した状態）

普段できていること	長所
□よく眠れている　□洗濯ができる	□社交的である
□デイケア・B型事業所に通うことができる	□穏やか　□正直
□買い物（おつかい）ができている	□自分の時間を持てている

普段から持続している症状（注意状態□）

自覚症状		他覚症状
□ストレスで不安になる	□話を聞く注意力が持続しない	□部屋に閉じこもる
□考えがまとまらない	□混乱	□
□置き忘れ　□言い違い	□電気の消し忘れ	□
□歯磨きが良くできない	□文字がうまく書けない	□

早期警告症状

□不眠（睡眠時間5時間を切る）	□不要な物を買う
□著しく行動が活発になる	□ポケットへの入れ間違いが起きる
□怒りっぽくなる	□涙もろくなる

病状悪化時の症状

自覚症状	他覚症状
□誰かが見張っている（妄想）	□怒りっぽくなる
□人が通るはずもない所に人影が見える	□物理学についての話題が多い
□疑い深くなる	□2～3時台に目覚める
□全く眠れない	□会話のテンポが速くなる

【日常的に心がけること（ダムの水抜きと堤防）】

【私の天敵：ストレス】 □眠れない □不安になる 【ストレスマネジメント】 □デイケア・B型事業所で活動する □散歩・ジョギング・サイクリングをする □目的のあるドライブをする（買い物など） □熱中していることをやめる □早朝覚醒があるときの休日に昼寝する □留守録を見て寝る前にリラックスする □睡眠時間を確保する □	【私のダムの堤防は？】 □薬： 向精神薬： __脳内薬：　　（略） 抗不安薬： __睡眠薬： □家族，病院のスタッフ 【ダムの堤防を保つために】 □薬を欠かさずに飲む □追加薬を活用する 【ダムの水が増えているサイン】 □不眠

【早期警告症状への対処法】
□追加薬を使用する
□休養をしっかり取る
□病院のスタッフに相談する（心理士：Nさん）
【サポーター：相談，協力】
□病院（主治医，デイケア）のスタッフ　□家族
□デイケアの仲間　□B型事業所のスタッフ　□B型事業所の仲間

【病状悪化時の症状への対処法】
・病状悪化時の症状が出てきたら臨時受診
・自分の部屋で保護室に入っているように安静にする

【病状悪化時の希望・計画】

□医療スタッフへの希望 だまして保護室に入れるのはやめてほしい □デイケアスタッフへの希望 “最近，眠れていないのではないか？”と尋ねてほしい	□家族への希望 着替えをたくさん持ってくるのをやめてほしい 部屋にこもっているときはそっとしておいてほしい
□以前病状悪化で役立ったこと 刺激を避けること □避けたい薬や治療，支援 抗コリン薬の○○，気分安定薬の□□， 定型抗精神病薬	□自分の考えを代弁する人 心理士：Nさん □かかわってほしい人 心理士：Nさん　○○病棟・看護師：Sさん ケースワーカー：Hさん

□任意入院を使うタイミング　過去3日間に早期警告症状が3種類か，過去1週間に4種類以上出てきたら

事例

12 依存症治療における事例

クライシス・プラン を活用した性依存症の回復支援

依存症と聞いて思い浮かべるのはどのような人たちでしょうか？　お酒に依存してやめられなくなるアルコール依存症や薬物（違法薬物も合法薬物も含めます）に依存してやめられなくなる薬物依存症などの「物質依存」を思い浮かべる人が多いのではないかと思います。また，最近ではパチンコや競馬，オンラインカジノなどギャンブルに依存してやめられなくなるギャンブル依存症をはじめ，ゲームやインターネット，買い物，万引きなどある特定の行為に依存してやめられなくなる「行為依存」も広く知られるようになりました。

本事例で紹介するのは「行為依存」のうち，性的な行為に依存するようになった性依存症の人と一緒にクライシス・プランをつくった事例です。性依存症といっても，これもまた人によって抱くイメージに違いがあると思います。少し説明を加えると，そもそも性依存症という言葉は医学的な診断名ではなく様々な性的な行為への依存を含んだ広い概念です。不特定多数の人を相手とした性行為への依存（いわゆるセックス依存）も含まれますが，ここではそのような依存症にはふれず，ICD-11 でパラフィリア症群に分類される事例を紹介します。パラフィリア症群という言葉もまた聞き慣れないかもしれませんが，これには例えばのぞきや盗撮（窃視症），公共の場での性器の露出（露出症），痴漢（窃触症）などの違法行為・性犯罪への依存が含まれます。ここではその中でも盗撮に依存した窃視症の人を取り上げます。なお，以下の文章で性依存症という言葉を用いている場合は，パラフィリア症群のことと理解してください。

1 ▸ 事例概要（紹介）：サトウさん（仮名），30 歳代男性

① 生活歴

本人いわく「ごく普通の平凡な家庭で育った」サトウさん。父，母，姉と本人の 4 人家族で，家庭内に大きな緊張はなかったといいます。中学校までの成績は優秀で運動もよくでき友人も多かったのですが，何がきっかけかは忘れたものの中学 2 年生のときにいじめにあいました。それでも学校を長期に休むことはなく，成績も上位を保ったまま卒業しました。高校へ進学するといじめもなくなり，彼女もできて高校 3 年生のときに初めてのセックスを体験しました。都内の大学へ進学するときに彼女とは別れましたが，その後は何人かの女性とお付き合いをし，本人いわく「普通」のセックスをしていたそうです。ただ，

大学生のときにたまたま見たアダルトビデオに盗撮のシーンがあり多少の興味をもつことがありました。といってもそれが直接のきっかけとなってすぐに盗撮をすることはありませんでした。

大学を４年で卒業しIT系の会社に就職しました。初めは仕事も順調でしたが就職３年目，同じチームで仕事をしていた先輩との関係に悩むようになります。先輩は小言や説教が多い人で，ときにサトウさんを否定するような言葉をぶつけてくることもあり，眠れなくなるほどのストレスを感じていました。そんなある日のこと，その日も先輩から強く叱責されて暗い気持ちで歩いていた帰路の途中，不意に目の前を歩いていた女子高生の制服のミニスカートに目が止まりました。そして急に盗撮を思い立って後をつけ，女子高生が階段を登っているところに近寄ってスマホのシャッターを押しました。帰ってから盗撮した写真を見て自慰行為をすると強い興奮を覚えました。それが盗撮の始まりでした。

サトウさんの頭が完全に盗撮への欲求に支配されてしまうまでに多くの時間は必要ありませんでした。数か月後にはほぼ毎日盗撮をするようになっていました。盗撮の場所は駅，スーパー，本屋，ゲームセンターなどで，女子中学生や高校生を狙うことが多かったようです。休日は遠くの街まで遠征して盗撮するということもありました。人混みを物色し，狙いを定め，後ろから近づいてスマホのシャッターを押す，それが成功したときの充実感は他では味わえない特別なものがあったといいます。

そんなある日，いつもと同じように女の子を後ろから盗撮しようとしていたときのこと，不意に後ろから肩をたたかれて振り向くと，警察官が立っていたのでした。１回目の逮捕は罰金刑となりました。サトウさんは罰金を納めると「もう絶対に盗撮はしない」と心に誓いました。そして，その誓いはしばらくの間は有効でした。盗撮とは距離をおいて生活をし，会社にも盗撮の件は知られることなく，苦手だった先輩とも異動で顔を合わせることがなくなり，サトウさんは以前のような心の健康を取り戻していきました。30歳で結婚し，子どもも２人生まれて，盗撮のことなどはすっかり忘れて幸せな生活を送っていました。ところが……。

再犯は以前と同じ駅の階段でした。後にサトウさんが語るところでは「つい魔が差した」「性欲を抑えられなかった」ということでしたが，なぜこのときに急に盗撮したくなったのかは本人にもよくわかりません。それから２回目の逮捕までは，１回目の逮捕のときと同じような経過です。サトウさんは再び盗撮行為をやめられなくなってしまったのでした。

2・クライシス・プラン作成の経過

「盗撮をやめたい」という主訴で病院の精神科を受診したサトウさん。警察から勧められたことが受診のきっかけとなりましたが，以前から「盗撮はもうやめたいと思っているのに，どうしてもやめられず苦しかった，何とかしたかった」と感じており，まさに依存症といえる状態に陥っていました。主治医の勧めでカウンセリングを受けることになり，サトウさんと心理士との話し合いが開始されました。

1 初対面の印象

初対面時のサトウさんは強く緊張しており，控えめでした。口調は丁寧で，言葉の選び方や雰囲気からコミュニケーションが苦手な人ではないことがわかります。外見には清潔感があり，一見するとどこにでもいる善良な一般市民という印象でした。これまでの盗撮行為について質問すると，「被害者の方に申し訳ないことをした」と反省の弁を述べます。しかしその様子からは，どことなく表面的かつ防衛的な印象を受けました。決して被害者に対する謝罪の気持ちや犯罪行為への後悔がないわけではないのですが，それよりも今後の生活に対する不安のほうが大きく，じっくりと自分の内面を見つめ直すような余裕がもてずにいるようでした。盗撮行為によって妻に見放され，会社からは解雇され，法的な処遇がどうなるかは今後の裁判に委ねられているという先が見通せない不安定な状況がサトウさんをそうさせているのだろうと考えられました。

2 問題行動の詳しい聞き取りとセルフモニタリング

心理士はサトウさんの「盗撮をやめたい」という主訴を確認し，クライシス・プランを作成するという協働の取り組みについて説明して同意を得ました。そして，これまでの経過，特に盗撮について詳しく聴取しました。これまで盗撮を何回くらいやったのか，どんな場所でどんな時間帯に盗撮することが多かったのか，何歳くらいの人を盗撮することが多かったのか，どんな服装や雰囲気の人を盗撮することが多かったのか，盗撮以外の性犯罪をしたことはなかったのか，写真は自慰行為に使っていたのか，などです。これらはすべてクライシス・プラン作成の過程において，どのような状況で盗撮の欲求を刺激されやすいかを分析するための重要な情報となります。

サトウさんの場合は，これまでに自分でも数え切れないほどたくさんの盗撮をしていることがわかりました。場所はスーパー，本屋，ゲームセンターなどで適度な人混み（人が多すぎず少なすぎず盗撮に最適な人混みがあるそうです）を選んでいたといいます。被害者に身体的に接触することはこれまで一度もありませんでした。被害者の年齢は未成年が多く，小学校の高学年から高校生までを対象としており，社会人らしき女性には「全く興味がない」と断言しました。盗撮を開始した頃はその写真を自慰行為に使用していましたが，ここ最近は自慰行為での使用もせず写真を見返すこともなかったといいます。

心理士は次に，サトウさんの性的な嗜好についても詳しく聞きました。サトウさんの場合，未成年を対象にした盗撮が多かったので，実際に未成年とセックスをした経験があるのかを尋ねました。また，同じ未成年でもどのような雰囲気の子がタイプなのか，アダルトビデオやポルノ雑誌は見るのか，見るとしたらどのようなジャンルが好きなのか，それは特定の女優が出演しているものなのか？それとも素人を盗撮したもの？レイプものへの興味は？ロリコン？外国人？同性愛？複数プレイ？などなど。そこまで詳しく聞く必要があるのかと思われるかもしれませんが，性暴力の再犯予防を目的としている以上は性的な嗜好について隠さずオープンにし，性欲が刺激されやすいものが何であるかを正直に話し合うことが重要です。こちらも恥ずかしく感じたり，あまりに侵襲的でないかと不安になったりして質問を躊躇してしまいそうになりますが，なるべく淡々と事務的に聞くことがコツだと思っています。「いやー，あのー，ちょっと聞きにくいんですけど……」とこちらが躊躇していたら相手も答えにくいですから，率直に聞いてしまったほうが話しやすいわけです。

サトウさんの場合，未成年とのセックス経験はありませんでした。どちらかといえばおとなしそうな女の子が好きでした。好きなアダルトビデオのジャンルも同様で，制服を着た若い女性がセックスするような内容に惹かれ，熟女ものには全く興味がありませんでした。また，盗撮もののアダルトビデオもよく見ていることを正直に話してくれました。

そして，自身の生活パターンはどのようなものか，性欲を刺激されて再犯に近づいてしまうのはどのようなときなのか，それらに気づき明確にしていくための手段としてセルフモニタリングを取り入れました。具体的には所定のセルフモニタリング表に記入する作業に取り組んでもらいましたが，記入の際には自慰行為をしたとき，性的欲求を刺激された場面（サトウさんの場合は女子高生のスカートに目が行ってしまった，など）についても正直に記載するようにお願いしました（表1）。

3 ハイリスク状況や引き金の同定，予防法の検討，対処手段の検討

聞き取りとセルフモニタリングによって得られた情報をもとに，クライシス・プラン作成のための情報をより具体的にしていきます。

① ステップ1

まずはハイリスク状況をワークシートに整理します。ハイリスク状況というのは，盗撮したいという欲求が高まるきっかけとなりそうな場所・時間帯・状況などを指しています。ワークシートといっても簡単なメモのようなものですが，ここでは「引き金」という言葉を使ってハイリスク状況をブレインストーミング（複数人でアイデアを出し合う手法）しながら思いつくままにあげていってもらいました。「性的欲求を刺激するもの」「内的引き金」「外的引き金」などのカテゴリー分けをしておくと，ハイリスク状況をあげやすいようでした。サトウさんの場合は，ミニスカートの女子中高生，駅，スーパー，本屋，ゲームセンター，夏（露出の多い服装の女性が増えるから），仕事帰りの時間帯，暇な休日，仕事のストレスなどがあげられました（表2）。

② ステップ2

ハイリスク状況に陥らない，あるいはハイリスク状況を避けるために普段から気をつけ

表1 サトウさんのセルフモニタリング表（※：「MB」はマスターベーションの略）

	6	8	10	12	14	16	18	20	22	24	2	4
○月○日（月）	睡眠	朝食 二度寝	TV	昼食	ゲーム	散歩 TV	夕食	TV 筋トレ	風呂		睡眠	
○月○日（火）	睡眠	朝食	ゲーム	昼食		ゲーム	夕食	筋トレ	風呂 AVを見てMB		睡眠	
○月○日（水）	睡眠	朝食 TV	ゲーム MB	昼食 TV	ヒマ	散歩 買い物，女子高生に目が向いてしまった		夕食 筋トレ	風呂		睡眠	
○月○日（木）	睡眠	朝食 TV	ゲーム	昼食	掃除	散歩	夕食	TV 筋トレ	風呂		睡眠	
○月○日（金）	睡眠	朝食 TV	買い物	昼食	ヒマ	散歩	夕食	筋トレ	風呂		睡眠	
○月○日（土）	睡眠	朝食 TV		友人と遊ぶ，買い物，外食など スカートの女子に目が向く					TV 風呂	酒 AVを見てMB	睡眠	
○月○日（日）	睡眠	朝食	ゲーム	子どもと面会・子どもと昼食，公園で遊んだ			夕食 寂しさ	ヒマ 筋トレ	AVを見てMB	ゲーム	睡眠	

表2 ハイリスク状況や引き金を同定するためのワークシート

ワークシート：あなたのハイリスク状況・「引き金」をあげてみましょう

①性的欲求を刺激されてしまうのはどのような状況でしょうか

ミニスカートの女子中高生

夏，露出の多い服装の女性が増えてきたとき

盗撮もののアダルトビデオを見た後

②心の中の「内的な引き金」は？

仕事や人間関係のストレス（不満，疲れ）

休日に何もすることがなくて暇，退屈という感じ

漠然とモヤモヤした感じ

③身の回りの「外的な引き金」は？（場所，時間帯，状況など）

駅の階段，スーパー，本屋，ゲームセンター，仕事帰りの時間帯

ておくべきこと，つまり予防法についても一緒に検討します。このあたりはまさに協働作業という感じです。「こういうことには絶対に気をつけてください，いいですね？」と心理士が上から目線で提案すると「いやー，そんなの無理ですよ」という反発を招きやすいので，なるべくサトウさん本人に考えてもらうようにしました。サトウさんが「仕事が終わったらすぐに自宅の親に電話して今から帰ると伝える，そうすれば盗撮につながるよう

図1 ハイリスク状況や引き金の同定，予防法及び対処法の検討内容

赤信号 ハイリスク状況・引き金 （要注意状態）	青信号 ハイリスク状況・引き金を避けるために日常の平穏なときから心がけておくこと （予防法）	黄信号 ハイリスク状況に陥ってしまったらどうするか （対処法）
（例） 駅の階段やスーパーなどでミニスカートの女子中高生を見かけたとき	（例） 仕事が終わったらすぐに自宅の親に電話して今から帰ると伝え，寄り道を避ける	（例） すぐにその場を離れる

な寄り道をしなくて済むから」という案を出したときに，心理士がすかさず「なるほど，その手がありましたか！」と賞賛すると，サトウさんはとても喜んでいました。こういった協働作業によるやりとりが心理士とサトウさんとの関係づくりにも良い影響を及ぼし，再犯を予防しようという動機づけの高まりにもつながっているような気がします。表面的かつ防衛的だったサトウさんの構えもほぐれてきたように感じられました。

③ ステップ3

そして，もしもハイリスク状況に陥ってしまったらどうするかという対処法についても案をあげていきます。これが難しいけれどまさに大事なポイントです。サトウさんはミニスカートの女子中高生を見かけたときには「すぐにその場を離れる」「立ち止まって逮捕されたときの気持ちを思い出す」などの対処法を思いつきました。

以上，3つの段階に分けて検討した内容は図1のように整理されます。

4 目標や支援者の存在にも目を向ける

サトウさんはクライシス・プランを作成する過程で，二度と再犯をしないようにするためにはハイリスク状況を避けるように気をつけるだけでなく，これまでの生活パターンを見つめ直し，今までと違ったライフスタイルをつくらなくてはいけないのだと気づきました。そのためには目標や希望など前向きな何かがないとやっていけません。ただ単に盗撮しないように気をつけるだけならば，誰とも交流せずどこにも外出せずに家にひきこもって生活していれば良いわけですが，それでは回復とはいえないでしょう。やはり回復のためにはこれまでとは違った新しいライフスタイルを身につけることが大事なのだろうと思います。

また，新しいライフスタイルを身につけるためには誰かの助けが必要だということ，自分1人の力だけではどうすることもできないということについても実感をもって納得できたようです。

そこでクライシス・プランには今後の人生の目標や希望，支援者の存在についても記入する欄を設けました。サトウさんは目標の欄には，再犯しないということと同列に「親孝行をする」「趣味の筋トレを楽しみたい」とつけ加えました。また支援者の欄には主治医や心理士，友達，親などの名前をつけ加えました。

そして最後に，ここまでの話し合いの内容を整理してクライシス・プラン完成としました（図2）。

図2 サトウさんのクライシス・プラン

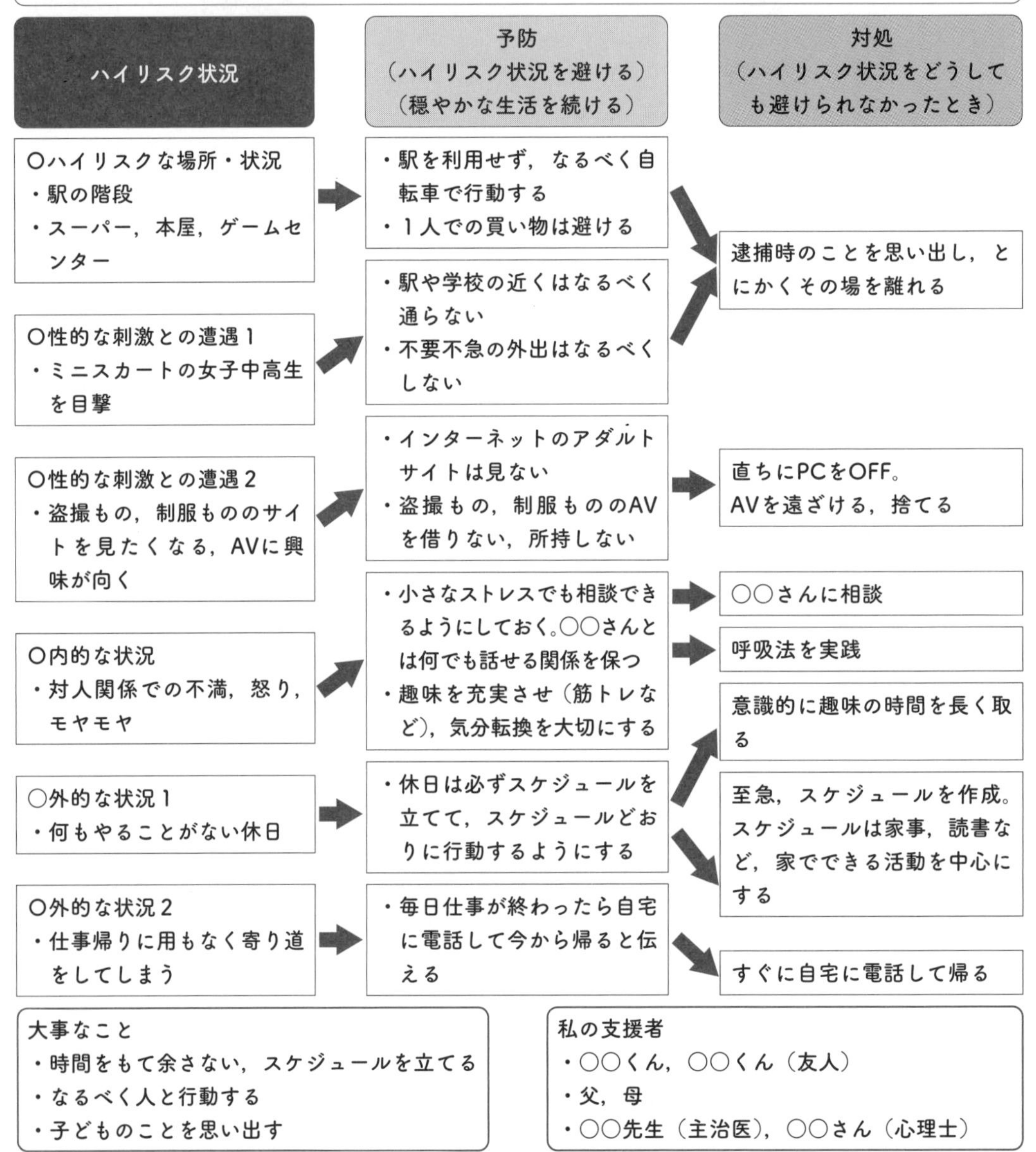

私の目標①再犯（盗撮）せずに過ごす ②親孝行をする ③趣味の筋トレを楽しみたい
ハイリスク状況
予防（ハイリスク状況を避ける）（穏やかな生活を続ける）
対処（ハイリスク状況をどうしても避けられなかったとき）
○ハイリスクな場所・状況 ・駅の階段 ・スーパー，本屋，ゲームセンター
・駅を利用せず，なるべく自転車で行動する ・1人での買い物は避ける
逮捕時のことを思い出し，とにかくその場を離れる
○性的な刺激との遭遇1 ・ミニスカートの女子中高生を目撃
・駅や学校の近くはなるべく通らない ・不要不急の外出はなるべくしない
○性的な刺激との遭遇2 ・盗撮もの，制服もののサイトを見たくなる，AVに興味が向く
・インターネットのアダルトサイトは見ない ・盗撮もの，制服もののAVを借りない，所持しない
直ちにPCをOFF。AVを遠ざける，捨てる
○内的な状況 ・対人関係での不満，怒り，モヤモヤ
・小さなストレスでも相談できるようにしておく。○○さんとは何でも話せる関係を保つ ・趣味を充実させ（筋トレなど），気分転換を大切にする
○○さんに相談
呼吸法を実践
意識的に趣味の時間を長く取る
○外的な状況1 ・何もやることがない休日
・休日は必ずスケジュールを立てて，スケジュールどおりに行動するようにする
至急，スケジュールを作成。スケジュールは家事，読書など，家でできる活動を中心にする
○外的な状況2 ・仕事帰りに用もなく寄り道をしてしまう
・毎日仕事が終わったら自宅に電話して今から帰ると伝える
すぐに自宅に電話して帰る
大事なこと ・時間をもて余さない，スケジュールを立てる ・なるべく人と行動する ・子どものことを思い出す
私の支援者 ・○○くん，○○くん（友人） ・父，母 ・○○先生（主治医），○○さん（心理士）

3・クライシス・プランの活用

このようにしてクライシス・プランができあがったわけですが，これを宝の持ち腐れにしないためには，意識的にクライシス・プランを何度も確認し，実際場面での行動に落とし込んでいく作業が必要です。

サトウさんは病院で定期的に開催されている性依存症の問題を抱えた人たちが語り合うグループ・プログラムへの参加も継続しています。グループ・プログラムでは毎回テーマを設定し，そのテーマに沿った話し合いをするのですが，その中でも重要なテーマとなるのが「私のクライシス・プラン」というテーマです。

サトウさんをはじめ参加者たちは順番に自分のクライシス・プランについて紹介し，実際に日常生活の中で遭遇したハイリスク状況をあげ，そのときにクライシス・プランを参考にしてどう対処したのかを発表していきます。そうすることで，このクライシス・プランが自分のものであるという認識をより強くしていきます。また，他の人のクライシス・プランの内容を聞いて「これは自分にも当てはまる，使えそうだ」と思ったら自分のクライシス・プランにもその内容を付け加えていきます。サトウさんは他の人の話を聞いて，カメラ付きの携帯を持ち歩くこと自体がハイリスクだと気づき，クライシス・プランにそれを書き加えました。

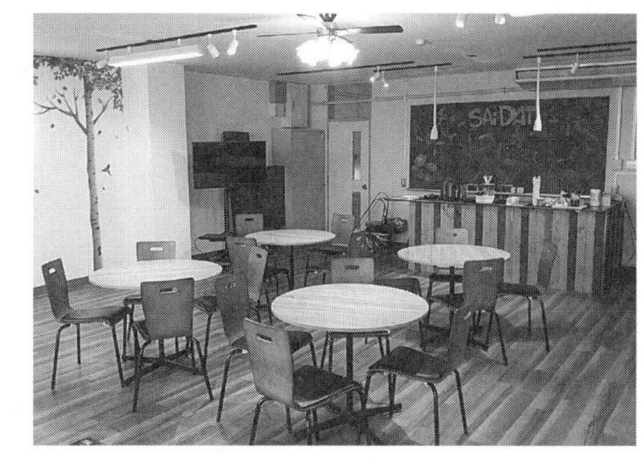

グループ・プログラムでの話し合いは，他の人との交流を通してクライシス・プランをより有効なものへとバージョンアップさせていくプロセスにもなっています。もちろん，その場が自分のことを正直に包み隠さず語れる場であることが重要です。そのため，グループ・プログラムでは，なるべく和やかに緊張せず話せるように，病院らしからぬカフェのような部屋でコーヒーを飲みながら話し合う，など安心感を抱ける雰囲気の提供を工夫しています（写真参照）。

4・性依存症のクライシス・プランについて

ここまで性依存症の人たちのクライシス・プランについて，サトウさんの事例をもとに説明してきました。以下，性依存症の人とクライシス・プランを作成するにあたって有用と思われる理論や臨床上の工夫を整理します。

① 統合失調症モデルに準拠した一般的なクライシス・プランから参考にした点として，本人と支援者が協働でつくりあげること，安定した状態から再発リスクが高まった状態

までその時々の対処法を計画すること，継続的な活用を念頭に置いていること，青·黄·赤の信号の色を取り入れて視覚的にわかりやすくしたこと，などがあげられます。一方で，サトウさんの事例では，本人が「支援者にどうかかわってほしいのか？」といったことまではまだ十分に踏み込んだ内容を取り入れることができていません。この点は今後の課題と考えています。

② クライシス・プランの作成にあたってはアルコールや薬物，ギャンブルなど依存症の臨床で活用されているリラプス・プリベンション・モデルが大いに参考になります。リラプス·プリベンションとは直訳すると「再発防止」であり，ハイリスク状況を同定し，それにどう対処するのかを考えるためのモデルです。これは，本事例で提示した性依存症のクライシス・プランの考え方そのものといっても良いと思われます。

なお，性依存症の支援を実施している医療機関は少ないものの，このリラプス・プリベンション・モデルを基にして再犯を予防するための計画を立てたものをリスク・マネジメント・プランと呼んでいたり，保護観察所等では単に再犯予防計画と呼んだりしている例があります。こういった既存の優れた実践から多くを学び，より性依存症の人に役立つクライシス・プランをつくっていくことが求められます。

③ グッドライフ・モデルを参考にしたことについても説明を加えておきます。グッドライフ・モデルは，性犯罪からの立ち直りを支援するためのモデルですが，それはただ単にその人が再犯のリスクを減らすことだけに焦点をあてて介入するのでなく，その人が良い人生を手に入れようとすること（グッドライフを追求すること）も同時に支援するというものです。性依存症の人が肯定的かつ主体的に自らの人生に取り組むようになれるなら，それは結果的に再犯予防を支える力になるのだろうと理解しています。グッドライフ・モデルの考え方は，その人自身が自分の人生をより良くしていくことをサポートするクライシス・プランの理念とも共通するところがあると考えられます。

④ 性依存症に限らずアルコール，薬物，ギャンブルなどあらゆる依存症に共通することですが，クライシス・プランの作成は本人の動機づけと支援者との信頼関係なくして進めることはできません。好きでもない他者から無理に勧められて渋々作成したクライシス・プランは絵に描いた餅と言わざるを得ません。依存症の人たちは「信頼障害」ともいわれており，人を信頼して自分の内面を話せるようになるまでに時間がかかってしまうことも特徴の１つです。まずは本人の話にじっくりと耳を傾け，ここに来てくれたことをねぎらいながら信頼関係をつくり，クライシス・プラン作成の取り組みへと焦らず慎重に動機づけていくことが重要です。

⑤ 性依存症のクライシス・プランはつくって終わりでなく，実生活の中で継続的に活用していくことが重要です。そのためには，このクライシス・プランが信頼できる支援者との協働作品であり，それゆえに長く愛着をもって付き合っていく価値があると感じられるものだとより良いでしょう。

今日，医療・福祉・司法などの様々な領域で，アルコール・薬物・ギャンブルなどの依存症に対して，リラプス・プリベンション・モデルや認知行動療法を背景にしたテキストが広く使用されるようになりました。しかし，グループ・プログラムや個別面談の場においては，テキストの内容をなぞるだけで精いっぱいになってしまい，目の前の人と協働関係を築けずに苦労している支援者も多いようです。クライシス・プラン作成のプロセスは，依存症支援における協働の価値を再検討するうえでも参考になるところがあるといえます。

5 ▸ おわりに

性依存症と聞くと多くの人はとかくその人の異常性に目が向きやすく，その人本来の良さや能力を見ようとはしなくなってしまうのではないでしょうか。また，彼ら自身も逮捕によって家族や仕事を失い，ときに他者から向けられる軽蔑の視線に強い痛みを感じて，社会的に孤立していることがほとんどです。もちろん犯罪の加害者としての責任を安易に逃れることはできません。受け入れなくてはならない現実はあるでしょう。

しかし，支援者と一緒にクライシス・プランをつくるという協働プロセスに性依存症の人が同意してくれるならば，両者の間には対等な交流が展開され，支援者によるその人への理解が深まり，新しい肯定的な対人関係をつくりあげていくことができます。クライシス・プランは，逮捕後に訪れた孤立と絶望という彼らのクライシスを何とか乗り切って，未来の回復につながる最初の一歩を踏み出す助けになるのではないかと感じています。

編者コメント

クライシス・プランを依存症治療・支援に用いて，パラフィリア症群の患者さんとともに作成し，活用した事例です。リラプス・プリベンション・モデルに基づく治療プログラムの中で再発防止計画として患者さん本人が作成することが多いと考えられますが，本事例では患者さんの個別性に応じてクライシス・プランを協働的に作成するアプローチは，まさに孤立しやすく，孤独を抱きやすい依存症患者さんにとって他者とつながる・他者が共感を得られる機会であったことがうかがえます。本事例のアプローチは，多くの依存症患者さんにかかわる支援者がCP-Jを用いていくうえで重要な示唆を与えてくれます。

参考文献

- 西村光太郎・斉藤章佳・大石雅之・竹村道夫・菅原直美著『行為プロセス依存症の診断・治療と再発防止プログラム作成の手引き』診断と治療社，2022.
- パメラ・M・イエイツ＆デビッド・S・プレスコット著，藤岡淳子監訳『グッドライフ・モデル――性犯罪からの立ち直りとより良い人生のためのワークブック』誠信書房，2013.
- 野村照幸・大鶴卓監修「クライシス・プラン」住友ファーマ株式会社，2022.
- 小林桜児著『人を信じられない病――信頼障害としてのアディクション』日本評論社，2016.

事例

13 発達障害（ASD，ADHD）における事例

1 ▸ 発達障害の概要と援助の視点

精神疾患の診断基準であるDSM-5-TRの中で，自閉スペクトラム症（Autism Spectrum Disorder：ASD），注意欠如多動症（Attention-Deficit／Hyperactivity Disorder：ADHD），知的発達症群，コミュニケーション症群，限局性学習症，チック症群，発達性協調運動症，常同運動症は，「神経発達症群」というカテゴリーに分類されています。これらの疾患は，一般的に発達障害・知的障害と呼ばれています。

2013年のDSM-IV-TR（text revision）からDSM-5への改訂時より，これらの疾患／障害概念は大きく変容することになります。ADHDは，この改訂時から「神経発達症群」に分類されることになり，初めて発達障害の仲間入りをすることになりました。また，これまで「自閉症」「アスペルガー障害」などと呼ばれていた疾患／障害は，「自閉スペクトラム症／自閉症スペクトラム障害」という一つの疾患／障害としてまとめられることになりました。スペクトラム（spectrum）とは「連続体」という意味です。同じASDの診断がついた患者でも，疾患像／障害像が多様であることを表しています。DSM-5-TRでは英語の診断名に変更はありませんが，日本語訳が一部変更されました。

発達障害のある人は，もちろん人によって異なりますが，抽象的な内容の理解が苦手，状況の判断が苦手，相手の言葉の意図を読み解くことが苦手など，努力しても克服できない苦手があるために，幼少期から劣等感を抱き，自己肯定感が低い傾向があることが知られています。それでも，社会へ適応するためには，“克服できない苦手を克服しなければならない”という矛盾に直面し，こうした生きづらさから，抑うつ状態や強迫観念・強迫行為といった精神症状（二次障害と呼ばれます）を呈する人もいます。

また，一部の発達障害は，家族集積性（遺伝性）があることが科学的に示されています。このため，発達障害のある人を支援する際，家族も発達障害のあるケース，また，家族内での虐待が疑われるケースなど，複雑な状況下にあるケースに直面することもあるでしょう。こうした，複雑な状況下にあるケースは，精神医療・障害福祉の現場で，「困難事例」という呼ばれ方をすることがあります。

こうした疾患／障害に付随する様々な要因が絡み合い，多様な問題・課題が顕在している人を支援する際には，まず，当事者自身が“何を困難に感じているか”，当事者の家族は“何を困難に感じているか”，家族以外の支援者は“何を困難に感じているか”，を整理

することが問題解決の糸口となります。このプロセスの中で，当事者が“生きている世界（経験世界）”を当事者自身から教えてもらい，当事者と支援者の間で共有することも重要です。特に，発達障害のある人は，独特・独自の世界観をもっていることがありますが，当事者と支援者が協働して作成する，「私たち／We」のプランであるクライシス・プランには，当事者自身の経験世界・世界観が凝縮されることになり，当事者の経験世界を，当事者と支援者の間で共有する有用なツールとなります。

2 事例概要（紹介）：サツキさん（仮名），10歳代女性

1 生活歴

出生時に身体的異常・知的能力の異常は指摘されませんでした。両親は離婚しており，母親と歳の近い妹の3人で，郊外の集合住宅に暮らしていました。サツキさんの母親はADHDの診断を受けており，近所の精神科クリニックに通院しています。

小学生の頃，サツキさんは成績優秀で，友人も多く，学級委員長を務めることもありました。また，絵を描くのが得意で，絵画コンクールで入賞することもありました。

2 経過：繰り返される入退院

X年y月，サツキさんは中学校へ入学しました。入学当初より，特段変わった様子はなく，部活動にも積極的に参加していましたが，1年生の夏休み明け頃より，欠席することが増え，やがて，自宅にひきこもるようになります。学校でのいじめは確認されておらず，担任教師による家庭訪問時には，「迷惑をかけてすみません。来週からは学校に行きます」などと話していましたが，状況は変わらず，その後も自宅にひきこもる生活を続けていました。ある日，母親がサツキさんの腕に傷があることに気づき，サツキさんを問い詰めると「カッターで，自分でやった」と話し，常習的にリストカットをしていることを打ち明けました。

サツキさんは，母親に連れられ自宅近くの精神科クリニックを受診しました。サツキさんは，「学校になじめない」「夜，目が覚めることが増えた」などと医師に訴えました。サツキさんは，適応障害の診断を受け，対症的に薬物療法が行われることになりました。

しかしながら，薬物療法を続けるも状況・状態は改善せず，母親も通院の必要性を感じなくなり，精神科クリニックへの通院は中断されました。

X＋2年y月，サツキさんは，母親に「妹だって，学校行っているんだから，いい加減にしなさい」と言われたことをきっかけに興奮状態となり，「私がつらいことをお母さんはわからないでしょ！」などと大声を上げながら，自宅のテレビや家具を次々と破壊しました。サツキさんは，すぐに落ち着きを取り戻しましたが，「死にたい」と繰り返し希死

念慮を訴えたため，母親は，以前に通院していた精神科クリニックに相談をしました。精神科病院を紹介され，同日中に受診しています。サツキさんからも「気持ちを抑えられないから」と入院の希望があったため，任意入院をすることになりました。

入院当初，サツキさんは，たびたび，希死念慮を訴え，他患者との交流もみられませんでしたが，入院数週間後より，次第に作業療法などの治療プログラムにも積極的に参加するようになります。こうした治療プログラムや病棟での日常生活の中で，他者と視線を合わせずに話をする様子や他者の発言内容をうまく理解できていない様子などが見受けられました。また，売店で過剰に菓子を購入してしまうことや作業中に声をかけられても気づかないことが多くありました。これらの想像性・社会性，コミュニケーション，衝動性や注意力における特徴に加え，家族からの情報や入院に至ったエピソード，そして心理検査の結果から，ASD と ADHD の診断がなされ，薬物療法が行われることになりました。

X＋2年y＋1月，母親も退院を希望したことから，サツキさんは自宅への退院が決まりました。退院の際，サツキさんは病棟看護師に対して「中学校に入った頃から，何か周りの人と自分が違う感じがしていて……クラスメイトと話をしていても，何て言えばいいのかわからなくて，色々考えすぎてつらくなっちゃった。でも，今は大丈夫です。今までありがとうございました」と話していました。

自宅への退院後，サツキさんは母親や妹と話をする頻度が増え，「学校にも行きたい」と意欲をみせたため，中学校側とも話し合った末，保健室への通学を開始することになりました。養護教諭は，サツキさんのメンタルケアを入念に行い，精神科外来への通院時には，心理職によるカウンセリングも実施されました。その後，サツキさんは教室への通学を希望するようになりましたが，同時に，「また失敗しないか怖い。入院したい」とも繰り返し訴えるようになります。

X＋2年y＋9月，サツキさんは，カッターナイフで自身の腕を傷つけると，その腕を母親と妹に見せ，「こんなに私はつらい。もう死にたい」と泣きながら訴えました。サツキさんは，母親に連れられ精神科病院を臨時受診，同日中に医療保護入院となりました。入院当初は，希死念慮を訴え，自殺をほのめかす発言もありましたが，次第に精神状態は安定し，半年間の入院生活の末，自宅へ退院しました。しかしながら，その後もサツキさんは，短期間の地域生活と長期間の入院生活を繰り返すことになります。

3・クライシス・プラン作成に至る経緯

X＋5年y月，サツキさんは，精神科病院へ6回目の入院中です。今回の入院も自宅での自傷行為がきっかけでした。現在，希死念慮は消失し，精神状態も安定しています。ただ，サツキさんは「また，家に帰ったら物を壊したり，自分を傷つけたりしてしまうんじゃないかって……」と自身の衝動性を抑えられないことに恐怖感を抱いていました。

サツキさんは，病棟看護師に「自分の衝動をコントロールするために，ルールをつくろうと思うんです。例えば，刃物は一生使わないとか，みたいな」と相談をしました。病棟看護師は，「サツキさんにとってのルールとは，どのような意味ですか？」と尋ねました。するとサツキさんは，「自分を縛るもので，破ったときに罰を受けなきゃいけないのが，ルールかな？」と返答しました。発達障害，特にASDの人では，独自の表現を用いることがあります（自分だけの言葉を“造語”する人もいます）。サツキさんにとっての「ルール」という言葉は，「破綻することが前提であり，罰を与えるもの」というニュアンスが強いように思われました。

病棟看護師は，サツキさんに対して「ルールではなく，プランを作成してみませんか？」と提案をしました。サツキさんが自分1人で作成した，自分だけのルールではなく，支援者全員で作成する，サツキさんのためのプラン，つまり，クライシス・プランを作成することを勧めたのです。

サツキさんの「ルールとプランは何が違うの？」という質問に対して，病棟看護師はすぐに返答するのではなく，「サツキさんは，ルールとプランは何が違うと思いますか？」「サツキさんにとって，プランとはどのような意味ですか？」などと質問を投げかけながら，サツキさん自身が考える時間を多く設けるようにかかわりました。サツキさんは「わからないから，1人で部屋で考えてきます」と話すこともありましたが，そうした際，病棟看護師は「できれば，こうして誰かと話をしながら考えましょう」「1人のときは，好きなことや楽しいことを考えるようにしましょう」と声をかけ，サツキさんが1人で考え過ぎてしまわないようにも意識してかかわりました。こうしたかかわりをすることで，病棟看護師もサツキさんの考え方の癖，いわゆる「認知のゆがみ」の特徴を知ることができました。病棟看護師は，サツキさんが飛躍した解釈をしてしまう傾向があると考えたため，サツキさんの理解・解釈を都度確認しながら，クライシス・プランの内容や目的の説明をしました。

サツキさんが，クライシス・プランを“どのように理解したのか”確認することができ，サツキさんも「楽に生きていくためのプランをつくってみたいです」と作成に意欲をみせたため，その後，サツキさんは病棟看護師とともにクライシス・プランを作成し始めることになりました。

4・クライシス・プランの作成過程

1 クライシス・プランの作成

まず病棟看護師は，安定状態・注意状態・要注意状態，それぞれのときにサツキさんが体験した自身の状態を，サツキさんから教えてもらうことにしました。病棟看護師は，「サツキさんにとって調子が良いときとは，どのような状態ですか？」と尋ね，そして，「調子が良いときは，どのような生活をしていましたか？」「どういうことを考えることが多かったですか？」などと具体的な質問を行い，話し合いをしながら，サツキさんは調子が良いときにどのような体験をしてきたか，プランに記載してもらいました。同じく，注意状態・要注意状態，それぞれの状態がサツキさんにとって，“どのような状態であるか（サツキさんにとっての定義）”を確認したうえで，それぞれの状態のときに，サツキさんが，どのような体験をしてきたか記載してもらいました。この“追体験”の作業の中で，病棟看護師は，サツキさんが“生きてきた世界・生きている世界（経験世界）”を，より知ることができました。

次に病棟看護師は，それぞれの状態のとき，サツキさん自身が行う行動（対処行動）をクライシス・プランに記載してもらうことにしました。話し合いの中でサツキさんは「安定した状態を維持するためには，“毎日 20:30 ちょうどに寝て，6:00 ちょうどに起きる”ことが大切だと思う」と話しました。曖昧性を嫌い，具体性を好むサツキさんの特性を尊重しながらも，プランがサツキさんの言うルールにならないようにする必要があるため，病棟看護師は，「例えば 20:30“頃”に寝る，ではダメですか？」と確認しましたが，サツキさんは，「何か，“頃”って言うのが……。しっくりこない」と言いました。話し合いを重ねた結果，「20:30 ～ 21:00 には寝る」と記載することになりました。病棟看護師は，このようにサツキさんの特性を尊重しながらも，サツキさん自身が後々，苦しくならないようにするために，表現の仕方においても“ゆとり”をもたせることを意識してかかわりました。

2 発達障害のある人とクライシス・プランを作成する際の姿勢・観点

発達障害のある人とクライシス・プランを作成する際，まず大切なことは，「意味」の共有を丁寧に行うことです。前述のとおり，発達障害のある人は，独特・独自の世界観をもっていることが多く，また，独特・独自の言葉を使用することがあります。サツキさんは「ルール」という言葉を使用していましたが，その「ルール」という言葉は，国語辞典に記載されている「ルール」の意味ではなく，サツキさんにとっての意味がありました。こうした一つひとつの言葉の，当事者にとっての意味を，丁寧に共有することが，当事者と支援者のすれ違いを防ぐうえでも重要な姿勢・視点となります。当事者が，クライシス・プランに「不安なとき」と記載した際にも，その「不安」という言葉は，その人にとって，どのような意味であるのかを丁寧に確認することが大切です。

同時に，クライシス・プラン作成の目的や意義を説明する際にも，当事者自身はクライシス・プランをどのように理解しているのか，どのような意味で認識しているのか，丁寧に確認する必要があります。このように，発達障害のある人とクライシス・プランを作成する際には，対話の中で，意味の確認を丁寧に行いながら，より時間をかけて作成するこ

表1 サツキさんと作成したクライシス・プラン

楽に生きていくプラン		目標	もう物を壊したり，自分を傷つけたりしないで，楽に生活できるようになりたい。
調子を崩すストレス		・大きな音（特に大きい声）　・予定外のスケジュール　・指示や命令をされたとき ・信じていたものが壊れたとき	
自分の良い所・強み		・面倒見がいい　・きちんと考えることができる　・絵を描くのが得意	
	生活や行動の様子：自分でもわかる気分や行動	自分の対処行動	周囲が行うこと
調子が良いとき	心にゆとりがあって，頭の中が絡まっていない。 周りの人と積極的に話ができる。 不安とか悩み以外の話が多い（ファッションの話とか）。 周りの人に感謝できる。ありがとうと言える。 周りの人からのアドバイスを受け入れられる。 あいまいなことを許せて，柔軟な考え方ができる。	良い調子を維持するために，規則正しい生活を心がける。 夜ふかしはせず，20：30～21：00には寝る。 絵を描いて気分転換をする。 周りの人と雑談を楽しむ。 夕食の後にハーブティーを飲む。	規則正しい生活ができているか確認，必要時には具体的な助言をする。 どんな調子に見えるか，言葉で伝える。 できていないこと，直したほうが良いことを言葉で伝える。頑張っていること，できていることも言葉で伝える。
調子が悪くなる前兆	些細なことでもイライラして，周りの人のせいにしたくなる。 眠りが浅い。深夜（0：00～2：00頃）に目が覚めることが増える。 不安が強くなってくる。 フワフワ浮いている（地に足がついていない）ように感じる。 ネガティブ思考で自己嫌悪が強い。罰を受けたくなる。 「しなきゃいけない」思考になってしまう。 物を壊したり，自分を傷つけたりするイメージが浮かぶ。 昔のことのフラッシュバックが増える。	今，考えていることが正しいか周りの人に確認する。 イライラが強いときは，ベッドに横になって目を閉じる。➡瞑想（マインドフルネス）をする。 不安が強いときは，施設の職員さんか訪問看護の○○さんに相談する。 落ち込んでいるときは，スマートフォンで動画を観る。	どれくらいイライラしているのか，不安なのか，落ち込んでいるのか，尋ねる。 イライラが強いとき：休息を促し，遠くから見守る。 不安が強いとき：サツキさんが話すまで話しかけない。 落ち込んでいるとき：楽しい話を一緒にする（ファッションの話）。
調子が悪くて危ないとき	人に会いたくなくて，部屋に閉じこもる。 わがままが強くなって，人の意見は聞けないけれど，自分の意見は聞いてほしくなる。 絵を描くのも嫌になる。何もしたくない。 （病院・学校の）先生に会うのが怖くなる。 正しい判断ができない。自暴自棄になる。 物を壊したり，自分を傷つけたりしてしまう。	窓を開けて，外の景色を観ながら深呼吸をする。 頓服薬を飲んで，ベッドに横になる。 （できる限り）誰かと一緒にいるようにする。 施設の職員さんか訪問看護の○○さんに今の自分の状態を隠さず打ち明ける。 訪問看護 TEL○○○-△△△△-□□□□	頓服薬の服用を勧める。 「調子が悪い状態」と伝える。 過去の話はせず，次の日の話など，これからの話をする。 ○○病院に臨時受診を相談。 臨時受診の必要性を説明（病院には施設職員が付き添う）。

とが重要です。

また，前述のとおり，発達障害のある人は，自己肯定感が低い傾向があることが知られています。自己肯定感が低い人は，自分自身が抱いた考えを表明し，他者に否定されることを過度に恐れ，他者に答えを求めることがあります。そのため，クライシス・プラン作成時にも，当事者自身が「イライラが強いときには，頓服薬を飲む」など，自分なりの答えをもっていても，「わからないから教えてほしい」と訴えたり，あるいは沈黙してしまったりすることもあるかもしれません。そうした際，支援者は，すぐに答えやヒントを出すのではなく，時間がかかることを覚悟したうえで，沈黙を我慢することが大切です。支援者がすぐに答え・ヒントを出してしまった場合，それは「私たち／We」のプランではなく，支援者の考えるプランになってしまうためです。

5・クライシス・プラン作成後の活用

1 地域移行支援におけるクライシス・プランの活用

サツキさん自身も「プランをつくる過程で，今までわからなかった自分がちょっとずつわかってきた」と話していました。クライシス・プランの作成後，サツキさんはプランを参考にしながら，対処行動や周囲へ支援を求めることができるようになりました。

その後，サツキさんは宿泊型自立訓練施設への入所が決まり，退院後は週に1回の頻度で訪問看護サービスを利用することになりました。退院時期のめどが立った頃，「(精神科）退院時共同指導」が行われることになりました。退院時共同指導とは，入院中の医療機関の多職種チーム（主治医・病棟看護師・精神保健福祉士など）と退院後の外来または在宅医療を担当する医療機関の多職種チーム（外来看護師・訪問看護師など）が共同して，支援計画の作成・指導を実施するカンファレンスのことです。この退院時共同指導の場でも，クライシス・プランの内容の見直しが行われました。要注意状態のときには「まずは施設スタッフに相談をする」など，今後の地域生活において実際にかかわる人々をプラン内容に加えることで，クライシス・プランは，より実用的なツールになります。サツキさんも，状態悪化時には，誰に支援を求めれば良いのか，誰がどのような支援をしてくれるのか，クライシス・プランに書き加えられたことで，退院に関連した不安が軽減したと話していました。また，施設スタッフや訪問看護師にとっても，クライシス・プランは，サツキさん自身のリアルな体験や世界観が凝縮されており，サツキさん自身が求める支援が記載されているため，今後の支援の方針立て・援助計画の立案に役立ちました。

2 訪問看護場面におけるクライシス・プランの活用

X＋6年y＋4月，現在，サツキさんは宿泊型自立訓練施設に入所して，3か月が経ちます。入所当初は，環境の変化に伴い不安や焦燥が増強することもありましたが，クライシス・プランに記載した対処方法を実践しながら，地域生活を送ることができています。また，訪問看護師の提案により，サツキさんは，毎日の調子をセルフモニタリングしています。

図1はサツキさんが使用しているセルフモニタリング表です。始めは，毎日の自身の状態を，“今日は青（安定状態）・黄（注意状態）・赤（要注意状態）のどの色（状態）だったか”振り返り，表に記載してもらっていましたが，サツキさんから，「青と黄色の間くらいのときもある」「昨日は，赤寄りの黄色だった」などの意見もあったため，現在は精神状態の連続性に着目し，図2の評価スケールを用いてセルフモニタリングを行っています。この評価スケールを用いることで，状態の些細な変動や長期的経過，また，イベントによる状態の変動が可視化されます。

図1 クライシス・プランをもとにしたセルフモニタリング表

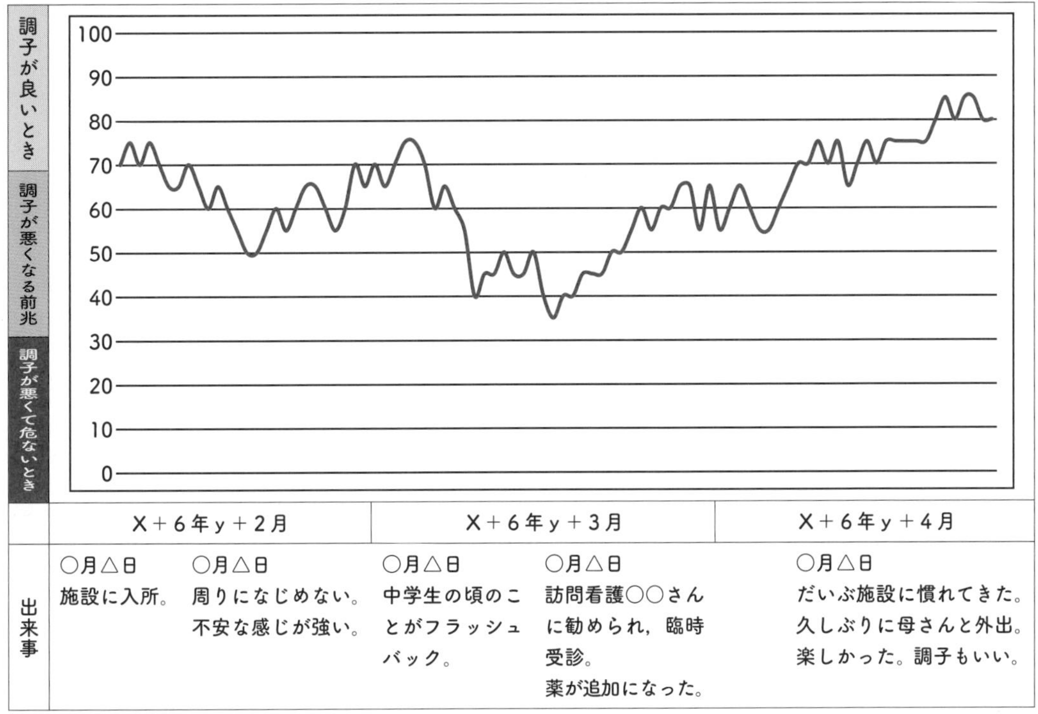

図2 クライシス・スケール

安定　注意　要注意

100　90　80　70　60　50　40　30　20　10　0

※セルフモニタリングの際，クライシス・プランにおける自身の状態を数値化するために用いる。

訪問看護師による訪問時には，クライシス・プランとセルフモニタリング表をともに眺めながら1週間の振り返りをしています。

例えば，「夜ふかしはせず，20:30～21:00には寝られていますか？」と確認し，サツキさんが「その時間には寝なきゃっていうのは意識しているのですが，スマートフォンで動画を観て遅くなるときもあります」と話すようなときには，クライシス・プランの“周囲が行うこと”に記載しているように，訪問看護師は，できていないことばかりを指摘するのではなく，「20:30～21:00には寝る，ということを意識できているのは良いことですね」と，できていることも言葉で伝えるようにしてかかわりました。クライシス・プランを用いることで，かかわるスタッフの対応（援助内容）が統一化されるのは，利点の1つと思われます。

クライシス・プランを用いた利用者自身のセルフモニタリング，そして，訪問看護師による精神状態の観察（症状モニタリング）により，状態・状況把握をともに行うことで，おのずと危機到来の予測と事前対処も可能となります。利用者自身が，「最近，調子が悪い」「症状のコントロールができない」「クライシス・プランの赤（要注意状態）に近づいてきている自覚がある」と話すこともありますが，利用者自身が危機の到来を察知していない場合，あるいは否認している場合においても，クライシス・プランを用いて，訪問看護師が抱いている危機感を利用者と共有することで，危機回避につながることがあります。

このように，クライシス・プランは精神科訪問看護の場面において，利用者の安定状態の維持だけでなく，危機状況の予測・事前対処による危機回避にも役立ちます。万が一，危機状況に至ることがあっても，利用者自身があらかじめ表明した増悪時の事前意思を尊重し，周囲の支援者が対応することで，利用者の望まない入院を防ぐことができるなど，利用者の自己決定・尊厳が守られることにつながります。

6・まとめ

疾患／障害に付随する様々な要因が絡み合い，多様な問題・課題が顕在している人々を支援する際には，まず「当事者自身が何を困難に感じているか」を知ることが糸口になります。クライシス・プランを作成する過程では，この「当事者自身が何を困難に感じているのか」がおのずと鮮明に浮かび上がってきます。

発達障害のある人とクライシス・プランを作成する際，最も重要なのは作成の事前準備です。事例の中で病棟看護師がサツキさんに，そもそもクライシス・プランとは何かを説明する際，“プラン”の意味においても丁寧に時間をかけて確認していたように，スタート地点を合わせる作業が重要になります。当事者と支援者が違ったスタート地点からつくり始めたクライシス・プランは，やがて，当事者だけのプランか，支援者だけのプランになってしまう可能性が高いためです。スタート地点を合わせたら，プランの記載内容を1

つひとつ，支援者は当事者の特性を最大限尊重しながらも，指摘する部分は指摘し，話し合いながら，足並みを合わせ，ともにプランをつくりあげていくことが重要です。話し合うといっても，当事者と支援者の意見のどちらが正しいかを決める（議論する）のではなく，対話の中で互いの“落としどころ”を見つけていくイメージです。

今回の事例のサツキさんは，中学生の頃より“みんなが生きている世界”と“私が生きている世界”は違うという感覚を抱いていました。“みんなが生きている世界”に入り込みたい一方で，入り込めない，という葛藤がサツキさんの根底にあったように思われます。そのため，サツキさんは，“みんなが生きている世界”に適応するために“ルール”を作成することを思いつきますが，サツキさんが言う“ルール”は「一生～しない」など，厳守し続けることが困難なものでした。そこで病棟看護師は“ルール”ではなく，“プラン（クライシス・プラン）”の作成を提案します。実際にクライシス・プランを作成する過程で，病棟看護師はサツキさんの“生きている世界”を知ることができました。そして，サツキさん自身もクライシス・プランを活用しながら，“みんなが生きている世界”に適応できるようになります。サツキさんにとってクライシス・プランは，“みんなが生きている世界”と“私が生きている世界”を橋渡しするツールであった，といえるでしょう。また，サツキさんに限らず，発達障害のある人々にとってクライシス・プランは，こうした橋渡しの役割を果たすことで，“みんなが生きている世界”と“私が生きている世界”のズレから生じる“生きづらさ”を軽減・解消する可能性があると考えられます。

編者コメント

本事例において，クライシス・プランを導入する際に当事者が自らを抑圧し，縛ろうとして課す「ルール」ではなく，支援者とともに考え，楽に生きていく「プラン」を提案し，作成へと導入していく点は非常に秀逸です。クライシス・プランを提案する機会やタイミングは様々ですが，特にASDやADHDといった独自の世界観を有している人々に「Weのプラン」としてCP-Jを導入していくうえでのヒントになる事例です。また，セルフモニタリング表やスケールも，当事者の個別性に応じた工夫がされており，クライシス・プランを協働的に作成し，活用するために参考になります。今日，発達障害を抱え支援を必要とする方々は医療現場に限りません。福祉・保健・教育などの臨床現場における発達障害と診断された方々とCP-Jを用いていくための多くの示唆を与えてくれる事例です。

参考文献

- 尾崎紀夫・三村將・水野雅文・村井俊哉編集『標準精神医学 第7版』医学書院，2018.
- 鈴木國文・内海健・清水光恵編著，菅原誠一・松本卓也・内藤美加・本田秀夫・鈴木登志郎・福本修著『発達障害の精神病理Ｉ』星和書店，2018.

事例

14 自殺対策における事例

我が国における自殺者数は，バブル崩壊後の1998（平成10）年に急増し，3万人を上回りました。その後，2012（平成24）年に3万人を下回るまでに減少し，2019（令和元）年には2万169人となりました。2020（令和2）年にはさらに2万人を下回ると予想されましたが，新型コロナウィルスの影響もあり，2020（令和2）年から再び増加し，2022（令和4）年には2万1881人となりました。特に子どもや女性の自殺率の上昇がみられ，これを受けて2022（令和4）年10月には「自殺総合対策大綱」が改定されました。自殺の問題は社会において重要な課題であり，国全体での対策が求められています。

自殺に至るまでには，経済状況や身体疾患，人間関係など，平均して4つの要因が関与するとされ，それらの要因がうつ病やうつ状態を経由して自殺につながる傾向があります。このため，医療現場では自殺念慮のある人が受診するケースもあり，その対応は重要な課題となっています。ここでは精神科病棟においてうつ病の悪化によって拡大自殺未遂に至った当事者に対して心理士が中心となってクライシス・プランを作成し，支援者全体ですり合わせを行い，病棟内で活用することで，地域生活への復帰を支援したケースを紹介します。クライシス・プラン作成においては拡大自殺を試みた経緯を図示して振り返ることで，当事者だけでなく支援者や家族にも有用なプランとなりました。

1 事例概要（紹介）：メイさん（仮名），30歳代女性

① 生活歴

メイさんは2人姉妹の次女として生まれました。出生時の身体的な異常はなく，発達についても特別な問題を指摘されたことはありませんでした。地元の保育所，そして高校までは地元の公立学校で学びましたが，学校での問題はなく，友人関係も仲の良い仲間がいました。高校卒業後は県外の大学に進学し，大学生活もサークル活動や仲間との旅行などを楽しみながら，授業もそつなくこなし，4年で卒業しました。卒業後は銀行に就職しましたが，5年ほど働いていたときに当時付き合っていた男性と結婚しました。結婚から2年後に妊娠し，それまで働いていた会社を退職しました。夫も地元に戻って新たな職に就き，メイさんも一緒に夫の地元で生活することにしました。その後，無事に長女を出産し，2年後には長男を出産，その3年後に次女を出産しました。その頃には夫は単身赴任で週末だけ帰ってくる生活となり，1人での子育てが大変なときは実家から両親が手伝いに来

てくれることもありました。

② **家族歴**

家族は，父親（50歳代・公務員），母親（50歳代・専業主婦），姉（30歳代・会社員）です。姉も結婚して実家を出ているため，両親のみが実家で生活しています。家族の中に精神科通院歴のある人はいませんが，叔母がうつ病で精神科を受診していたことがあります。父親は真面目で優しく，家では寡黙で，子育ては母親がほとんどを担っていたそうです。メイさんは小さい頃から伸び伸びと生活してきたと話し，仲の良い友人が常にいたとのことです。姉とも仲が良く，一緒に出かけたりすることも多かったようです。大学も両親は「好きなところに行けば良い」と話し，自分の希望で他県の大学を選びました。就職や結婚も「応援しているよ」と両親はサポーティブな立場でした。

③ **入院から心理面接導入までの経緯**

メイさんの3歳になる長男は，次女が産まれてから間もなく，急に話さなくなり，“おかしいな”と思い，市の運営している育児相談に相談してみたところ，発達に関する検査をすることになりました。その結果，「自閉症スペクトラム障害（ASD）が疑われます」と言われ，児童相談所を紹介されました。そして，児童相談所での心理判定と医学診断を通じて「自閉症スペクトラム障害と知的障害があります」と伝えられ，確定診断を受けました。メイさんは強いショックを受けましたが，長男のことを理解しようと本を読んだり，インターネットで調べたりしているうちに，「ひょっとして，長女にも当てはまるかも……」と考えるようになり，長女についても市の育児相談に相談しました。そこでもやはり，児童相談所の心理判定と医学診断を勧められ，「自閉症スペクトラム障害ですね」と確定診断を受けました。

出産後の体調が万全ではない中で，2人の子どもが自閉症スペクトラム障害と診断され，将来を不安に感じるようになりました。インターネットの情報や動画サイトで“自閉症スペクトラム障害”と入れてヒットする動画を見るうち，日常生活を介助してもらいながら生活する人の動画を見ました（後々，重度心身障害者の人の動画であったことが判明）。その動画を見たことで，“この子たちはこんなふうに支援を受けながら生活することになるんだ”などと考えるようになり，“何で障害のない子どもを産めなかったのだろう”と自分を責めるようにもなりました。

メイさんは次第に入浴や外出も億劫になってきて，周囲がサポートしてくれても放っておいてほしいと考えるようになりました。日々，自分を責めたり，ネガティブな情報にふれたりすることで“社会に迷惑をかける存在になってしまう。これならもう死んでしまったほうが良いのではないか”と思うようになりました。一方で，家族は思い詰めた顔をするメイさんを見ては「心配ないよ」「一緒に頑張ろう」などと声をかけていましたが，メイさんにとってはかえって“楽観的すぎる”“どうしてそんなことが言えるのか”などと考えるようになっており，苛立ちすら感じていました。

そして，そんなある日，“この次女も障害をもっているに違いない”と産まれて数か月の次女をうつ伏せにして，“この子も死んで，私も一緒に死のう”と考えました。次女をうつ伏せに寝かせ，部屋を離れ，しばらくして部屋に戻ると，次女の呼吸が止まり，けいれんしていました。我に返ったメイさんはすぐに呼吸しやすい状態に戻したところ，呼吸が始まりました。なお，次女はその後，幸いにも何の身体的問題もないことが確認されました。

母親に「子どもと一緒に死のうと思った」と話し，子どもをうつ伏せに寝かせたことを伝えたところ，「病院に行こう」と言われ，精神科を受診することになりました。診察した医師はうつ病と診断し，このまま自宅に戻れば自殺する可能性があると考え，「まずは休養をとって，今後についてじっくり考えていきましょう」と伝えました。入院はしたくないと思っていたメイさんも，心身の限界を感じていたため，入院に同意しました。

④ 入院後の経過

メイさんは思い詰めた表情のまま，ほとんどの時間をベッドで横になっていました。自分自身の行為を後悔し，罪悪感でいっぱいな様子でした。「2人の子が診断を受けて，幸せな家庭から真っ暗な世界になってしまいました」と小声でぼそぼそと話しました。また，夜間は数時間おきに起きてしまい，睡眠も十分に取れない状態でした。看護師が声をかけると，「私あんなひどいことをして，生きてていいのでしょうか……」と憔悴した声で話しました。

主治医は多職種チームでサポートしていく必要があると考え，心理士には“心理面の安定と，同じことにならないための支援計画を考えてほしい”との要請がありました。また，精神保健福祉士には“児童相談所や保健所への報告と連携，退院に向けた環境調整”，作業療法士には“病状を見ながら，日常生活に戻れるようなリハビリテーションと不安定な状態になったときの対処法の獲得”といった要請がありました。さらにこうして，医師，看護師，心理士，精神保健福祉士，作業療法士の多職種チームが結成され，支援を行っていくことになりました。

入院初期は自責感が強く，自殺リスクが高いと判断し，看護師は観察を密にして状態を見守りました。医師は抗うつ薬を処方し，状態安定を図りました。心理士は子どもを巻き込んだ拡大自殺を図ろうとした親に生じる心理的なプロセスについての心理教育を図りながら，状態安定を目指していきました。うつ症状に対して認知行動療法も検討しましたが，薬物療法の効果が限定的である場合に取り入れることとしました。以下にクライシス・プラン作成に至るまでの心理士のかかわりを中心に紹介します。

2・クライシス・プラン作成までのかかわり

※：以下，「　」はメイさん，＜　＞は心理士の発言を示します。

1 面接第１回目：顔合わせ

心理士の担当者は，状態を見ながら週１回の頻度で面接をしていく方針を立てました。顔合わせのために病室に行くと，メイさんは生気のない表情でベッドに横になっていました。<はじめまして。このたび，担当させていただくことになりました。よろしくお願いします>「…よろしくお願いします」<少し今の状態を話していただくことはできますか？>「…はい」。言葉少なでしたが，以下のような状態であることを話してくれました。

・安定したときを100とすると，現在は「3」。

・日中は少し気分がもち直すが，夕方以降がゆううつ。

・2時間おきに起きてしまい，よく眠れない。

その他，少しだけ今回の経緯を話してくれました。<もし言いたくなければ無理にお話しなくても良いのですが，消えてしまいたいという気持ちは100でいうとどのくらいありますか？>「1日の中でも変わるんですけど……。強いときは80くらいになることがあります」<具体的に“こうしたら楽になれる”と考えることはありますか？>「家にいるときは毎日考えていました。首をつったら死ねるかな……とか。でも，今はそこまでは考えてないです。看護師さんも話を聞いてくれますし」<入院するまでは話ができず，抱え込んでいらっしゃった？>「はい……。誰もわかってはくれないと思っていました」<もし，消えてしまいたい気持ちが強くなったときには教えてくれますか？　私たちも確認したいと思っています」<わかりました>。心理士からは子どもを巻き込んだ拡大自殺を試みた後に生じる親の心情についての簡単な心理教育として，以下のように伝えました。

・視野狭窄状態で加害行為に及んでしまった場合，状態改善に伴って強い罪悪感が出てくるため，自分自身が生きていること，回復することへの抵抗感が生じる。しかしながら，家族のためにもメイさんが回復することが重要。

・考えたくなくても加害行為の記憶が出てきたり，一般的な子どもに関する情報が非常に苦痛に感じたり，そこから回避したくなったりすることが生じ得る。

これらの説明について，「そのとおりです」と話したため，こうした反応は通常起こり得ることとして，このことで過度に自分を責めないことが重要であることを改めて伝えました。なお，うつの程度や今回の件が心的外傷体験になっていることも考慮し，心的外傷の程度についても評価する必要があると考えました。それぞれの尺度では重度のレベルでした。

2 面接第２～３回目：今回の経緯の詳細

負担の度合いを確認しながら，詳しく聴いていきました。特にこれまでの情報からも精神的に苦しくてもそれを言語化せずに頑張ってしまう面があると考え，配慮が必要と考えました。メイさんは状況や考え，気持ちなどを明確に言語化できる強みがありました。メイさんとしては長男が確定診断を受ける時期には出産後で心身が疲れていたこと，夫が単身赴任で，家事全般を自分で回さなければならなかったことなどが語られ，余裕のない状態であったことなどが語られました。ただし，家族はサポーティブで，夫も両親も最大限，助けようとしたことは理解できており，「今だったらありがたく受け止められるのに……」とも話していました。困っていることとしては就寝しても2時間おきに起きてしまい，そのときに子どもの顔がふっと浮かんで，自分を責めてしまうことだと話しました。心理士からはそのつらさに寄り添いつつ，マインドフルネス呼吸法と筋弛緩法を一緒に練習し，取り入れてみることを勧めました。

入院当初よりも少し安定してきたことがわかりましたが，メイさんは「まだ良かったときの頭の働きではまったくない」と話すため，心理検査による評価を行いました。

入院から1か月が経過した頃では，うつの尺度と心的外傷体験の尺度は中等度のレベルに移行していましたが，まだ臨床的には問題のあるレベルでした。

3 面接第4～5回目

この頃には会話の速度も早くなり，表情の変化も見て取れるようになりました。入院までの経過をさらに聴取し，紙面にまとめていきました（図1）。

このようにターゲットとなる事象に至るまでのプロセスを整理することで，メイさんも自分がなぜあのような行動に至ったのかということが理解できたようでした。出産後の体調不良という状況の中で2人の子どもの発達障害の診断を受け，その後の周囲の反応や彼女自身の強い義務感や責任感により，ストレスが増大しました。その結果，うつ状態に陥り，子どもたちの将来に対して悲観的な感情が増していったことを心理士はメイさんに伝えました。そして，心理士はうつが改善すれば問題行動のリスクは低くなるものの，周囲に頼ることができなかったり，子育てで問題が生じたりしたときに対処するためのサポートを準備することが望ましいのではないかと伝え，クライシス・プランを提案しました。メイさんが「クライシス・プランって何ですか？」と尋ねたため，心理士はクライシス・プランを説明する冊子を用いて，＜風邪と同じように精神的な不調も早めに気づいて手を打つことができると立て直しも早くなるんですよ＞と伝え，良好な状態を維持し，問題が生じたときに素早く対応するためのツールであることを説明しました。メイさんは理解力も高いため，説明の意図を適切に理解し，「クライシス・プランがあれば，自身の状態を家族に伝えやすくなると思う」と話しました。

心理士は，うつ病による脳機能の低下が行動選択を制約し，メイさんが自己否定や絶望感を増大させ拡大自殺を選んだ可能性を説明しました。メイさんは「何で今はそんなことを考えないのに，あのときはそれしかなかったんだろうって思ったんですけど，うつって脳の機能が低下して，いつものように考えられなかったり，対処がうまくいかなくなったりするんですね」とうつ病の影響を理解し，普段の思考や対処が難しくなることを理解し

図1 入院までのプロセスの整理

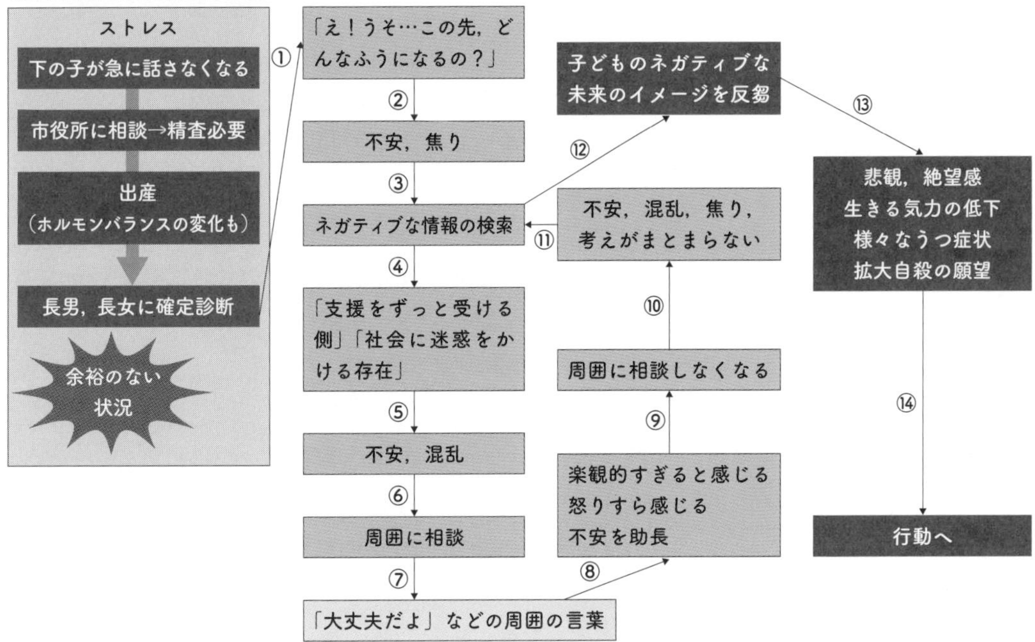

ました。さらに，心理士はメイさんの言動から責任感の強さを感じていたので，＜責任感の強さはメイさんの強みにもなれば，自分を追い詰めることにもなるので，マイナスに働かないように，そして働き始めたら早くより良い手を打てるような作戦を立てておくと良いかもしれませんね＞と伝え，クライシス・プラン作成につなげる布石を打ちました。

3 作成段階

1 面接第６～７回目：クライシス・プランの作成

この頃にはうつの尺度と心的外傷体験の尺度も臨床的に問題のないレベルまで低下していました。クライシス・プランについては第４～５回目の面接で今回の件に至るまでのプロセスを整理していたため，それをもとに考えていくことにしました。どの段階で何ができるかを話し合い，まず，安定した状態を持続するためにできることは「不安なことがあると，ずっとそのことを調べたりしちゃうので，規則正しい生活をぶらさないことが大事だと思います」「無理して自分だけでやろうとしていたので，無理しないことは心がけたいです」＜そうですよね，子育てのことも自分１人で頑張っていましたもんね＞「それが逆にどんどん自分を追い詰めた気がして」と話しました。

次に，注意状態と要注意状態の境目を一緒に考えました。「もう子どもの将来に希望がもてないイメージばかり出てきたら，まずいと思います」と話すため，“子どものネガティブな未来のイメージを反芻”のところを境目にしました。＜では，そのような状態になったらどうしますか？＞「そこまで行ったら，自分をコントロールできなくなると思うので，今回の入院のように休養を取らざるを得ない環境に移ったほうがいいと思います」＜入院するということ？＞「そうですね。まずは受診して，先生の判断で必要ということでしたら，入院したいと思います」。

続いて，要注意の段階までの対処はどうするかを確認すると，「予期せぬ出来事があったときに，冷静になるのが大事だと思うんですよね。マインドフルネス呼吸法と筋弛緩法は自分に合っていると思うので，それをやって気分を落ち着けてから考えたいです」と話しました。また，「不安になると，スマホでもっと悪い事態になることはないのかって調べちゃって，泥沼にはまる感じで……。それはやめたほうがいいなって思います」などと自分から具体的な対処をあげることができました。心理士からも，＜今後は両親や行政の人もかかわると思うので，不安や混乱をしてしまうようなときは相談してみるのはどうでしょうか。以前は“楽観的すぎる！”と思ったと思うのですが，今はメイさんも１人で抱え込まないようにしたいと思っていますし，関係者もこのプロセスを共有できるので，以前とは違った対応になると思います＞「そうですね。それも取り入れてみたいです」と話し合いました。

これらをメイさん自身がまとめ，クライシス・プランを手書きでつくってくれました。精神保健福祉士の調整により，今後は保健師と児童相談所スタッフが定期的にかかわることになりました。ケア会議が近々開催されるということで，その場を使って関係者からも意見をもらい，「We のプラン」に仕上げていくことにしました。

2 ケア会議

入院して２か月が経過し，ケア会議を行うことになりました。担当多職種チームと両親，夫，保健師，児童相談所スタッフが集まりました。自己紹介のあとで多職種チームから病状の説明を行い，メイさんからも入院してからの自分自身の変化や日々の取り組み，今後について考えていることなどを話してもらいました。

次に入院までのプロセスをまとめたシートを共有しました。両親や夫からは『こんなふうに考えていたんだね。わかってあげられなくてごめんね』といった発言が聞かれ，メイさんは「私のほうこそ，抱え込んで，何とかしようとしすぎてしまったのがいけないの。ごめんね」と話しました。保健師や児童相談所スタッフは『2 人のお子さんが確定診断を受けたことはとてもショックな出来事だったでしょうし，その後にどんどんと暗い未来を考えていたことは本当に苦しかったでしょう。よろしければ肩の荷をおろせるように，子育てのことなどお話を聞かせてください』と語りかけてくれました。

そして，クライシス・プランを見てもらいました。メイさんの作成したクライシス・プランはお子さんの似顔絵なども書かれ，とてもかわいらしく，それでいてメイさんの変化や行う対処がわかりやすく記載されていました。心理士は＜このプランをみんなで使っていけるように，周囲の支援者がそれぞれの段階で何をしていくかを整理したいのですが，よろしいでしょうか？＞と声をかけました。参加者からは，このプランはこのプランとして面談時に使っていくこととし，関係者の視点も含めたプランづくりをしていくことが提案されました。そこで，意見を取り入れながらつくったのが図２のクライシス・プランです。

両親や夫からメイさんについて客観的にどんなふうに見えたかを確認し，その後，メイさんの考えた対処をもとに家族や支援者は何ができるかを考えました。夫が『ネット検索ばかりしていて，なかなか眠らなかったのを覚えています』と話し，＜そんなときは“良くない情報ばかりに目が行きやすいときだから，やめておこう”って声をかけるのはどう？＞と伝えると，メイさんも「そう声をかけられたら“ヤバいとき”って思ってやめるね」と受け入れました。そのようにして，「We のプラン」を作成しました。

4 ‣ 活用段階

1 退院前

メイさんがクライシス・プランを作成した段階から毎日夕方にその日の担当看護師とクライシス・プランを使った状態チェックをしていました。ケア会議後に修正されたクライシス・プランについてはその日の担当看護師や多職種チームのメンバーとの面談の際に，支援者側から気になったことがあれば使用していくことにしました。退院の数日前に「退院してうまくやっていけるかな……」と不安になり，一時的に“1時間以上寝つけない”，“食欲がない”などの項目が当てはまり，「青と黄色の間かも」ということがありました。スタッフからも確かにそのような状態がみられたので，＜退院前に不安になることは自然なことですよ。でも大丈夫かなとも思いますよね＞と伝え，対処法を確認しました。メイさんは「眠れないときに呼吸法してみて，ダメなら頓服薬をもらいます」と言い，実践したところ，睡眠が改善したと教えてくれました。

いよいよ退院日も決まり，入院を振り返りました。最初の１か月が非常に長く感じ，つらかったけれど，その後は気分が徐々に良くなるのがわかり，今は良い状態のときの自分と同じくらいに思えるとのことでした。「最近は面会でも外泊でも子どもたちが元気いっぱいで，最初はモジモジしていたんですけど，帰る頃には寂しそうに，『まだ今日帰らな

図2 クライシス・プラン

メイさん　クライシス・プラン

【強み・長所】
明るい，思いやりがある，経験から学ぶ

【私の今後の目標（定期的に見直す）】
規則正しい生活を続ける

状態	自分で気づける状態	周囲が気づける状態	メイさんが行う対処	家族・支援者が行う対応
安定した状態	落ち着いている 物事を楽しめる 笑うことができる 子どもの良いところを見られる	明るく元気 穏やかで活発 周囲の人に気を配れる 子育てを楽しめる	規則正しい生活 無理をしない	規則正しい生活の確認と助言
注意状態	不安でじっとしていられない 1日中スマホでネット検索している 食欲がない（いつもの半分程度しか食べない） 現実に起きていないことを想像して不安になる しゃべらなくなる or 内容が暗い 1点を見つめてボーッとしている 子どもの力を信じられない 1人になりたがる 1時間以上寝つけない	不安や焦りが感じられる（ゆっくりお風呂に入れないなど） 食欲がない ネット検索ばかりしている 1人で抱え込んでいるように見える 子どもの将来を悲観する発言が出てくる 1人になりたがる ボーッとして1点を見ている	呼吸法 ネット検索をしない 頓服薬を使う 子どもと離れる 市の窓口に相談	対処法を確認し，やっていないものがあれば勧める ネット検索ばかりしているときには「良くない情報ばかりに目が行きやすいときだから，やめておこう」などと助言する ネット検索をやめられず，子どもの将来を悲観する状態になった場合⇒臨時受診（短期間の休息入院の検討） ※一見元気そうでも，内面的には深刻な状態の場合がある
要注意状態	不安で仕方ないため，子どものようにべたべた甘える 食欲がない（いつもの1/4以下） 周囲の意見に反発する 睡眠が4時間以下 常にイライラしている 息苦しくなり，横になる時間が増える 子どもが悪い子になると思い込む 死にたくなる	家族に寝るときなども近くにいてもらおうとする 睡眠が十分取れていないように見える 横になっていることが多い 子どもの将来を絶望的に考えている	頓服薬を使う 臨時受診（早めに） 入院して立て直す	家族 　1人にしないようにする 　頓服薬を勧める 　病院や保健師に連絡をする 　（病院スタッフや保健師と相談の上で）本人が気が進まなくても受診に連れて行く 保健師等 　病院と情報共有，受診の支援 病院 　臨時受診を促す，受診の支援 　（非同意でも）入院の検討

病状悪化時の希望	家族へ：入院が必要なときには子どもの世話を誰がどうするかを伝えてほしい	注意ストレスとストレス対処	注意ストレス 　長女の発育や長男・次男に何らかの問題が生じたとき（自分の責任と考えてしまうかもしれない） ストレス対処 　ネット検索ではなく，保健師や医療スタッフに相談したり，ネットではなくせめて書籍にする

くてもいいんじゃない？』と言ってくれるんです」と嬉しそうに話しました。「今は自閉症スペクトラム障害や知的障害があっても，私が元気な頃のように子どもをかわいく思えています」と話し，「それに自分が抱えなくても，子どもは育っていくんだなと入院していて思いました。子どもは両親のもとでこの数か月過ごしたわけですけど，元気で（笑）。だから任せてもいいんだなと思えました」。

2 退院後

今のところ，退院後も安定した状態を続けることができています。状態については関係者がクライシス・プランを使って確認していますが，不調になることなく，生活を持続できています。しばらくは両親が一緒に住んで，子育てを助けていましたが，徐々にメイさんと夫での生活に戻りました。それでも，何か気になることがあった場合，以前より両親に相談するようになりました。保健師や児童相談所のスタッフにも子育てのことを尋ね，メイさんなりに無理しすぎず，子育てに取り組めるようになりました。

5・まとめ

メイさんは複数のストレスがかかる状況で子どもの発達障害や知的障害の確定診断が伝えられたことによって不安や混乱が生じ，インターネットのネガティブな情報を集めることでより不安になっていき，周囲の支援も自分を理解してもらえないものと受け止めてからはますますインターネットの情報を集め，適切ではない情報をもとに子どもの将来を悲観し，社会に迷惑をかける存在と考え，拡大自殺という選択肢に至りました。自殺のリスクがあるケースにクライシス・プランを作成・活用していくことについてのポイントについて検討します。

1つ目に，今回はクライシス・プランの作成前に疾病教育を行い，どのようなプロセスで拡大自殺を選んだかを整理したことです。こうした事例においては自分自身への信頼が揺らぎ，回復とともに自責感が強まり，そのことが自殺リスクにつながる可能性があります。プロセスを整理することで，病気の影響を理解でき，そのプロセスを通じてクライシス・プラン作成にスムーズにつなげることができました。また，家族も入院時は「何でこんなことになったのか」と疑問や後悔，そして今後一緒に生活することの不安を抱えていました。しかしながら，“なぜこうなったのか”がわかることで，メイさんの苦しみを理解することができました。もちろん，クライシス・プランだけでもよいのですが，プロセスを整理したものを一緒に提示することで，より理解が深まりました。今回は拡大自殺でしたが，再発などもターゲットにできるので，プロセスを整理することで自己理解や病気の理解が深まり，クライシス・プランにつなげられるとともに，クライシス・プランの精度が高まると考えられます。

２つ目に，自殺については適切に評価をすることが重要です。日本精神科救急学会の「精神科救急医療ガイドライン」にもあるように，現在の自殺リスクの評価として，自殺念慮や具体的計画性，出現時期・持続性といった内容をしっかりと聴いていくことで，リスクアセスメントになるだけではなく，クライシス・プランを作成するうえでの材料となります。“死にたくなる考え”を支援者側が偏見をもたず，精神的に追い込まれた先に生じ得る考えであることを受け入れ，話題にすることは患者にとっても“そういう考えが浮かんだときに口にしてもいいんだ”と思えることにつながります。

３つ目に，「Ｉのプラン」から「Weのプラン」につなげていくことです。メイさんは自分の力でクライシス・プランを立てられるほど回復し，その重要性も理解できていました。もちろん，自助ツールとして使っていくうえでは有用ですが，支援者と一緒に使うものにするためには周囲から見える状態や対応についても話し合っておくことが重要です。メイさんと心理士からスタートし，担当多職種チーム内，そして家族や保健師，児童相談所と徐々に意見をすり合わせていきました。ケア会議の場を使い，家族や退院後にかかわる支援者からの意見をすり合わせることで，Weのプランになっていきました。退院後にかかわる支援者は変化していきます。その中でも有用に活用するためには作成段階から退院後にかかわるスタッフを含めた作成ができると効果的です。逆に地域の中で作成する場合はケア会議などの折をみて，共有できると良いでしょう。

編者コメント

諸外国では，自殺対策としてSafety Planという「Ｉのプラン」を用いた介入が行われていますが，「Weのプラン」としてCP-Jを作成し，活用した本事例は，自殺対策が喫緊の課題となっている保健・福祉・教育等の現場でのアプローチにも参考となります。本事例は，自殺というターゲット行動に至るプロセスをケースフォーミュレーションとして整理し，それを共有することが心理教育となり，患者さんが自らの課題を客観的にとらえることが可能となっています。さらに，事例の中で自殺のリスク評価をすることがクライシス・プランを作成する情報になるとされていますが，裏を返せばクライシス・プランを作成することが自殺のリスクアセスメントになるともいえます。さらに，クライシス・プランを活用して家族や退院後の支援関係機関と共有していく過程は，今後の自殺対策にクライシス・プランを普及していくためのモデルとなる事例です。

参考文献

- 一般社団法人日本精神科救急学会監修，杉山直也・藤田潔編集「精神科救急医療ガイドライン 2022年版」日本精神科救急学会，2022.

事例

15 子ども家庭福祉臨床における事例

児童自立支援施設における自立支援のためにクライシス・プランを用いたアプローチ

児童自立支援施設（以下，施設）は児童福祉施設の1つで，不良行為（非行）をなし，またはなすおそれのある児童及び家庭環境その他の環境上の理由により生活指導等を要する児童に対して，個々の状況に応じた必要な指導を行い，その自立を支援することなどを目的とした施設です。施設では，擬似家族的な寮生活の中で生活指導・学習指導・作業指導による生活体験を積み重ねる生活環境療法が行われます。また，児童の教育を受ける権利を保障するために施設の敷地内に公立学校の分教室・分校が併設され，入所児童には生活環境療法による福祉的支援とともに教育指導が行われます。

入所児童にみられる非行とは，暴力や窃盗，家出等の行動上の問題，触法行為などを意味します。近年，注意欠如・多動症（Attention-Deficit／Hyperactivity Disorder：ADHD）や自閉スペクトラム症（Autism Spectrum Disorder：ASD）といった発達障害の診断がされている入所児童も増加しています。

1 ▸ 事例概要（紹介）：サトシくん（仮名），小学校高学年

① 生活歴

出生時に身体的な異常はありませんでした。5歳児健診の際に癇癪もち，目が離せないなどの育てにくさから医療機関の受診を促され，ASDとADHDの診断がされました。保育所でもじっとしていられず，思いどおりにならないと友人をたたくことなどがありました。

小学3年生の頃，家族や教師，クラスメートに対する暴言暴力が頻発しました。学校では個別教室で対応していましたが，注意・指導の際にパニック状態になったり，突然怒り出したりするなど，教室の椅子やカーテンなどの物品を破壊する行動がみられました。家庭でも同様で，些細なことで暴言暴力が生じていました。

② 家族歴

家族構成は，父親（40歳代），母親（30歳代），母方祖母（60歳代），実兄（中学生），サトシくんの5人で公営住宅に暮らしていました。父親は会社員，母親は双極性障害を患い，家庭での療養生活を送っていました。これまで病状が回復しては受診中断を繰り返し，サトシくんを出産後は臥床傾向であった時期と周囲に対して易怒的になったり，自殺企図や無理心中を図ったりする時期などがありました。父親は母親の療養生活を見ていても，

家事や養育に非協力的な態度でした。サトシくんの家庭養育は祖母が担い，精神科病院への通院も付き添ってくれていました。実兄とサトシくんは折り合いが悪く，言い争いが絶えませんでした。

③ 施設入所前の状況

サトシくんは小学校高学年以降，学校でのクラスメートや教員に対する暴言暴力，家庭内での実兄とのいさかいに刃物を持ち出すようになりました。加えて，母親の病状悪化による自殺企図も生じ，学校から児童相談所に相談があり，サトシくんの一時保護が行われました。一時保護中，対人場面で暴言暴力が散見され，施設への措置が決定しました。

2・クライシス・プランの作成に導入するまでの経過

※：以下，「　」はサトシくん，＜　＞は担当の児童自立支援専門員（以下，専門員）の発言を示します。

X年y月，サトシくんが小学高学年時に入所しました。このとき，サトシくんにはメチルフェニデート36mg，アリピプラゾール6mg，炭酸リチウム50mg，頓服薬としてリスペリドン0.5mlの薬物療法が行われていました。

入所時，サトシくんは「暴力をしないように，自分をコントロールできるようになりたいです」と話し，これを当面の生活目標としました。入所直後から，施設生活に過剰に適応しようとする様子がみられ，休息を提案しても「みんなと一緒に行動できます」と応じませんでした。しかし，疲労は明らかで，間もなく自らの寮生活の行動に対して他の入所児童（以下，他児）から注意されたことで易怒的になり，殴りかかるところを専門員が身体的に制止しなければならない状況が生じ，専門員の言葉かけに対して「うるせぇ，お前がいると空気が腐るんだよ！」などの暴言も聞かれました。

1 問題行動を防ぐための動機づけと協働関係づくり

X年y＋2月，他児からの指示命令的な言葉かけに興奮して物を投げつける暴力がみられ，数日間個別で寮生活を送る日課（以下，個別日課）となりました。この暴力に対する面接で「あのときは，命令されてイライラが高まって暴力をしてしまった」と振り返ることができ，＜イライラと暴力が関係しているんだね＞と怒りの感情と暴力という行動が関係することを共有できるように伝えました。サトシくんは「そう。もう暴力をしないようになりたい」と語り，＜とても大切なことだね。一緒に考えていこうね＞と，暴力に対し協働して取り組んでいくことを目指しました。

そこで，2週間に一度，生活上のイライラ場面と適応行動の振り返り面接を開始しました。面接では「作業のときに，年長児から命令されてイライラした」という振り返りに，＜そうなんだ。イライラしても暴言とかしないで過ごせていたよね。何か工夫していたの？＞「すぐに先生に相談したから我慢できた」というように問題行動につながる引き金と対処方法の確認を続けました。

2 問題行動の対処に向けた協働作業

その後も些細なことで易怒的になる様子は続き，壁を蹴ったり，教科書を破いたり，個別日課による対応も行われました。また，行動化とともに行動停止も観察され，サトシくんは「カーッとなると止まらない」「気持ちが落ち込むと何も考えられなくなる」と振り返りました。そこで＜気分の変化をとらえられるように練習してみることはどうだろうか？＞と提案すると，「難しいかもしれないけど，やってみる」と理解を示しました。そこで，自分自身の気分の変化や度合いをとらえられるように，1日の気分の変化“イライラとどんよりの度合い”を振り返る練習を開始し，サトシくんも肯定的に取り組みました。

この気分チェックの取り組みについて，精神科病院での診察で主治医に報告する様子もみられ，服薬調整も適宜行われました。しかし，X年y＋6月に授業中に書字がうまくできていないことを他児から批判されたことで，その児童を殴り個別日課となりました。

3 問題行動に至るプロセス：アセスメント

サトシくんの問題行動に至るプロセスを，図1のようにアセスメントしました。問題行動の前には，生活上のストレスの蓄積と引き金（トリガー）が存在し，サトシくんのストレスに対する認識や対処方法が不十分である様子が推測されました。また，不快な感情のコントロールのために社会的に適切な方法によって対応できた成功体験の少なさや自信の

図1 問題行動に至るプロセスのアセスメント結果

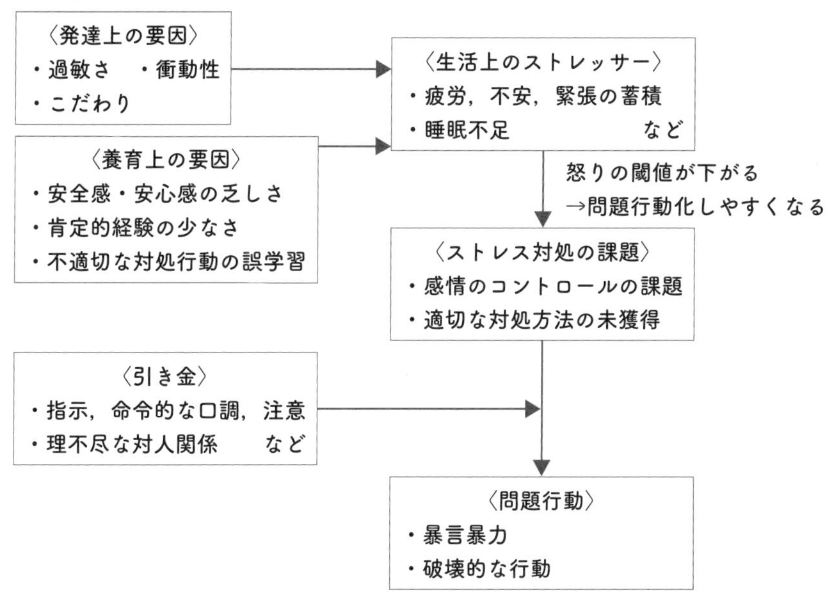

乏しさが存在するようでした。このことから，暴言暴力といった攻撃的行動による不適切な対処行動に至り，さらに周囲の大人から注意や指導を受け，社会環境から排除されてきたことでいっそう自分自身や他者に対する信頼感を得られずにきたと解釈しました。

3・クライシス・プランの作成過程

1 作成に向けた導入と説明のためのかかわり

サトシくんとの面接で，「気分をコントロールでき，暴言や暴力を起こさないで生活できるようになりたい」と目標を確認できました。そこで＜大切な目標だね。これまでの施設での生活を振り返ると，どうだったかな？＞と確認すると，「暴力をしないようにと思っていたけど，暴力が出てしまった。暴言も言ってしまった」と目標と現状のギャップを認識できていました。そこで＜難しさを感じているかもしれないけど，これからの生活ではどうなっていきたい？＞と問うと「やっぱり，暴言と暴力はしないようになりたい」と話したことから，サトシくんの問題行動に対する問題意識と動機づけは高く，持続していると判断しました。そのため，＜サトシくん１人でどうにかしたいと思って頑張っていたと思うけど，うまくいかないのは悔しいね。先生もその目標に協力させてほしい＞と提案し，サトシくんから同意が得られました。

2 主観的な情報と客観的な情報のやり取りと状態像の整理

サトシくんと担当専門員で合意できたことから，＜まずは暴言や暴力がない生活のために作戦を立てよう。これまでサトシくんが工夫してきたこと，考えてきたことを教えてほしい＞と提案し，サトシくんのこれまでの経験から，自分にとってのストレスは何か，どのような対処をしてきたのか，問題行動のきっかけ（トリガー）について教えてもらいました。そのうえで，＜スポーツ活動の場面では，どうだった？　先生からは，その場面でもストレスを感じていたように思っていたけど＞と担当専門員からみた様子も伝えるなどしました。こうしたサトシくんの考えや経験を大切にし，担当専門員からストレスマネジメント等の客観的な情報を提供しつつ，ストレスや引き金を整理しました。

そして，これまでの気分チェックの経験をもとに，サトシくんが自覚できる状態として“自分でわかる気分や行動”を話し合いました。まず＜自分が落ち着いて過ごせているとわかるときって，どんな気分や行動かな？＞と尋ね，サトシくんがとらえる自らの“安定している状態”について整理しました。次に＜今にも爆発してしまいそうなときの気分や行動は，どうか？＞とサトシくんが認識している自らの“危険な状態”を確認し，最後に＜普段の自分と危険な状態の中間で，ストレスがたまってきているときはどうだろう？＞と“注意サインの状態”の順番で尋ね，状態像を整理しました。

また，＜自分で気分や行動の変化に気づけることが一番だけど，自分以外の人にも気づいてもらえることも暴言や暴力をしないために必要かもしれない＞と伝えると，「今までの生活でも先生と一緒に考えたりして，知らないことを教えてもらえた」と話し，「だから，自分だけでは難しいから，暴力をしないように先生たちから教えてほしい」と返答しました。

そこで，サトシくんの変化を周囲の人が客観的にとらえられるように，“周りからみた表情や行動”についてサトシくんとともに施設の職員や分教室の教諭から協力を得てインタビューしました。

3 状態像に応じた対処・対応方法の整理

各状態像に応じたサトシくん自身の対処行動である“自分の対処行動”と，周囲の人にお願いする対応である“周りから協力してほしいこと”について話し合いました。特に“自分の対処行動”は＜これまでにどんな工夫ができていたか思い出してみよう＞と伝え，サトシくん自身が自ら対処できていたと感じていることに焦点をあてながら整理しました。

そして“周りから協力してほしいこと”について，「調子が悪くなる前に集団から外れるように促してほしい」という提案がありましたが，＜暴力等に至らないために大切なことだね。ただ，他児への対応もあってすぐに協力できないこともある＞とすべての要望に応じられないことも伝えました。すると，サトシくんから「それじゃ，自分から先生に相談できるようにしたい」と述べたことから，＜すごい。それでは相談できるように気持ちを落ち着けられる方法を考えてみてはどうか？＞と提案すると，「やってみたい」と理解を示し，呼吸法や漸進的筋弛緩法などのリラクゼーションに取り組むようになりました。

また，＜考えたくないことだろうけど，暴力しそうになったり，暴力が生じたりしたときはどうしようか？＞と尋ねると，「その場から離れるよう，他の部屋に連れていってほしい」＜その場所や他児から距離を取るためには，身体を押さえてしまうかもしれないけど，そうした方法でもいいかな＞「身体に触れられるのは嫌だから，できれば声かけや言葉にしてほしい」＜そうなんだね。できる限り，その希望に応えたいと思うけど，興奮しているとなかなか声かけで制止することは難しい。身体に触れて制止しなければならないことも出てくると思う＞「今までもそうだった。そのときは先生たちの判断でお願いします」とそれぞれの考えや経験を出し合い，危機時の対応を整理しました。

4 クライシス・プランの活用に向けた取り組み

サトシくんは，作成したクライシス・プランに“僕が成長するためのプラン”と名づけました。一方で「作成できたけど，どんなふうに使うのかわからない」と不安を話してくれました。そこで＜自分の目標を達成するために，どんなふうに普段から使えるかな？＞と考えを促すと，「気分チェックみたいに，毎日これを使って確認できると良いかも」と

表1 サトシくんと作成したクライシス・プラン

プランの名前：僕が成長するためのプラン

将来の目標	気分をコントロールできて，暴言・暴力を起こさないで生活できるようになりたい。

【不安定になりやすい出来事】

①眠気や疲れがあるとき　②家族と会ったとき（面会，外出など）　③周りから注意や批判されたとき　④自分をわかってもらいたい気持ちがあるとき　⑤音楽や図工などの自由な考えが必要になるとき

【気分の変化からトラブルにつながるときの特徴】

穏やかなときでも，不安定になりやすい出来事があると，急にイライラが強くなって暴言・暴力が生じやすくなる。
1日を通じて気分が上がったり，下がったりしやすい。

	生活や行動の様子		自分の対処行動	周りがすること・協力すること
	自分でわかる気分や行動	周りから見た表情や行動		
安定している状態	仲良く遊べる　楽しく会話ができる 嫌なことを言われても流すことができる 穏やかに話すことができる 相手に物事をゆずることができる 気分をコントロールできる	笑顔がみられる 元気よく挨拶や返事ができる 上級生に対して「～ですよね」と言う余裕がある 先生の注意や指示を聞くことができる	【安定している状態を続けるために】 居室で漫画を読んで，気分転換をする 夜に睡眠時間を8時間以上取る 好きな音楽を聴いて気分転換をする 先生や周りの人と雑談をする	【安定している状態を続けるために】 先生から気分を保つように注意する声をかける 僕がイライラしそうな出来事がある場合には「気をつけて」と伝える 気分転換できるように，雑談に付き合う 頑張りを認める，ほめる
注意サインの状態	こだわりが出てしまう テンションが上下している 相手を注意したくなる，仕返しをしたくなる 言葉遣いが荒くなる いなくなりたい気持ちが出てくる	テンションが上がり過ぎている 手いじり，手の皮をむくようになる 表情が乏しくなり，口調が悪くなる 座っていられない（落ち着きがなくなる） 目やお腹などの不調を言う	【安定している状態に戻るために】 居室で早めに寝る　押入れにこもる 音楽を聴いて，色んな考えをシャットアウト 先生に相談する　深呼吸 頓服薬を使う	【安定している状態に戻るために】 みんなと距離を取るように促す 気分転換するようにアドバイスする 頓服薬を使うように促す
危険な状態	身体の感覚が敏感になる 極端な考えになる 気分や調子がわからなくなる 死にたい気持ちが強くなる	表情が険しくなる（目が鋭くなる） 居室の中で，そわそわして落ち着かない，歩き回っている 声をかけても反応が返ってこない 相手に対して文句・暴言が出る	【問題行動に至らないために】 自由時間は居室で横になる 頓服薬を使う 調子が悪いときには，無理をせず「調子が悪い」と言う	【問題行動に至らないために】 先生の指示が入らないときには，自分の居室に連れて行き，距離をとる 作業などから外れることを認める 頓服薬を使うように強く促す 暴力や物を壊すことがないように，近くで見守る

表2 クライシス・プランをもとにしたセルフモニタリングシート

分類	モニタリング項目	◆／◇	◆／□	◆／☆	◆／★	／	／	／	つけ方
私らしさ（長所）	□元気に挨拶できた	○	○	×	△				○ △ ×
	□他の人にやさしくできた	○	○	×	○				
	□嫌なことを流せた	△	○	×	△				
	□楽しく過ごすことができた	△	○	△	△				
できていること	□日課どおりの寮生活	○	○	△	△				○ △ ×
	□授業に取り組むことができた	○	○	○	○				
	□ご飯・睡眠・気分転換	△	○	×	△				
ストレスの有無	□疲れ／寝不足	**疲れ** 寝不足	疲れ 寝不足	疲れ **寝不足**	疲れ 寝不足	疲れ 寝不足	疲れ 寝不足	疲れ 寝不足	当てはまるものに○
	□勉強のストレス	2	1	4	2				0（なし） ｜ 5（強い）
	□嫌なことを言われた	3	0	5	3				
	□自分の頑張りを認めてもらえない感じ	3	0	3	2				
注意サイン	□テンションが高い	0	1	2	2				0（なし） ｜ 5（強い）
	□イライラ，ムカつく	3	0	5	4				
	□こだわりが出る	0	0	4	3				
	□いなくなりたい気持ち	2	0	3	3				
行動化	□暴言，暴力	0	0	2	0				回数
	□固まる	1	0	1	0				
不安定になりやすい出来事の有無		ある	なし	ある	ある				ある・なし
対処行動できた？		×	○	×	○				○×
総合評価（今日の僕ってどうかな？）		△	○	×	○				○△×

いうサトシくんの主体的な考えから，クライシス・プランの項目をもとにセルフモニタリングを行うことを担当専門員から提案しました。「気分チェックと同じだ」と抵抗なく受け入れ，日常的にセルフモニタリングシートの記載も行えました。

また，作成したクライシス・プラン（表1）とセルフモニタリングシート（表2）は，担当専門員が施設内の会議で全職員に説明し，共有しました。クライシス・プランの作成時に，複数の職員にインタビューしたこともあり，職員から関心が得られ，協力的な反応でした。これにより，サトシくんのクライシス・プランを施設内で共有でき，自立支援のために用いていくことに施設内で合意が得られました。また，分教室の教諭にもサトシくんからクライシス・プランについて説明する機会を設け，学校生活上でも協力してもらうことをお願いしました。こうした周囲の職員とクライシス・プランを共有し，サトシくんの支援に関連する職員ともセルフモニタリングシートとクライシス・プランを用いて振り返ることができる環境を整備しました。

4・クライシス・プランの活用過程

1 児童と施設職員との協働による日常的な活用と危機的状況における活用

サトシくんは，夜間の自由時間にセルフモニタリングシートをチェックしました。そして，その内容をもとに1週間ごとに担当専門員と短時間の振り返り面接を実施しました。面接では，「今日，年長児から嫌なことを言われた」などと話した際に＜それで“4”なんだね。きちんと評価できているね。今の状態は対処が必要だろうか？　クライシス・プランをもとに，今とそのときの状態を確認してみよう＞と伝え，サトシくんの対処と周りの専門員の対応を一緒に確認することを繰り返しました。

サトシくんが生活上でイライラをみせることはあるものの，クライシス・プランを施設内で共有できていたことで職員がその変化に気づき，『イライラしているようにみえるけど，大丈夫？』といった声かけが可能になり，「頓服の薬を使ってみる」とサトシくんも対処行動に理解を示し，問題行動に至る前に対処できた経験を積み重ねました。

また，他児と口論となった際，サトシくんが自己対処できないままエスカレートし，職員がサトシくんを身体的に制止し，他の部屋でクールダウンを促すというクライシス・プランに基づいて対応することがありました。興奮時はその対応に理解を示せませんでしたが，冷静になった後は職員の対応について「身体に触られるのは嫌だったけど，事前にそうして対応してほしいとお願いしていたし，暴力にならなくてよかった」と話しました。

X＋1年y－2月以降も，施設生活上で精神的に不安定になることはありましたが，「深呼吸をして切り替えることができた」とサトシくんの自発的な相談行動が増えていきました。さらに，「音楽や図工の時間は不調になりやすいから注意する」「良い状態を続けられるように休憩を取りながら過ごす」と予防的に行動する様子もみられました。

2 家族心理教育のツールとしての活用

施設入所中，家族交流として定期的な面会や外出活動，一時帰省を行っていました。クライシス・プラン作成後の親子面会時に，担当専門員による家族面接を実施し，両親がサトシくんの特徴について理解を深められるよう，家族心理教育のツールとしてクライシス・プランを用いました。両親は『これまで突然に怒り出し，理由もわからなかった。でも，これ（プランを指して）でサトシの表情や行動からそのときの調子がわかると思う』と話し，両親がサトシくんに接する際の不安感が軽減したような発言もありました。実際に外出活動や一時帰省では，両親がサトシくんと一緒にクライシス・プランによってその日の調子を確認するために活用しました。

3 関係機関と情報共有，ケア会議における活用

施設入所後，児童相談所の児童福祉司とは施設生活における情報共有とともに，定期的に支援経過をモニタリングするための面接機会を設けていました。この機会に，サトシくん自ら問題行動に至る引き金（トリガー）と背景についてクライシス・プランをもとに説明しました。その後の面接では，サトシくんと児童福祉司との間でクライシス・プランを用いて施設生活の状況を振り返るために活用しました。

また，X年度を区切りに児童養護施設へ措置変更されるために開催されたケア会議の資料として，クライシス・プランを活用しました。会議でサトシくんの問題行動に至る状況を共有するとともに，日常的に活用するための方法としてセルフモニタリングシートも説明しました。ケア会議に参加した関係者の中にはサトシくんと初めてかかわるスタッフも含まれていましたが，その行動特性について理解が得られやすかったように思います。

措置変更後も継続してクライシス・プランを活用するため，セルフモタリングシートに取り組んでいくこととなりました。さらに，サトシくんの自らの行動特性に関する理解がより深まるように，外来通院や心理カウンセリングの際にも活用していくこととなり，クライシス・プランをもとに関係機関の役割調整が行われました。

5・まとめ

事例のまとめとして，児童の問題行動に対する支援に児童本人と協働してクライシス・プランを用いることができたポイントについて考えます。

1つ目は，事例性です。サトシくんの強みとして，自らの感情を言語化できたことです。この背景には，幼少期から早期に精神科病院で治療を受けており，マルトリートメント（不適切な養育）がうかがえる家庭環境においても祖母から情緒的なかかわりが得られていま

した。そのため，自らに生じている種々の感情を分けてとらえ，表現できる状況にあったと考えられます。加えて，「暴力をしないよう自分をコントロールできるようになりたい」という問題意識をもち，そのために支援を受けることに肯定的であったことです。このことが，サトシくんと担当専門員とで問題行動に対するアプローチの基盤となり，クライシス・プランの作成に導入できたといえます。

一方で，こうした支援に拒否的な態度を示す児童が存在することも事実です。こうした児童の場合，まずは拒否的な態度を示す背景の理解を十分に行い，クライシス・プランがそうした望まない支援を受けずに済むことにつながる方法・ツールであることを伝えてみることが，導入できるきっかけになるかもしれません。また，児童が自己実現のための社会適応的な行動を肯定的に評価するかかわりを基盤にしながら，将来に目標や希望をもてるようになった際に，それを目指すために良い状態を継続できるための方法・ツールとしてクライシス・プランがあることを共有してみることも導入の入り口にすることができると考えます。

2つ目は，環境面です。入所後に問題行動が生じたことで，サトシくんと担当専門員の間で暴言暴力の体験を共有できたことです。これにより，問題（事実）としてサトシくんと振り返り，その背景を分析でき，クライシス・プランを作成するうえでの引き金（トリガー）やストレッサー，状態像を整理する際の共通の情報として活用することができました。

また，施設環境がクライシス・プランという新たな方法・ツールに理解を示す土壌にあったこともポイントとしてあげられます。施設の風土や従事する職員の多忙さから抵抗があった職員も存在していたと推測されます。そうしたなかで，施設職員や組織の中にクライシス・プランの理解が広がったのは，何よりもサトシくんが主体となって担当専門員とともに職員にインタビューなどをしながらクライシス・プランを作成できたことが大きな要因であると考えられます。つまり，新たに組織や所属する職員にクライシス・プランを広げていくためには本人の主体性とニーズ（必要性）をもとに本人と一緒に進めていくことが重要になるといえるでしょう。これにより，施設内でクライシス・プランを共有でき，活用するために職員間で協力体制ができたことは，日常的にクライシス・プランを活用するための重要なポイントでもあったと考えられます。

3つ目は，クライシス・プランの実践です。まず，クライシス・プランを作成する際に，サトシくんの主観的な経験や考えを尊重し，サトシくんの目標をプランに取り入れたことがあげられます。これまでサトシくんの問題行動に対しては一方的に注意や指導されることが多かったと考えられます。一方，サトシくんの目標や希望，問題行動に対する思いや，その裏で体験していた事柄を他者に話す機会は少なかったことが推測できます。そうした自らの意見や希望が，クライシス・プランに盛り込まれた過程はサトシくんにとって他者から尊重される機会でもあったと考えられます。

加えて，クライシス・プランをセルフモニタリングシートとともに活用することができたことです。施設生活上で，日常的にクライシス・プランをセルフモニタリングシートによって活用でき，これがサトシくん自身の意見や希望が反映された計画に基づいて，日々のストレスに対処できた経験は，自らの目標に向けた肯定的な体験を積み重ねることになりました。さらに，専門員とともに確認できたことで協働的な関係が維持，強化されたと推察されます。そのために，危機状況時の対応が必要となった際でも，専門員の対応に対してサトシくんは理解を示したと考えられます。

サトシくんの事例をもとに子ども家庭福祉領域にクライシス・プランを応用するための課題として，児童の自立支援には児童個人に関連する側面だけでなく，児童を取り巻く環境の側面の影響が大きく関係するということです。この事例では，クライシス・プランを家族心理教育での活用や，措置変更後の関係機関の支援者への説明やその後の支援に引継ぎました。しかし，生活環境が変わったり，サトシくんが成長したりするうえでクライシス・プランの修正も必要になるため，家族や施設職員との協働は不可欠です。また，支援者がクライシス・プランを日常的に活用することの重要性について理解していなければ，危機的な状況の対応に活用することは難しくなります。そのため，アフターフォローとしてクライシス・プランの活用や修正に関するコンサルテーションなど，その環境となる家族や関係者の理解と協働が得られるような働きかけも必要になるといえます。

編者コメント

近年の児童自立支援施設に入所している児童の特徴として，発達特性や逆境体験を抱える児童が多い状況があります。そうした児童が見せる様々な主訴となる問題行動の背景には，様々な要因が複合的に絡み合い，そうした要因の作用関係から生じていることを整理でき，そうした作用関係に必要な対処・対応を児童とともに取り組めることが求められています。本事例では，いわゆるケースフォーミュレーションによって問題行動が生じるまでのプロセスを明確にしたことが非常に素晴らしく，ケースフォーミュレーションに基づいて本人と目標を立て，その目標を達成するための手段としてクライシス・プランを導入し，活用していることが描かれています。この事例は問題行動を行う児童・思春期にかかわる多くの支援者がCP-Jを用いていくうえで非常に有益な示唆を与えてくれる事例です。

参考文献

- 狩野俊介・佐々木暢・佐々木美穂「児童自立支援施設に入所した発達障害児におけるクライシス・プランとセルフモニタリング・シートを作成して支援した一事例」『子どもの虐待とネグレクト』19（2），pp.246-256，2017.

事例

16 矯正施設臨床における事例

少年施設の事例から

少年院は,「家庭裁判所から保護処分として送致された少年に対し,その健全な育成を図ることを目的として,矯正教育や社会復帰支援を行う」施設です。

少年の年齢や心身の状況により,第1種,第2種及び第3種の3つの種類に分けて設置されており,どの種類の少年院に送致するかは,家庭裁判所において決定されます。なお,第3種を除き,男女は別の施設を設けています。そのほか,刑の執行を受ける者を収容する第4種の少年院もあります。また,2022(令和4)年4月1日,少年法等の一部を改正する法律が施行され,特定少年(18歳及び19歳)のうち2年間の保護観察に付された者に,保護観察中の重大な遵守事項違反があった場合には,少年院に収容することができる制度の運用が新たに開始されました。これを受けて,遵守事項違反のあった特定少年を一定期間収容し,その特性に応じた処遇を行う少年院として,第5種少年院が新たに設けられました。

各少年院には,矯正教育の重点的な内容と標準的な教育期間を定めた矯正教育課程が設けられています。

少年たちの円滑な社会復帰を図るため,入院後の早い時期から保護観察所との連携や,最近では,地域生活定着支援センターをはじめとした様々な地域の機関との連携を図りながら,帰住先や就労・就学先を確保するなど社会復帰支援に力を入れています。また,必要な福祉サービスにつなげるために,社会福祉士や精神保健福祉士の配置が進んでいます。

少年たちは,設定された個々の矯正教育計画に沿って生活していきます。教育計画においては,生活習慣の習得だけではなく,友人関係,家族関係の課題に対応したプログラムを受けることや,性非行が課題となっていれば,性非行に関するプログラムを受けることなどが含まれます。

しかし,期間中様々なプログラムを受けることだけに追われてしまうと,少年たちが今後の生活に向けて「本当に話してみたいこと」を考える時間が少なくなってしまうこともあるかもしれません。また,いくつかのプログラムを受けて「気づいたこと」を整理する作業も大切になるかもしれません。

そこで,出院後の生活及び必要なフォローについて本人とともにイメージし,準備をする時間をつくりたいと考えました。本人の過去の非行·犯罪を振り返ることにとどまらず,社会内の生活を意識した課題を一緒に探っていくこと,出院に向けた「成果物」が得られるような取り組みとして,クライシス・プラン作成を導入した事例を,一部紹介していきます。

1・事例概要（紹介）：タマさん（仮名），20歳代男性

入院時は10歳代で，境界知能・自閉スペクトラム症（ASD）傾向ありということでしたが，しっかりと診断をされたことはないようでした。不同意性交等罪にて少年院に入院となりましたが，過去にも同様の事案による入院経験がありました。

家族構成は，妻（20歳代），子（長女・次女），母親（50歳代），母方祖父（70歳代），母方祖母（70歳代），実兄（20歳代），実姉（20歳代），実姉（20歳代）。母親は未婚で子らを出産しており，祖父母のサポートも受けながら生活していたようです。今回の非行に関しては実兄が共犯になっていました。小学校の途中から学校にはあまり行っておらず，兄や兄の友人らと過ごす時間が多かったと話していました。実姉の1人はひきこもりがちな生活を送っていたということでした。

前回入院後，仕事に就くも飲酒により朝起きることができないなどということもあり長続きしなかったようです。繁華街で友人と酒を飲み，意識がないことも多かったといいます。その勢いでけんかをするようなことや，ナンパをすることも当たり前になっていたそうです。友人に流されるまま「ノリ」で遊ぶことが多く，生活が乱れるようになっていたようでした。以前にも同様の事案による入院経験があり，当時の生活状況も望ましくないこともあり，長期入院が決定しました。

しかし，入院期間が半分を過ぎてから取り組みが惰性的になっていき，本件の非行に関する振り返りもできず，また集団生活にもなじまないということが課題となっていました。

2・クライシス・プランの作成過程

タマさんは，入院が長期にわたることから，前向きな気持ちややる気が低下している状況ではあるものの，施設職員のいくつかの指導については，少しずつ取り組み始めたという段階でした。そのタイミングで，施設のスーパーヴァイザーに教育活動の合間に面接をしてほしいという連絡がきました。

タマさんはまさに，どこか「なかだるみ」のようになっている印象で，これからの目標がうまくイメージできず，なげやりになっている様子もありました。そこで，まずは本人が話したい話を聴くようにしました。

※：以下，「　」はタマさん，＜　＞は面接者の発言を示します。

＜ここにきてからの生活とかどう？　ちょっと聞かせてくれる？＞「いやー何度も同じ行事に参加してますよ，長くいると。ほんと長い，飽きた」＜そうか，たしかに飽きちゃうことあるかもね，ご飯とかも飽きちゃうんじゃない？＞「あー，そうっすね。あ，でも，

酒のつまみっぽいおかずが出たりすると，酒飲みたいなとか思う」＜そうか，やっぱ，食べ物とかでもそわそわするんだ＞「しちゃいますね」＜やっぱりお酒は……っていうのは気になるんだ＞「はい。やっぱ，問題ってそこだと思うし……」＜そうか，お酒は問題だと思うのね。そのさぁ，そわそわみたいな話を今日はちょっとしたいと思うんだけど，いくつか教えてくれる？＞といった，何気ない本人の話したいことをきっかけに，本人は，意欲がない自分も感じていながらも，何とかしなくてはという思いもあることなど，そこにも「そわそわ」しており焦りもあるといったことを話し出しました。関係の良い職員から勧められたこともあり，面接者と「会ってみようかな」と思ったこともあったようですが，「このままじゃまずいかな」ということは話してくれました（第１回目）。

1 「少しの動機づけ」とアセスメントから

１回目で，面接への動機づけの種が少し見えてきたこともあり，その時点で，＜確認させてね。ここには何で来てるんだっけ？＞「友達なんかと，酒飲んでて，性加害しちゃって」＜そうか，お酒も気になることだけど，性加害をしたっていうことも気になることなのかな＞と，問題行為は性非行であることを確認し，そのことについて「まだ」考えられていないことについて話をしていきました。本人がお酒の問題としかとらえられていないことや，その反面，お酒をやめる動機づけにも至っていないことなどを共有しました。なお，本人は性非行のプログラム（ワークブック）では，「自身のとは違うな」と考えて，自身のことを考える機会にはならなかったと話していました。

そこで，＜突然問題が起こるわけではない＞といった段階があることを説明し（図１），また，＜これだけで起こるわけではない＞ということも話しました。お酒はその１つでは

図1 プロセスを理解する

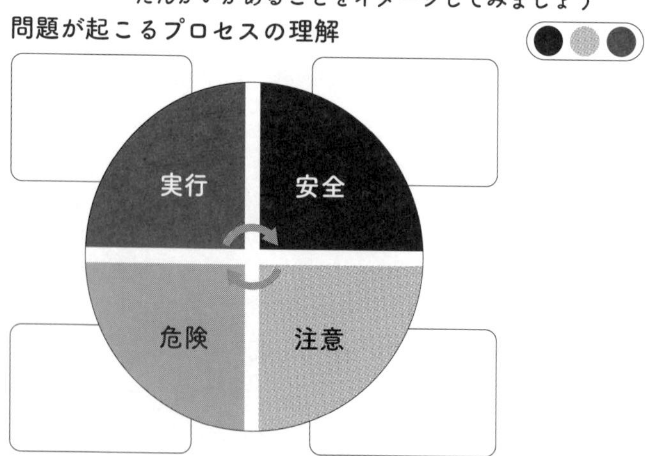
突然問題が起こるわけではない！
だんかいがあることをイメージしてみましょう
問題が起こるプロセスの理解
実行
安全
危険
注意

あるけれど，そのほかにもいくつかのピースがあることを伝えました。すると，バラバラながらも自分自身の考えや思い，「こんな生活していた」，本当は「こうしたかった」といったことなどを話し始めました。

まずは“話したいことを話してみる”時間をつくり，思いつくままでも，自身の当時を振り返ってみました。すると，「あ，俺，すっごいまあいいやって思うのやばいかも，です」と，鍵になるようなパーツが出だしてきました。

通常の職員指導とは別である面接や，ゆっくり自分だけの話をする時間は，“なかだるみ”になっている日々の中では少し異質であったようで，本人の希望もあり定期的に面接することになりました。

2 問題（行動）が起こるプロセスを一緒に理解していく（面接第２回目）

あらためて，問題行動のプロセスを理解していこうと投げかけました。何がわずらわしくなり，どのようなことが雑になっていくのか，周りとのかかわりがどのような状態だと穏やかでいられるのか，どのようにかかわられるのが苦手になっていたのかを“私”の目線で話す大切さを，＜面接者だったらこうかも，ああかも＞といったたとえをいくつかあげながら進めました。「あ，そういえば」「そう言われてみれば」といった発言が増え，見過ごしがちになる，あるいは忘れがちになる自身のサインについて気づくことを目標としました。そして，そこででき得る対処を模索しました。

タマさん自身の起こした事件そのものを話すようになり，自身の子どもについて話すようになると，今後のことを考えたいという意欲が出てきたのか，自身のノートに色々書き出してきました。そこで，＜何か，次までの“宿題”をつくったら，やってみる？＞「はい」という言葉を機に，今の生活において自身のサインに気づく練習を進めていくことにしました。“自分の目の前・自分の中で起きていることをキャッチする”ことが苦手なようであり，セルフモニタリングの宿題を作成し，スタートしました。

3 ヒントになる情報を一緒に収集していく（宿題のやりとり＋面接第３～４回目）

自分の考え方の特徴や，行動の習慣などを確認していきました。また，苦手な感情とともに，そうなりやすい“弱い”場面についても調子の悪いときの自分をイメージしながら情報収集をしていきました。宿題を積みかさねていったことで，この点への気づきが明らかに変化しました。「あ，わかんないっす」という発言は減り，「あ，こうかもしれない。ああかもしれない」という発言が増えていきました。

特に，生活状況や友人関係は自身でも「望ましい」とは言えなかったようであり，その関係性のなかでよく考えていたことなどを教えてくれるようになり，面接が進む中で，当時は“悪い状態”は一気に訪れるというイメージしかなかったというような内容が語られました。それは同時に，“安定しているとき”の意識やイメージをもったことがなく，また抱くことが難しいことともとらえられました。“新しい情報”として，“今”の状況を確認してもらい，“そんなに悪くない＝安定しているとき”というイメージで受け入れられるならば，それがどういう“私”なのかを探っていきました。“こんなことができている”“こんな風に考えることができている”“こんな風に考えても，こんな風に考え直すことができている”“周りがこんな風にかかわっている（ととらえられている）”という点について言葉にしてもらいました。

何より，“宿題をする自分”に手ごたえを感じること（評価），気づきの積み重ねで自身の取った対応にほっとできること（納得）が変化の1つであり，課題などに取り組む意欲が上がっていきました。また，“どうありたいか”“何を大事にしたいか”“何を手放さないようにしたいか”を想像していくことも（具体的，長期的なイメージでも），とにかく“今は何で助かってるか？”などの“できていること”を確認できるようになってきました。出院後の生活でやってみたいことを語ることも増え，さらに現実的になっていきました。

その中でも，うまく整えられないこともあり，そのときに対処の実践や対処のイメージを続けてもらいました。家族の面会や，手紙のやりとりなどに心が揺れることも多く，“他の考え方を探そう”“もやもやが，少しやわらぐ案をたくさん出そう”という問題解決の練習も実践しました。作戦プリントを作成し（図2），職員とも取り組んでもらえるようにしました。“ありたい自分を具体的にイメージしてみよう”といったテーマのプリントを作成し（図3），面接内で職員とともに皆で取り組むという回もありました。クライシス・プランに書き込む内容の下準備だったと思っています。

4 クライシス・プランの作成（面接第5～6回目）

出院時期を考え，また入院中にこういうところまで達成していきたい，まだ不十分な達成度を自分自身が言葉で示すようになり，自分自身の注意点を「こういうことあると，やばいですよね」と言ったり，課題や目標を話すようになったことを経て，出院後のお守りのようなものを作成しようと提案しました。

＜色々話ができて，せっかくなので整理してみない？＞「はい，そうしたいです」（話し方も丁寧に，かつ自然になっていく）。

＜例えば，こういう状態だと安心。今は安心な状態かな？＞「はい。でも不安はありますけど，先生たちもいるし，気にかけてくれるんで」＜そうそう，そうなのかもね。まったく何にもないことはなくてさ。不安なんかもあるけど，それを抱えながらも生活できているという自分がいるんだよね＞「はい。でも，先生たちがいるから，ですよね」＜そう思うのね……＞「それがなくなると，不安もあるけど」＜そうだよね。だからこそ，今まで考えられたことを一緒に整理して，自分でできること，誰かとすることを考えておけるといいなと思うんだよね＞「そうしたいです。最近，色々書くのも好きになったっていうか……。何か自信になったっていうか」。

図2 宿題プリント①

これまでいっしょに考えたことの整理！

①「そのとき」の生活のじょうきょう
ともだちとの関係
特に，一緒にいるとき・いないときにどんなことを思ったり，考えることが多かった？

仕事にいくときのじょうきょう
やすみがちになっていなかったか？
ついつい○○になっていなかったか？（飲んで遅刻したり，休んだり…）
②お酒以外のかだいで，自分の今後の目標を考えてみる

①ができてくると，少しずつみえてくるかもしれません。

図3 宿題プリント②

「ありたい」自分をイメージしよう

な自分でありたい

「こんな自分でありたい」がゆらぎそうなのは

なとき

このようなやり取りの後，当時，地域の事業者につながる可能性が多少あったため，その事業者や家族，我々を含めた支援者を盛り込む形で，クライシス・プランの作成を開始しました（表1）。

プラン作成においては，以下のようなことを話しました。話し合いながら，本人が希望する形で記載も少し変えていきました。

【盛り込みたい対処のための今の練習について】

① 自分で○○を「言い聞かせる」→その変化（ポジティブな変化）を記録する・報告する（職員に）。
② マインドフルネスをする練習（今の状態を嘘をつくことなく気づく練習）。
③ セルフモニタリング（シート）を1日1個ずつでもOKなので続ける。
④ 自分でつくった「言い聞かせ」のセリフは良い感じで使えるイメージをすること。

【作成した後に本人が話してくれたこと】

表1 タマさんのクライシス・プラン

タマさんの「維持して立て直す」のための生活プラン

強み・長所【やさしい，意外とおもしろい】

	自分で気づくこと	自分ですること	周りが気づくこと	周りが行えること	自分自身の言い聞かせ
安定した生活を送っている おだやかな自分でいられていると…こんな工夫ができていると	仕事についている一楽しいと思えている・学んでいることが楽しいなと思えている アルコールと距離がおけている（甘いものおいしい・飲み物おいしい） 朝型人間でいる 新しい人間関係に興味がある 家族といい距離を保てている	規則正しい生活（仕事の後まっすぐ帰る） 仕事に行った日を記録する 丁寧に生活する（考えとかもメモ） 職場の人にあいさつする・休憩時間に話す・ちょっとした報告をする 目覚ましをかけて起きる（時間を一定にたもつ） 月１回Ａさんに顔を見せる（会えなくても会いに来ましたと伝える） マインドフルネスの時間をとる 祖母とのお茶・お菓子を楽しむ 次の予定（楽しい）を書き出す 本とか読む（勉強してるなの実感）	楽しそうに報告したり・話している 自分から話しかけている アルコールがなくても楽しそう 新しい人とつきあってるんだなと思う 子どもと一緒におでかけしてる 朝食（食事）を食べている	一緒に気晴らししてもらう 新しい習慣について確認・質問してくれる（飯食ってんねぇ・いいじゃん，とか） 新しい習慣について楽しそうじゃん・いいじゃんと言ってもらう	「今の自分がいい」 「酒以外にも好きなことあんじゃないの」
注意したほうが良いとき サインは出てない？ 〇〇を考えるようになるとかない？	アルコールのことが頭から離れない 仕事を休んでしまう 暇だなと考える １人で解決しようとする 小さい嘘をつく さみしいのに言わない 意固地になる 新しい周りの人に会いに行かなくなる 昔の友人と会い飲みに行く	チョコまんじゅうや甘いものをたべる一おいしいなぁと納得する 祖母に今こんなんなんだと伝える １人でかかえちゃってんだと祖母に話す １日休む（次の日は仕事に行く） 休んだ理由を書き出す・対処（問題解決）を書き出す うその理由を書き出す（注意だと気づく） 出院時思い出のカップラーメンを食べる 嫁に会いに行く アラームをふやす（時間管理にもつかう） マインドフルネスする	最近会いに来ないなと思う 態度・ことばが雑になる 帰宅が遅くなる 嘘をつく 話を聴かなくなる	ちょっと会いたいなと言ってもらう ←態度につっこんでもらう	「仕事しないでどうすんだよ」 「自分見失ってない？」自問自答 「変化した自分が好きだ！」 「昔の友人で満たされるもんって何だよ」 「維持したいんじゃなかったっけ？」 「捕まる前の自分とは違うだろ」 「夜より陽が当たるほうが好きだろ」
かなりやばくなってきたとき	アルコールに手を出す 夜遊びをくり返す 無断で仕事を休む もう１人でいいや・もうどうでもいいやと自暴自棄になる 自分から昔の友人を探して連絡する 「まあいいや」「１回くらいいいや」が多くなり，行動する	飲んだことを隠さず周りに伝える Ａさんに電話する 頭をさげて〇〇で働かせてもらう 断酒の治療に行く 今まで書いてきたノートを見直す 子どもの顔を見に行く	生活の場があれる 態度・ことばが雑になる さみしそう・うまくいってなさそうに映る	生活環境を変える協力をしてもらう 何でもいいので働かせてくれる 気づいたことを話してもらう ただただ話を聴く	「夜より陽が当たるほうが好きだろ」 「昔の友人で満たされるもんって何だよ」 「悪いクセで行動してんじゃないかよ」 「深呼吸だ！」とゆっくり自分に語る

① とにかく「今」つくった「維持のためのプラン」は自分でつくったものなので，どんな形であっても見直す。
② 「周りが気づくこと・してもらいたいこと」が広がっていくよう，人とのかかわりを大事にする（言い方・伝え方・尋ねてみること・確認すること）。
③ 「こんなこと話していいのかな？」という“誤った遠慮”が苦しくなることもあるので，クライシス・プランに記入して確認できるようにする。
④ 連絡がつかない・支援者などと会えないときには，「認知」の練習を思い出す。
⑤ 「とにかく幸せになろう」「人と比べるものじゃない」と考える・誰かに言ってもらって，その言葉を聴こう。

3・どう活用できたかの振り返り

まず，練習してきたことを振り返り，どこで活用しようかと考えていくことができました。また，職員や面接者とのやり取りを活かし，積極的に書き出すことも大きな役割がありました。タマさん自身も，1つの成果物としてシートを眺め，“達成感”があったと話していました。色々と書き出していくという新しい習慣ができたとも思えたようでした。何より，“決めたことをやってみる”という実践に向けての意欲，動機づけが促進されたことの力がついて入院後半の時間を過ごせたように思います。具体的に“してもらいたいこと・受け入れられること”などサポートそのものを意識する課題により，“助けを求める”とはどのようなことで，どのような効果があるのかについて初めてイメージできたように思います。

作成までの時間の中で，問題の起こるプロセスを丁寧に共有することで“安定した状態”“注意状態”“要注意状態”の自身をイメージすることができるようになったとも思います。

在院中において，社会生活をベースとしたクライシス・プランの作成により，“これからの生活”を意識した前向きな面接を行うことができました。

出院後，本人は数々の“注意状態”になります。自身の環境が「思っていたのと違う」ことが生じることや，支援者としてあげた人との距離感・関係が難しくなり，本人も“支援者”としてイメージがわかない状況にも陥りました。しかし，誰かが必要であることを理解しているので，クライシス・プラン作成時の面接者や会社の○○さん，釣りに一緒に行く○○さんといったように見直しをすることができました。クライシス・プラン作成時の面接者にサポートを求めたいと考え，周りの人にお願いし，「連絡を取りたい」と伝えられたこと，そのことを受けた周囲の人から面接者につないだこと，放置し対処を放棄しないことは踏ん張りの1つだと思っています。「○○し始めるとやばいんですね」「こういうところ，ですよね」と話すことも増え，「今，この段階にいるから，こうしていかなきゃかな」ということについて，一緒に確認しているように思えます。小さな気づきと対処の積み重ねが，不足してしまうところであり，大切にしたいことだということを本人が話すようになりました。その後も，人生の岐路があり，“こんなに色々なことが起こるのだ”と思うほどでした。注意の状態になるとお酒の量というよりも飲み方，時間の管理が雑になること，また“もやもや”が頭から離れずやる気が起きなくなること。要注意状態になることも数回，仕事を辞めるようなこともあり，まだまだプランを見直しながら実践していくという真っ只中です。職員や面接者とのやり取りを活かし，仕事で言われたこと，言おうと思っていることを，メモするクセができていること，「まあいいや」と考えてしまい，こんなことをしそうだったなどと話し，少し行動してしまうこともあるのですが，「このこと，今度面接者に話そう」「今日あったこと，ばあちゃんにきいてもらおう」といった本人にとっての“誤った遠慮によってため込む”ということへの対処は維持されてきていると感じます。今でも作成までの日々を思い出すと話すこともあり，自分のことを丁寧に考えることからこれからの生活を大切にすることにつながるかもしれません。

4・この取り組みは他施設でも活かせるか

1 個別面接の時間において作成する場合

今回のような事例の場合，クライシス・プランの作成により，「これからの生活」を意識した前向きな面接を行うきっかけとなるのではないでしょうか。今回の事例以外でも，自身の状態をモニタリングすることや，具体的に“してもらいたいこと・受け入れられること”などサポートそのものを意識する課題により，“助けを求める”効果・実践に向けての意欲，動機づけが促進されるように感じます。問題の起こるプロセスを共有することで，“注意状態”“要注意状態”をイメージすることができるようになり，意外と彼らには難しい“安定した状態”を考えることができるように思います。先にも述べましたが，長期入院の場合には先の目標に霧がかかるような少年に対して，一手になるかもしれませんし，いくつかのプログラムを受けたけれども，どのように整理して活かすのかをクライシス・プラン作成というもので一度整理していく機会にもなると思います。短期入院の場合には，入院中の行事や課題だけに追われてしまうこともあり，自分について考えるツールとして活用し，短い期間の中でも何が準備できそうか（私も・周りも）を確認できる機会になるのではないかと思います。

職員とのやり取りを取り入れながら作成し，課題の共有も行うことができると，“活かすプラン”というより“プランが活かされるサポートづくり”を我々が考えること，「顔」が見えるサポートプランにしていくことにつながるのではないでしょうか。

2 関係機関と情報共有，出院に向けた検討会における活用

前にも述べましたが，本人と作成したクライシス･プランをもとに保護観察官や保護司，支援者（帰住先･就労先）の体制づくりに活用することができるのではないかと思います。今回は面接者も関係者の一人であったと思います。紹介した事例以外にも，過剰なかかわりがかえって本人を混乱させ得ることや，“こんなことが”というかかわりやサインがあることなどを本人の目線から理解することは大切だと感じました。社会復帰支援会議，処遇ケース検討会などの機会において，本人，家族，周囲，サービスがどのような役割を準備できるのかを，本人同席の面接であったとしてもその場の緊張もあり，本人の「声」のみでは共有しきれないことも多く，クライシス・プランは事前の資料として本人を助けるものになると考えられます。

3 “みんなでつくるクライシス・プラン”の時間

個別の時間を取ることが難しい環境においても，参加者数名でプログラムとしてワークを行うことも可能だと思います。「クライシス・プランってどんなもの？」「どんな風に私に，みんなに使えるの？」といった説明のあと，シートを埋めていきます。その際に，参加者が，「これって〇〇みたいなことですか？」「あ，自分だったら〇〇のことになるんですかね」などと話をしながら作成していきました。

まずは自由に書き出し，そのことをもとに話を進めていきます。“やってはいけないこと”という見方で探るのではなく，自身のサインと周囲からの安全なサポートを中心に話を進めます。タマさんと同様に，“注意”“危険”な状態しかイメージできない少年なども多く，また“安全”のイメージがわかないことが多く，＜安全って，例えば……＞とここでも例をあげながら，“思い出して”もらいます。これまでの経験では，この時間は，ワークに参加する職員も本人も，どこが気づきにくいかということ，今までそのせいで対処していなかったことなどの理解につながりました。自分が避けなくてはならないことを“何”だと感じながら“今”過ごしているのか，対処のバリエーションはどのようなものかについて確認することにもつながったと考えられます。

5 まとめ

今回，紹介した事例は，出院後にかかわるサポートが帰住先のみであり，施設内では支援者のイメージに関しての限界がある事例でした。プラン実行のための“We”が決まらない状況の中では，“誰とどのように”のイメージがしにくいこと，クライシス・プランが目指す“支援者を巻き込んだ”ものにはなりにくかったということは反省点です。その中でも，“支援”という大きなものではないが，話すだけでほっとできる存在として祖母

の存在を認識できたこと，実際の練習の手ごたえを，施設の職員や面接者と感じ，確認していったことで，「まぁ，いっか」が出るとサインであることなどの気づきが促され，自身の状態をモニタリングすること自体が入院中にできるようになったと感じています。

少年院においてクライシス・プランを作成する過程において，段階ごとに違った自身の状態が存在すること，また段階ごとに受け入れることができるサポートが異なる自分がいることへの関心が高まることに役立つように思います。医療機関や地域支援サービスとの連携の必要があり調整するというチャンスのある少年だけではなく，一歩一歩，調子が悪くなり，そわそわした自分になっていく，惰性的になっていく，過ごし方が雑になっていくなどの状態をイメージし，それに応じた自己の対処と支援者の対応を話す機会をもたらしてくれるのではないでしょうか。今“見ている”私たちとともに作成していくことから，納得感のある計画として，まずは仕上げていくこと。その活用がしやすくなるような社会生活の調整や準備にともに動く，まさに“活用”するまでのプロセスが大切だと考えます。

確立されたサポート体制が保証されない環境へと出院すること，劇的に変化する生活環境にさらされることも多い彼らにとって，作成したプランの実行可能性がどこまであるのかという点には課題があります。出院後の状況により，アップデートしていく必要性がある中で，“どこで，誰と”見直すことができるのかといった場の確保が難しいことは考慮しても，“今，やってみよう！の１つ”にはできると実感しています。

筆者がかかわってきた少年の多くも，専門的ケアの必要がないと判断される反面，本人自身は不安を抱えながら出院します。＜困ったら周りに相談する＞としか伝えずに送り出すということではなく，日常のサポーター・その役割のイメージを確認する作業までは，入院中に準備していきたいと考えています。近年は学業支援も強化されていますが，課題はつまずきそうなとき，投げ出しそうなときであり，背中を押してもらいたくなる“注意の状態”なのかもしれないとも感じます。「私は，状態の発信可能なのか」「周囲は受信可能なのか」など考えておくことは，出院後にも役立てられていると聞く機会もあります。その少年らしいクライシス・プラン作成時間を今後も設けていきたいと思います。

編者コメント

更生保護・司法領域の支援にクライシス・プランを用いた先駆的な事例です。また，知的障害や発達の偏り，生活歴などから動機づけが高まりにくく，関係構築することも容易ではないことがうかがえる中で，非常に丁寧に少年の個別性に応じて柔軟にかかわり，自らの内省を促していくアプローチから「We のプラン」としてクライシス・プランの作成につなげている点は非常に参考になります。さらに，こうした領域に限らず新たな方法・ツールを用いることに難色が示されたり，情報管理に難しさが生じたりする施設・機関の中で，クライシス・プランを導入していく際の参考にもなる事例です。出院後の活用や修正に課題があることが記されていますが，クライシス・プランを協働的に作成した過程や作成されたクライシス・プラン自体が出院後の少年たちの安心につながることを期待しています。

参考文献

- 法務省法務総合研究所編『令和 4 年版犯罪白書』2023.
- 法務省ホームページ「少年院」(https://www.moj.go.jp/kyousei1/kyousei_kyouse04.html)
- 野村照幸・大鶴卓監修「クライシス・プラン」住友ファーマ株式会社，2022.

事例 17

学校教育臨床における事例

大学内保健管理部門での卒業・就労支援にクライシス・プランを用いたアプローチ

大学生というと，勉学に私生活にと忙しく充実した生活を送っているイメージをもつ人も多いかもしれません。しかし，当然ですが精神的な病気や障害とともに大学生活を歩んでいる学生らもいます。大学の中にある保健管理部門（学生相談室）に寄せられる悩みは多岐にわたります。修学，生活，進路（就職活動・大学院進学），教員や友人・家族などの対人関係，アルバイト先での悩み，ハラスメント等です。学生相談室では，対話を通じて，これらの悩みの解決・解消を話し合います。また教育機関であるため，学生の成長を促す視点も不可欠です。一般的に，日本の大学生に多い年齢層は，統合失調症の好発年齢ということもあり，精神的なストレスの症状の深刻さを見立てることは重要です。学生相談室では，日常生活の比較的軽微な悩みから，上記で述べた医療機関による支援が必要な場合まで，幅広く対応しています。

また，精神疾患（発達障害）を患っている学生の場合，「障害を理由とする差別の解消の推進に関する法律」を根拠として「合理的配慮」という必要な配慮を行い，当該学生が十分な教育を受けられるように様々な支援を行うことになっています。一方で，法的な根拠があるからといって，必ずしも十分な環境を整えなければならないかというと，そうではありません。大学（多くは教員）に過度に負担がかかる場合は，「合理的」ではないので，配慮が必須ではないと解釈されています。この点に，大学で修学を継続する特有の難しさがあります。

ここではこの「合理的配慮」を受けながら，大学卒業と就職活動を行う学生の支援にクライシス・プランを用いた事例を紹介します。

1 事例概要（紹介）：ヤマダさん（仮名），20歳代

1 学生相談室利用まで

① 生活歴

地方都市で生まれました。幼稚園，小学校，中学校は公立でした。おとなしい性格で，外遊びよりも本を読んだりして家で過ごすことが多かったといいます。友達は少ないけれど，一緒にテレビゲームで盛り上がることができる仲の良い子はいました。普段は口数が少なく，特定の友達としかしゃべることができないということはありました。小学校の低

学年の頃は，クラスメートにからかわれたときなどにカッとなり，顔を真っ赤にして怒りながら泣きわめくこともしばしばありました。また，人前で発表することが苦手で，極度の緊張を覚え，劇の発表会などでは舞台袖から出られないということもありました。また，合唱コンクールなども嫌いで，練習には参加するが本番の日は学校を休むということで対処していました。このような，ヤマダさんにとって苦手な学校行事が続くと，チックが頻発するということがありました。

② 家族歴

父親（60歳代），母親（50歳代），妹（10歳代）がいます。ヤマダさんは大学入学を機に1人暮らしを始めました。父親は自営業，母親はパート従業員，妹は高校生です。妹は，家計に余裕がないため実家から通うことのできる大学への進学を考えています。ヤマダさんは，自分だけ1人暮らしをして贅沢だ，家族に迷惑をかけて申し訳ないという気持ちがあります。

③ 相談室を利用する前

精神症状が初めて出てきたのは，高校3年生のときでした。周囲から悪口を言われている気がする，人の視線が気になるということで学校をたびたび休むようになりました。母親に相談すると，『気のせいだ』と言われました。仮眠をとると気持ちが軽くなり，寝ることによってしのぎました。また，数学が好きだったため，大学でもっと勉強したいと思い，進学を希望に，勉強に励みました。

晴れて希望の大学に入学したヤマダさんは，自分の性格を改善し，たくさん友達をつくりたいと意気込んでいました。けれども，誰かと話すと緊張して，特に，複数人での会話は，誰を見て話せば良いのか，どのタイミングで自分の考えを言ったら良いのかがわからず，気疲れするようになりました。友達がたくさん欲しいという気持ちと，人といると疲れるという気持ちの間で揺れ動きます。誰かといたいのか，1人でいたいのか……。自分がどうしたいのかわからず，学生相談室に行ってみることにしました。

2 学生相談室利用から医療機関受診まで

※：以下，「　」はヤマダさん，＜　＞は学生相談室のカウンセラーの発言を示します。

① 自分の本当の気持ちを知りたい

家族以外に，自分の悩みを話すのは初めてで，何をどこから話して良いのか難しく感じました。そこで，初めての1人暮らしが大変であるということを話してみることにしました。人間関係について話すのは，少し恥ずかしい気がしたからです。自炊や洗濯，食器洗いに苦戦していること，朝，寝坊して授業に遅刻するのではないかと毎日心配していることを話してみました。カウンセラーは，口をはさまず聴いてくれ，ヤマダさんは，「実は，生活の他にも，友達づくりについて悩んでいて……」と，これまでのことを話しました。ヤマダさんは，カウンセラーから＜今は，大学に入ったばかりで，知らないうちに心も体も疲れてしまっているかもしれないから，友達づくりを焦らなくてもいいと思いますよ>と助言を受けたり，話し合いをするうちに，友達が欲しい気持ちも，1人でいたい気持ちも，両方ともが自分の気持ちであり，どちらかハッキリさせなくても良いことに気がつきました。そして何となく，肩の力が抜けて，大学生活を送っていけるような気持ちになりました。「また相談したくなったら，ここに来ます」と言って，ヤマダさんの相談は終わりました。

② 大学を休みがちになる

大学2年生になったヤマダさんは，期末テストやレポート提出が複数科目重なると疲労感が蓄積し，周りの人が鼻をすするたびに，いやらしい自分のことを嫌っているメッセージだと思うようになりました。この頃から，授業以外は，構内でヘッドホンをするようになりました。鼻をすする音を聞きたくないためでした。

ある日，1人暮らしの自分の部屋にいるときに鼻をすする音が聞こえた気がしました。隣か，上下の部屋の住人の鼻をすする音かな？　と思いました。そこで，部屋の中でもヘッドホンをするようにしましたが，頭の中に鼻をすする音が聞こえてきます。ヤマダさんは，近隣の住民から嫌われているから鼻をすすって知らせてきているんだと確信をもちました。そこで，天井や床，両隣の壁をこぶしで殴り，嫌がらせには負けない，自分はこの部屋から退去するつもりはない！　ということを知らせることにしました。大学の授業に出るよりも，対抗することが大切だと考えました。

ある日，連続欠席した担当科目の先生から『欠席が続いていますが，どうしましたか？』というメールが来ました。ヤマダさんは「アパートの住民から鼻をすする音によるハラスメントを受けており，対応に時間が取られています」と返信しました。先生からは『心配です。学生相談室に相談して下さい』と返事が来ました。ヤマダさんは，1年生のときに相談室に行ったことを思い出し，相談の予約を取りました。

③ 相談の再開

ヤマダさんは近隣の人たちから嫌がらせを受けており，大学に通えなくなっていることを話しました。壁の殴りすぎで，ヤマダさんのこぶしは腫れていました。カウンセラーが，もう少し詳しく話してほしいと促すと，ヤマダさんは，高校生のときに，悪口を言われたり，人からジロジロ見られたりしている感じがあったこと，最近はヘッドホンをしても鼻すすりが聞こえてくることを興奮しながら話しました。話している途中にも鼻すすりが聞こえてくるので，思わず「うるさい！」と大きな声を出し，相談室の壁をドン！　とたたきました。

カウンセラーが日常生活について尋ねると，ヤマダさんは，睡眠時間が1日3時間くらいになっていること，食材も底をつきそうなこと，入浴時も気が抜けず，3日に1回，30秒だけにしていると話しました。カウンセラーはヤマダさんの努力をねぎらいつつ，<今の生活スタイルが続くのは大変だよね，こぶしも痛そうです。どういうふうに考えれば少

しは楽になれるのか，専門の病院でアドバイスを受けたほうが良いと思う＞と言いました。ヤマダさんは，嫌がらせをしているのは向こうなのに，と思いましたが，医師ならば，嫌がらせをする人の心理がわかるかもしれない，とも考えました。カウンセラーは，病院の予約手配と，困っていることを文章にまとめてくれました。ヤマダさんは，解決への糸口が少し見えた気がし，病院に行ってみることにしました。

2・クライシス・プランの導入過程

1 初めての受診

精神科のクリニックに行ってみたヤマダさんは，医師から「統合失調症」だと言われました。まさか自分が病気だとは思っていなかったので，ひどく戸惑いました。当初は受け入れられず，否定していました。処方された薬も飲みませんでしたが，眠れない日が続き，再度受診しました。医師が処方薬を飲んでいるかを確認すると，ヤマダさんはうつむきながら「困っているのは眠れないことだから」と言いました。医師は眠りを良くする意味もあるから薬を飲んでみてはどうかと提案し，ヤマダさんは試しに服用したところ，いつもより少しだけ眠れたように思いました。継続的に服用することで睡眠が取れるようになっていきました。同時に，鼻をすする音が以前よりも聞こえない日が多くなりました。徐々に薬は自分にとって助けになると感じるようになりました。

医師は，親にも病気のことを伝えるように，と言いました。もし伝えたとしたら，両親はとても悲しむだろうと思いました。1人暮らしも反対されてしまうのではないかと思いました。しばらくは親に言わないでいたいと医師に伝えたら，大学のカウンセラーと相談してみたらと言われました。ヤマダさんは，カウンセラーと一緒なら親に電話して話すことができると思い，面談時に母親の携帯にかけてみることにしました。ヤマダさんは「病院に行ったら，統合失調症という病気みたいで，薬を飲むことになった」と伝えました。母親に『あまり聞いたことがない病気だけど，大学で勉強は続けられるのか？』と聞かれ，「実は最近，授業を休んでいた。医者からは，まずは，この病気を良く知ることが大切と言われた」と言いました。週末に，親がヤマダさんのアパートに来ることになり，勉強を続けるためにどうすれば良いかを話し合いました。

2 学業を続けるための配慮

ヤマダさんは，診断がついたことで，大学を辞めなければいけないと考えていました。母親も『大学に迷惑がかかるから退学のほうがいいんじゃないか』と言いました。カウンセラーは，意欲の低下などの症状や，通院の都合から，ヤマダさんの病気の理解者を増やしてみてから考えても良いのではないかと提案しました。ヤマダさんは，「統合失調症という病名は，なるべく伏せたいが，伝えることが必要な人には伝えてもよい。時々大学を休んでしまうことがあるということの理解は得たい」と希望が固まってきました。そして，障害がある学生のための制度を利用し，通院時間の確保など，学生生活上の配慮を求めることになりました。

その後，ヤマダさんは，大きな不調に見舞われることなく大学3年生を終えようとしていました。しかし，卒業に向けた研究をうまく行えない，また，後輩に指導ができないということに悔しさを覚え，次第に自己否定感が強くなっていきました。また，就職活動でも不採用が続き，眠れなくなりました。そんな折，先輩の1人が隣で鼻をすすりました。ヤマダさんは「嫌わないでください！　わかってますよ！　みんなが自分のことを嫌いなことくらい！」と叫んで，自分の頭と，研究室の壁をこぶしで殴りました。驚いた周囲の学生が事務に連絡し，急きょカウンセラーと面談することになりました。

「鼻をすすられたので，一瞬にして嫌われていると感じました。今は，落ち着いたので症状だとわかります。本当は相手を殴りそうになりましたが，それだけはやってはいけないと思って，自分と壁を殴りました」＜今は症状だということがわかるんですね。でも，これから寒くなって風邪がはやってくる時期に，ヤマダさんのことは関係なく鼻をすする人も出てくると思う。そのときに，今日みたいなことがあったら，ヤマダさん自身も，周囲の人もびっくりするんじゃないでしょうか。何か対策を考えておけるといいですね＞というやり取りがあり，ヤマダさんは「自分も周りも安心できるなら，考えてみたい」と言いました。

3 強みと弱み

ヤマダさんは，学生相談室で週に1回の面談を続ける中で，就職活動の一環としても，自分の長所と短所をきちんと考えていました。カウンセラーとの対話でも，自分に深く向き合う時間が増えました。例えば長所は「真面目，粘り強い，計算能力だと思う」と言いました。一方で「融通が利かないところ，頑固なところ，ユーモアに欠けるところがあると思う」と述べました。カウンセラーは＜自分のことを考えているところがすごく良いし，就職活動をがんばっていることもよくわかりました＞と伝えました。ただ，ヤマダさんは「長所があっても，病気が就職活動の妨げになる」と落ち込んでいました。カウンセラーは＜ヤマダさんの“相談する力”を長所に加えるのはどうですか？　1人で解決できることは少ないということを知っているのは，強みだと思いますよ＞と伝えると，「確かに最初は誰にも話せなかったけど，教科の先生やカウンセラーに相談したりすることで，あと1年で卒業できるところまでたどり着きました。自分は弱いから，助けがないと生きていけないと思っていたけど，自分が相談したことで，選択肢が広がっていったと気がつきました」と話しました。「鼻をすする音を気にしないために，風邪がはやる季節は別室で作業をさせてもらうとか，主治医に薬の量を調節してもらう相談をするとかで対処しようかな……」と言い，気になる音は場面が限定されていることもわかりました。<前に自分のアパートで気になっていたことがあったけど，今はないのですか？>とカウンセラーが確認すると，「はい，アパートでは全く気にならなくなりました。今は，卒業までの作業で頭がいっぱいなことが関係あるかもしれません……」と話しました。カウンセラーは<ヤマダさんが感じているパターンを分析して，対処方法を整理しておくと役に立ちそうですね。そして，それができないときに，どうするかを考えておくことも大事そうですね>とクライシス・プランの作成を提案しました。しかしヤマダさんは「自分の気持ちは，自分にしか理解できないと思う。つらさもわかってはもらえないと思う」と抵抗的でした。カウンセラーは<そっか……。そうですよね>と受け止めつつ，ヤマダさんがクライシス・プランに興味をもってくれるといいなと思いました。

しばらくヤマダさんのカウンセリングでは，クライシス・プランの話題にはなりませんでしたが，ある日の面談で突然ヤマダさんがこう言いました。「前に提案してもらったプランをつくってみたいです。こんなので良いのかわからないけれど，我流でつくってきたので，見てもらえますか？」カウンセラーは，ヤマダさんが持って来てくれたパソコンの画面を見ました。表計算のソフトを使って，表1が作成されていました。

3・クライシス・プランの作成過程

「前にカウンセリングで，対処方法の整理を勧められて，そのときは，そんなものはつくらなくても大丈夫だと思って，作成に乗り気ではありませんでした。けど，この病気とはずっと付き合っていくし，何か気持ちの処方箋みたいなものが手元にあるといいなと思って……」と，ヤマダさんは恥ずかしそうに言いました。カウンセラーは<提案を覚えていてくれて，考えてくれていたんですね。そして自分でつくってみてくれたんですね。このことを，今すごく嬉しいなぁと思って聞いていました>と，カウンセラー自身の率直な気持ちを伝えました。ヤマダさんは，「やっぱり，妄想みたいなことに反応して乱暴なことをしてしまうのは避けたいと思います。何もなしに黄色信号に気づくのは難しいから……。色々書いてみたけど……。どう思いますか？」と少し恥ずかしそうに言いました。<しっかり読ませてもらってもいい？>と尋ねると，ヤマダさんは緊張した面持ちでうなずき，カウンセラーがクライシス・プランに目を通し終わるのを待っていました。

<読ませてくれて，ありがとうございます。ヤマダさんご自身が真剣に考えて，これを書かれたことが伝わってきました。勉強で忙しい中，よく書きましたね。私としても，このことについて一緒に考えてみたいんだけど，いいかな？>とカウンセラーが言うと，ヤマダさんは「はい，ぜひ一緒にお願いします。書いていて，これでいいのかな？　と思いながらこわごわ埋めた感じもあって……。内容をカウンセラーさんと一緒に話しながら確認していけると心強いです」と言いました。

表1 ヤマダさんが作成したクライシス・プラン

1．あなたの人生の目標は何ですか？　どんな生活を希望しますか？（ない場合は心地よいときはどんなときか探してみましょう）	
誰にも邪魔されず，自分のペースでやりたいことができる生活	
2.1　安定した状態について	**3.1　安定した状態を続けるために役立つこと**
【自分が気づけるサイン】	【自分ができること】
周囲の目や音が気にならない	自分を否定しないように心がける
【支援者や身近な人が気づけるサイン】	【支援者ができること】
ヘッドホンの装着もなく，落ち着いて会話ができる	特になし
2.2　注意状態について	**3.2　注意状態から立て直すために役立つこと**
【自分が気づけるサイン】	【自分ができること】
周囲の音（特に鼻をすする音）が気になり始める	ヘッドホンをする
【支援者や身近な人が気づけるサイン】	【支援者ができること】
イライラする様子がみられたり，ヘッドホンを装着していたりする	ヘッドホンをしていたら，とりあえずそっと見守る
2.3　要注意状態について	**3.3　要注意状態から立て直すために役立つこと**
【自分が気づけるサイン】	【自分ができること】
周りの人が悪口を言っているように感じ，壁を殴ったり自分を殴ったりし始める	医療（薬の服薬），カウンセリング等を受ける
【支援者や身近な人が気づけるサイン】	【支援者ができること】
壁や自分を殴る行為，大声を出す	頓服の確認，医療機関の受診等を勧める
4．病状悪化に関係するストレスと対処法	
【ストレス】	【対処法】
自己否定感が強くなったときに，周囲で鼻をすすられること	ヘッドホン装着，カウンセリング，医療機関受診
5．注意状態について	
つまずきや不安があったとき，自己否定感が強くなり，イライラが始まる。周囲の音や目が気になり，周りから嫌われている（悪口を言われている）ように感じる。何かを殴りたくなる。	

6．私の支援者			
【医療】	【活動】	【生活】	【その他】
○○心療内科		ヘッドホンの使用	カウンセリングの利用

多様なメンタルヘルス臨床

<ヤマダさんは，誰にも邪魔されず，自分のペースでやりたいことができる生活を希望しているんですね>「実際に鼻をすすっている人にも邪魔されたくないし，もし幻聴なら，その音や声にも邪魔されたくないです。それで“安定した状態”の部分は，そういうのが気にならないということです。安定した状態がずーっと続けばいいんですけど……。どうしても聞こえてしまうときはあるから……」<それで注意状態も書いてくれたんですね>「はい。このときは，幻聴も，実際の音も入り混じっているかもしれないです。とにかく気になって，ヘッドホンをつけるまでイライラします。つけても聞こえてくるときは，もっとイライラしてしまいます」<そういうとき，周囲に求める対応としてヤマダさんが書いてくれたのは，見守ってほしい，という感じなんですね。例えば，周囲の人が，落ち着かないようだけど，どうしたの？　と声をかけたりするのはどうですか？>とカウンセラーが聞くと，ヤマダさんは少し考えてこう言いました。「……たぶん，そういうふうに声をかけられても，余計にイライラしてしまうと思います。心配してくれてるんだ，と思う余裕がない。だから自分としては，何とかヘッドホンで対処しようとしてるんだから，それをわかってくれ！　という感じです。それで，見守ってほしい，と書きました」<なるほど……。でも，あまりにもヤマダさんがそわそわしていたら，1回くらいは声をかけちゃうかもしれないです>「はい，1回くらいなら大丈夫だと思います。でも基本は，見守りがいいです」<了解しました。それで，要注意状態となったら，周囲は，頓服を確認したり，通院について話したりしてもいいんですね？>「はい。注意状態から要注意状態にならないのが一番だけど，要注意状態になってしまうこともあるかもしれないから一応考えてみました。そのときは，周囲に迷惑をかけたくないから，注意状態のときとは違って，はっきり言ってほしいです」<どういうふうに言ってほしいとかの希望はありますか？>「それはないです。とにかく，まずは薬の確認をしてもらえればと思います」<わかりました。これを眺めてあらためて思ったんだけど，ヤマダさんは周囲の音が気になり出したら，良くない状態への入り口ということですね>とカウンセラーが問うと，「そうです。今までは，何となくそうかなぁと思っていたけど，書き出してみて，あらためて確認することができました」と答えました。

ヤマダさんが作成したプランをもとに，ヤマダさんとカウンセラーでこうした話し合いを重ねました。ヤマダさんは，自分を客観的に見る力がありました。カウンセラーは，おおむね，それを支持する形で面談は進みました。

4・クライシス・プランの活用

1 研究室教員との活用

クライシス・プランができあがってきて，主治医にも共有する段階になった頃，ヤマダさんは「自分の状況と対処法を，大学の先生にわかっておいてもらえたほうが安心かも……」と，自ら研究室の指導教員にも共有したいと述べました。ヤマダさんは，特に，落ち込むと放っておいてほしくなることを理解してほしいという強い気持ちがありました。また，イライラすると自分の頭を壁にぶつけたり，周囲の器物に当たったりしたくなる衝動が高くなることはあるけれど，そうならないように努力しているということもわかってほしい気持ちがありました。一方，指導教員は，ヤマダさんがまた急に暴れたらどうしようという不安がありました。そこで，ヤマダさんとカウンセラーと指導教員の３人で面談し，クライシス・プランを作成した経緯と内容をヤマダさん自身が指導教員に話す機会が設けられました。指導教員は，黙ってヤマダさんの話を聞き，『今までヤマダさんをどうサポートしていいかわからなかったけど，こういう形ではっきりと書いてくれて，とても参考になります。こういうのはとてもわかりやすいね』と言いました。指導教員は，ヤマダさんが休学をしたほうが良いのではないかと考えていましたが，病気とうまく付き合っていきたいという気持ちをあらためて確認し，できるだけ本人の希望に沿って指導したいと思うようになりました。時々，研究室内でヤマダさんの言動について不穏に感じることもありましたが，そのようなときは，見守ってほしいということだったな……と，クライシス・プランの内容と，それについて話すヤマダさんの姿を思い出し，それでも心配な状況があるときは，ヤマダさんやカウンセラーに確認することで，安定的な指導ができるようになりました。このように，ヤマダさんの本来の真面目で一生懸命な性格がクライシス・プランを媒介として指導教員により伝わり，研究環境が良くなりました。

2 就職活動への活用

ヤマダさんの就職活動は，筆記試験には合格するものの，面接の段階での不採用が続きました。そこで，カウンセラーと就職相談員と面談し，障害者雇用枠についても情報収集を行うのはどうかという提案を受けました。ヤマダさんは，障害者雇用には大きな抵抗がありました。障害者手帳の取得についてふさぎ込んで考え，人と会いたくなくなり，閉じこもりがちになりました。

そんなときは作成したクライシス・プランを読み直したりしましたが，どうも前向きな気持ちになりません。自分は企業からも嫌われているのではないかという気持ちも強くなってきて，その考えを打ち消すために，自分の頭を殴る回数が多くなってきました。カウンセラーとの面談で，ヤマダさんは「自分は障害者雇用がいいが，親の希望を考えると踏み切れない」という不安を話しました。カウンセラーは，＜今，ヤマダさんがこんなに苦しんでいることについて，親御さんはどう思うかな？＞と尋ねました。ヤマダさんは「自分の気持ちを親に伝えようとしたけど，どうしても言えませんでした。カウンセラーと一緒なら言えるかもしれない……」とつぶやきました。こうして，ヤマダさん，両親，カウンセラーの合同面談を行うことになりました。

ヤマダさんは両親の前で，就職活動がうまくいっていないこと，長く働くことを考えると，障害者雇用のほうが良いこと，すでに自分がしたい職種を障害者雇用枠で見つけていることを話しました。またクライシス・プランをもとに，自分の希望する生活について話しました。ヤマダさんの両親は，最初は障害者雇用について驚いた様子でしたが，ヤマダさんがクライシス・プランの説明をする姿から，学業，就労について考えを整理し，周囲とも話し合っていることを頼もしく感じました。その後，ヤマダさんは障害者手帳を取得し，障害者職業センターでも相談を行いました。障害者雇用での就職活動もスムーズにはいきませんでしたが，ストレスを感じると時折クライシス・プランを確認し，やがて無事に内定を得ました。このようにヤマダさんは，就職活動を行いながら，卒業研究も行い，忙しい毎日を送りましたが，クライシス・プランをお守りとして活用したことで卒業することができました。

5 ▸ まとめ

以上，大学生にクライシス・プランを活用した事例を用いて，高等教育における活用例をみてきました。大学生は，親元を離れて初めて１人暮らしを開始する場合も多く，料理や掃除，洗濯など，自分の身の回りのことをすべて１人で行っていかなければなりません。生活面での適応と同時に，大学という新しい学びの環境にも慣れていく必要があります。加えて，難易度が高い専門的な勉強を行うことになります。高校までは，担任の先生や自分だけの机と椅子があります。しかし，大学では，自分が受けたい授業を登録し，授業ごとに自分の座る位置を決めなければなりません。このように，これまでは受動的でも勉強ができる教育システムから，主体的に勉強を行うという大きな転換に適応していかなければなりません。一方で，病気や障害で欠席が続くと，休学や留年という選択を検討する場合も出てきます。この場合，本人，親，医療機関，大学との連携が必要になります。大学では，学生一人ひとりの対人関係や生活環境に丁寧に目を向ける部署が，学生相談室になります。ここで，じっくりと話をすることが大きな成長につながることがあります。

本事例では，クライシス・プランを本人と関係者らとの共通の可視化されたツールとして，卒業や就職活動のサポートに用いました。クライシス・プランはヤマダさんにとって，カウンセラーとの対話を促進し，自己理解を深めることにも有用でした。さらに，大学教員や主治医とのコミュニケーションを補足する資料としても機能しました。何よりクライシス・プランの作成過程が，ヤマダさんに安定と自信をもたらしたようです。当初は，クライシス・プラン作成に消極的なヤマダさんではありましたが，自らで一度作成してみたというチャレンジがカウンセラーにとっては大変喜ばしいものでした。そして話し合いを重ねてつくりあげるという作業はヤマダさんにとって，卒業や就職活動を自分なりのペースで進めていくためのかけがえのない時間になっていたようです。このように，クライシス・プランの内容はもとより，協働で作成するプロセスそのものが非常に重要であると思います。

このように大学内の学生相談室では，精神疾患や発達障害がある学生と一緒にクライシス・プランを作成する際，本人が社会に出る一歩手前の高等教育機関として，できる限りの丁寧なかかわりを意識しています。精神症状や特性によって修学や就職活動につまずきを感じたとき，クライシス・プランを手がかりに自分自身と向き合うこと，また誰かと一緒に考えるという経験が，自分の望む生き方を考えていく力につながると思います。また，大学内の支援者や教員，主治医とクライシス・プランを共有するだけではなく，もしかしたら，一緒に過ごすことの多い研究室のメンバーや家族との共有についても話し合うことがあるかもしれません。学生本人の希望をもとに，クライシス・プランが豊かに活用されることを期待します。

編者コメント

学校教育臨床においてクライシス・プランを用いた事例として大学の学生相談での取り組みですが，他の高等教育機関である専門学校や，小学校，中学校での課題を抱える児童生徒への支援対応にも参考になる事例です。特に，大学生の年代は精神疾患の好発年齢でもあるとともに，精神疾患を抱えずとも対人関係や生活環境もそれまでの状況と大きく変化することから不適応を起こす学生も少なくありません。そうした中で，大学においてもカウンセラーやキャンパスソーシャルワーカーの配置が求められていますが，本事例はそうした支援者において学生本人の苦痛に寄り添いながら，医療や教職員と連携し，本人なりの人生の選択を支援していく過程が非常に参考になります。

あとがき

クライシス・プランの源流が生じたのは欧米で1980～1990年代であり，それから十数年後，日本では2003（平成15）年に成立した心神喪失等の状態で重大な他害行為を行った者の医療及び観察等に関する法律がその起点になりました。欧米では，現在までにクライシス・プランを用いた複数のRandomized Controlled Trial：RCT研究が実施され，それらをもとにしたメタ分析も行われています。日本では，精神保健医療福祉制度に関するガイドライン等への位置づけがみられるようになってきていますが，欧米のようなRCT研究は実施されておらず，臨床現場への普及啓発が喫緊の課題となっています。

私たちは，2017（平成29）年にクライシス・プランの研修，研究，及び普及を目的に，編者の一人である野村照幸が代表となり「クライシス・プラン（CP-J）研究会―クラプラ・ネット―」を結成しました。クラプラ・ネットを結成後，私たちは自主開催による全国研修会，地方単位での勉強会など，様々な活動を展開しています。その中で『当事者にも，支援者にも，ともに使われるクライシス・プラン』ということを考えてきました。そして，①当事者と支援者らがともに使う“Weのプラン”であること，②安定から悪化までの状態像の包括的な内容であること，③作成から活用するプロセスとして使われること，これらを特徴とするクライシス・プランをCrisis Plan-Japanese version：CP-Jとして整理しました。これは，クラプラ・ネットの目的でもある研修や研究の成果でもあります。さらに今回，CP-Jの普及啓発に向けて実際の臨床現場でCP-Jを用いている専門職によって執筆された書籍を完成させることができました。

おそらく，クライシス・プランに特化した書籍は，世界に目を向けてみても見当たらないのではないかと思います。そして，精神医療・精神保健福祉領域以外でのクライシス・プラン（CP-J）の応用事例を含むことができたことも，CP-Jのさらなる発展に貢献できると思っています。まさに，今回の書籍の刊行が当事者や家族のリカバリーやエンパワメントの促進，臨床家が提供する治療・ケアの向上，精神医療サービスの改善の“転機(Crisis)”となることを願っています。本書籍の執筆にご理解とご了解いただいた関係者には，心から感謝申し上げます。

しかしながら，クライシス・プラン（CP-J）は万能ではありません。これから普及していく中で，様々な課題が生じてくるかもしれません。実際に，支援者だけで作成されたり，支援者のために用いられたり，単なる書面として形骸化していたりする事例も耳にします。本書で紹介されている事例においても反省し，改善すべき点はたくさんありますし，こうした事例の背景には執筆者の日頃のクライシス・プラン（CP-J）実践における失敗や困難な経験が存在しているはずです。しかし，それは執筆者が当事者らとともにクライシス・プラン（CP-J）を用いようと試みてきた成果でもあるともいえます。そうした成果を執筆者らの経験を，本書を手に取ってくださった方々が感じ，共有くださり，ご自身の臨床実践において「私もあの人とやってみよう」と原動力となることを期待しています。

本書における事例の執筆にあたり，その執筆内容や方法について詳細にまで調整することはしませんでした。それは，臨床現場における支援事例は多様であること，そのために作成・活用されるクライシス・プラン（CP-J）も個別性が高くなることから，事例執筆についての調整は最低限にとどめました。そして何よりも，各執筆者のクライシス・プラン（CP-J）への思いが読者に伝わるようにと考え，各執筆者のオリジナリティも重視して編集を進めて参りました。一方で，そのために本書全体を通じての読みにくさが存在することも否めません。それは，すべて編者としての狩野俊介の責任です。

最後に，多忙にもかかわらず本書の事例執筆にご快諾いただいた皆さまに感謝申し上げます。ときに私の多動性から，皆さんを振り回してしまい多大なご迷惑をおかけしました。そして，クライシス・プラン（CP-J）が決して普及しているとはいえない状況の中で，私の衝動的な思いに耳を傾けていただき，本書の刊行に理解を示してくださり，制作に対して細やかにそして粘り強く編集作業を進めてくださった中央法規出版の後藤洋一郎氏，川脇久美氏に深く感謝します。

編者を代表して

狩野俊介

執筆者一覧

編者

狩野俊介（かのう・しゅんすけ）

東北福祉大学大学院総合福祉学研究科社会福祉学専攻博士課程修了。博士（社会福祉学）、社会福祉士、精神保健福祉士、公認心理師。
独立行政法人国立病院機構さいがた医療センター，岩手県立大学社会福祉学部講師などを経て現職。「クライシス・プラン研究会」事務局。東北地方の精神保健医療福祉専門職とともにクライシス・プランの実践研究に取り組んでいる。さらに，精神障害者の地域生活におけるクライシス･プランの有効性の検証，多様な領域へのクライシス・プランの応用に向けて研修・研究を実施している。著書に『クライシス・プラン実践ガイド――精神障害者の地域生活を支援するための新たなケア計画』（玄武書房，2021 年），その他クライシス･プランに関する研究業績多数。

野村照幸（のむら・てるゆき）

筑波大学大学院人間総合科学研究科ヒューマン・ケア科学専攻博士課程修了。博士（ヒューマン・ケア科学），臨床心理士，公認心理師。
群馬県沼田市立沼田中学校英語科非常勤講師，サンピエール病院心理士，独立行政法人国立病院機構さいがた医療センター副心理療法室長を経て現職。前職のさいがた医療センターでは医療観察法医療や精神科デイケア，入院・外来，アディクションの治療の中でクライシス・プランの実践と研究を重ねる。その傍ら，2015 年には筑波大学大学院に入学し，我が国で初めて「クライシス･プラン」をテーマに博士論文を執筆。2017 年より，「クライシス・プラン研究会」を立ち上げ，医療分野に留まらず，教育・福祉・保護・矯正など様々な分野の多職種や当事者・当事者家族も参加しており，966 名の会員がいる（2024 年 3 月現在）。これまでにクライシス・プランに関する著書や論文を多数執筆。“日本のメンタルヘルスにかかわる領域が支援者とユーザーにとってもっと楽に，もっと協働的に，もっと面白く！”をモットーにクライシス・プランの臨床と研究，そして普及を続けている。

執筆者（執筆順）・執筆分担

狩野俊介（かのう・しゅんすけ）東北福祉大学総合福祉学部社会福祉学科准教授……第 1 章 1，事例 2・7・15
野村照幸（のむら・てるゆき）新潟医療福祉大学心理・福祉学部心理健康学科教授……第 1 章 2，事例 3・14
黒澤伸也（くろさわ・しんや）公益財団法人報恩会石崎病院看護部　看護師……事例 1
藤原隆之（ふじわら・たかゆき）岩手県精神保健福祉士会副会長……事例 2
島田祥子（しまだ・しょうこ）医療法人イプシロン水戸メンタルクリニック　臨床心理士・公認心理師……事例 4
波田野隼也（はたの・としや）mudtplow 合同会社代表……事例 5
小林由貴（こばやし・ゆき）訪問看護ステーションデライト　看護師……事例 6
高橋大輝（たかはし・だいき）釜石広域基幹相談支援センターセンター長　相談支援専門員……事例 7
相澤洸太（あいざわ・こうた）障害者小規模地域活動センターアトリエ・ソキウス施設長……事例 8
砥上恭子（とがみ・きょうこ）国立病院機構肥前精神医療センター　心理療法士……事例 9
谷所敦史（たにどころ・あつし）株式会社 N・フィールド住宅支援部　精神保健福祉士……事例 10
三品竜浩（みしな・たつひろ）法務省仙台保護観察所　社会復帰調整官……事例 11

危機がチャンスに変わる
クライシス・プラン入門
精神医療・保健・福祉実践で明日から使える協働プラン

2024年4月10日　発行

編　著　　狩野俊介・野村照幸

発行者　　荘村明彦
発行所　　中央法規出版株式会社
〒110-0016　東京都台東区台東3-29-1　中央法規ビル
TEL 03-6387-3196
https://www.chuohoki.co.jp/

本文・装丁デザイン　　二ノ宮 匡（ニクスインク）
印刷・製本　　株式会社太洋社

定価はカバーに表示してあります。
ISBN978-4-8243-0001-0

A001